# 肉単
## ニクタン

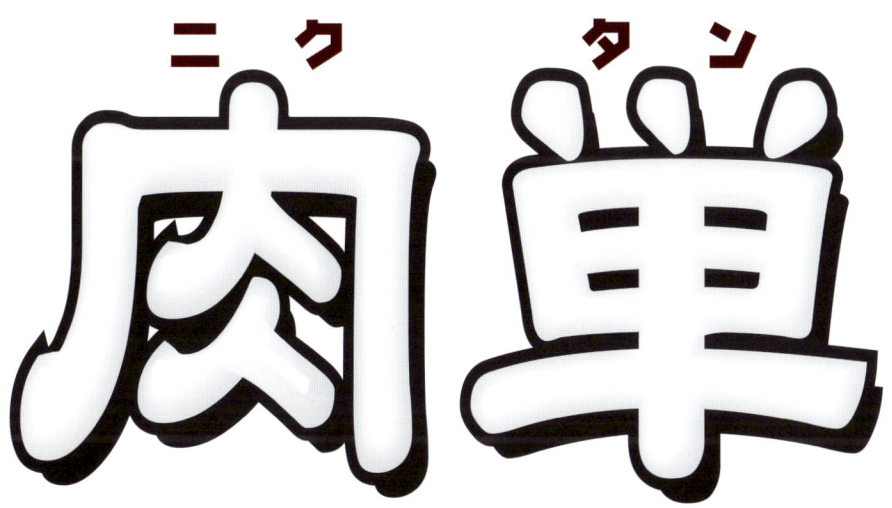

語源から覚える**解剖学**英単語集
ギリシャ語・ラテン語
**[筋肉編]**

***Sternocleidomastoid***
**胸鎖乳突筋** スターナクライド**マ**ストイド

この長々しい名前は三つの部分からなる。
sterno- sternum スターナム「**胸**骨」。
cleido- ギリシャ語の cleido-「**鍵**」の意。clavicle「**鎖**骨」。
mastoid 後頭骨の mastoid「**乳様突起**」に由来し、
古代の象マストドンも同じ語源。

***Biceps*** バイ**セ**プス
**上腕二頭筋**
bi-「二つ」＋ caput「頭」
caputは「帽子」のcapと同じ
語源。筋頭が二つある筋。

元 東京慈恵会医科大学
解剖学 教授
監修 **河合 良訓**

文・イラスト **原島 広至**

***Soleus*** ソウリーアス(**ソウ**リアス)
**ヒラメ筋**
ラテン語の soleaは「靴底、サンダル」の意。
英語の sole「靴底、ソール」も同じ語源。
サンダルの形をしたシタビラメも英語で sole。
そしてヒラメ筋はこのシタビラメの形に由来。

**NTS**

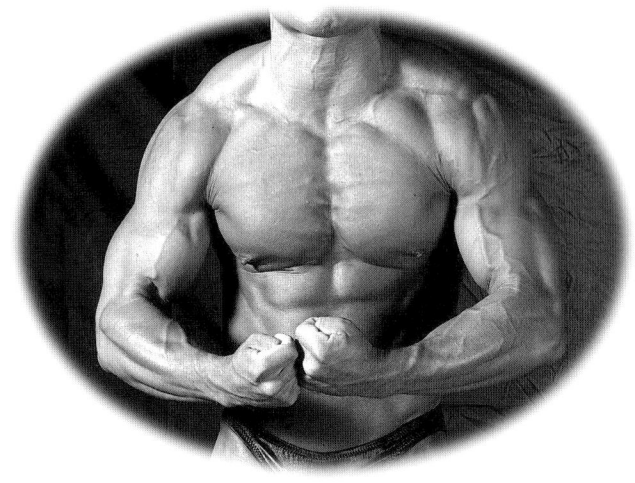

# NIKUTAN

Word Book of Anatomical English Terms
with Etymological Memory Aids

— *Myology* —

First Edition

supervision
**Yoshinori Kawai**

text & Illustration
**Hiroshi Harashima**

Published by
NTS INC., 2004

# 監修のことば

　語源から覚える解剖学英単語集の第一弾『骨単』を世に送り出したところ、予想外の反響が寄せられた。読者の方々からは、いくつかの誤植や記述内容の誤りをご指摘いただいたが、一方では「わかりやすい」「親しみやすい」という声も多く聞かれた。そしてそういった反響が、医療従事者や専門家以外の一般の人々から数多く寄せられたことに、うれしさとともに責任の重さも改めて痛感した次第である。記載内容の誤りは逐次訂正していきたい。また、寄せられた要望には「早く第二弾の『肉単』を出版してほしい」というものが多く目にとまった。これらの読者の要望に応えるべくここに『肉単』を世に送り出せることは、大きな喜びである。

　原島氏は、読者や出版社からの強い要望と催促に応えて、きわめて短期間のうちに『肉単』の原稿を書き上げてしまった。ここに改めて、氏の言葉に対する感性と芸術性に裏打ちされた筆力に敬意を表する次第である。従来の解剖学書における筋肉の記載は、起始停止部位を骨表面上に示し、それとは別に複数の骨格筋をできるだけ多く一度に表層から深層へと描画したものが多い。たしかに、それは個々の骨格筋の存在様式を隣接する骨格筋や神経・血管との位置関係から把握でき、実際の解剖に際して役に立つ方法である。しかし、解剖を伴わない場合に、個々の筋肉の存在様式を起始停止部位の情報を含めてトータルに理解するには必ずしも適したものではない。ここに『骨単』では予想しなかったイラスト表現上の困難が生じた。そこで、この『肉単』では、個々の骨格筋が重畳しないようにして同時に起始停止を示す方法を工夫した。そのほか、筋収縮による関節運動の記載方法にも氏独自の工夫が凝らされている。全身の骨格筋の存在様式や作用を、イラストや表を使って読者にできる限り分かりやすく表現しようという氏の努力と工夫は、本書において遺憾なく発揮されていると思う。しかし、本書の主眼はあくまでイラストで示された用語の語源解説にある。言葉の奥に広がる世界に知らず知らずのうちに読者は引き込まれていくであろう。

　本書も『骨単』と同様、医療関係者のみならず、解剖や言葉に興味を持った一般の方々に広く受け入れられることを切望する。

2004年9月
東京慈恵会医科大学解剖学第1教授
河合　良訓

# 序　文

　半年ほど前、神田古本街散策の際いつも立ち寄る「いざわ書林」という医学書店で、『臨床解剖学入門 Clinical Anatomy made ridiculously simple（S. Goldberg著）』という面白い古書を見つけた。そして表紙をふと見た途端、ある記憶がよみがえり、レジに駆け込んでしまった。なぜならその表紙には、漫画化されたレンブラントの「トゥルプ博士の解剖学講義」が描かれていたからだ。この絵こそ、はるか昔にとても「気になる」絵であった。

　レンブラント・ファン・レイン（1606-1669）は、独特の光の使い方とドラマチックな構図を得意とする画家。中学生時代に気に入ってよく眺めていた。そのレンブラントの初期の作品で、彼の名を一躍有名にならしめたのが「トゥルプ博士の解剖学講義」※。臨場感のある構図、生き生きとした人物描画、リアリティに富んだ筆致…にもかかわらず、実は解剖学的にこの絵は間違っているという話を当時、何かの本で読んだ。しかしそこには具体的な説明がなく、レンブラントが一体何を間違ったのか、幾ら眺めても分からず、釈然としないまま私の記憶の片隅に置かれていたのだ。

　さて、帰宅して『臨床解剖学入門』を開いたところ、「観察力の鋭い人はハタと困惑するであろう。…レンブラントの犯した大きな解剖学的誤りに気付かれるであろう」とだけ記されていて、結局その疑問には答えていないのである。そこで20年振りに、この絵を見直してみた。この絵のトゥルプ博士

※トゥルプという変わった名は蘭語でチューリップの意。実にオランダ的な名前である。

©Francis G. Mayer/CORBIS JAPAN

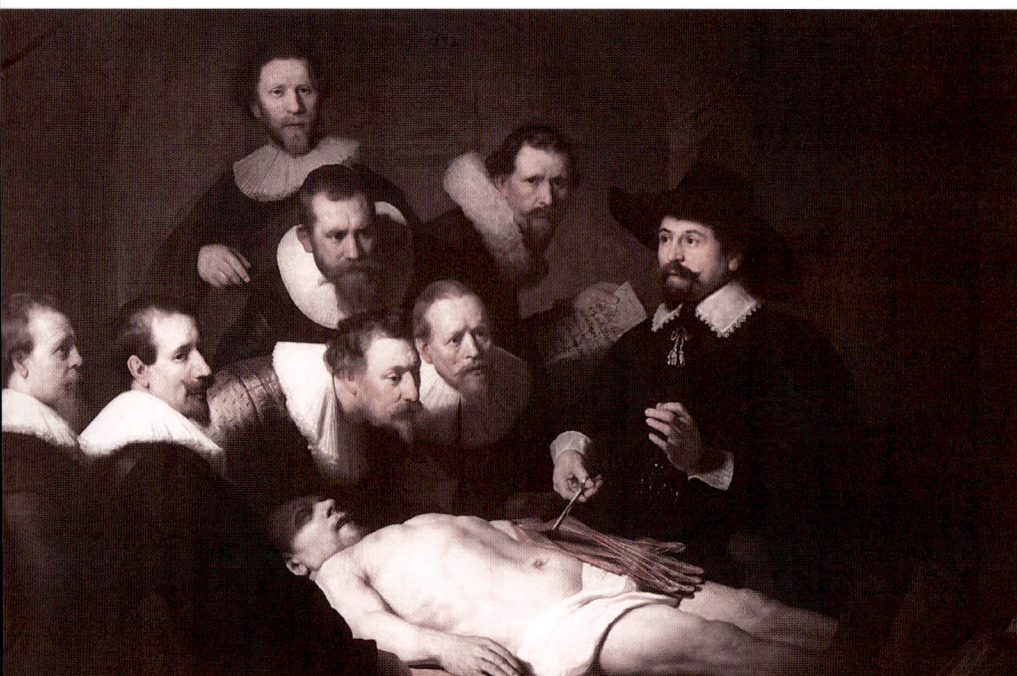

は、鉗子で前腕の筋をつまみ上げている。掌側が上で、表層にあること、腱交叉もあることから、この筋は「浅指屈筋」である（本書p.63参照。そのページの解剖図は右手、レンブラントの絵で解剖されているのは左手であることに注意しつつ比較するように）。というところで、私もようやくその誤りに気付いた。お陰で「疑問氷解の喜び」のため3時間程、小躍りすることができた。

　この違いは、作品の芸術的価値をいささかも減ずるものではなく、極めて些細な点に思える。しかし医学的には、この人がゴルフ肘になれば、普通の人と違う所が痛くなったはずであり、極めて貴重な臨床例になったに違いない。この絵は、レンブラント27歳の時、外科医組合の依頼で描かれたもので、彼自身はラテン語の素養はあったが、解剖学には通じていなかったと言われている。ルネッサンス期のダ・ヴィンチや、ミケランジェロが解剖学に精通していたのとは対照的である（もっとも、ミケランジェロは筋肉を愛しすぎるあまり、女性でさえ筋肉描写過剰で、マッチョすぎるとの批判を画家からも受けている）。芸術を志す方で、ヒトをオブジェとした不朽の名作を残さんとする方々は是非、レンブラントの二の舞いにならないためにも、本書を活用し、筋学も頭に置きつつ創作に励んで欲しい。

　医学関係者であれば、名称の由来が「気になる」解剖学用語が、だれしもあるに違いない。本書によって「疑問氷解の喜び」を味わい、30分間位は小躍りしていただければ幸いである。

　前作の『骨単』に関して、沢山の激励の言葉や『肉単』へのリクエストを頂き、感謝の念に堪えない。なるべく反映させるよう努めたが、紙面的な制約等のためやむなく果たせなかったものもあり、ご了承願いたい。また誤植・誤記に関するご指摘を下さった方々には、この場をお借りして厚く感謝申し上げたい。『肉単』に関しても、お気付きの点があればご指摘・ご教示頂ければ嬉しい限りである。

　制作にあたって、東京慈恵会医科大学解剖学第1の河合良訓教授には、この度も貴重なご指導・助言を賜った。また、(株)エヌ・ティー・エスの吉田隆社長、臼井唯伸氏には、この企画に深いご理解を頂き、第2弾発行を強力に推進して頂いた。また、校正・原稿整理や資料調査をして頂いた同社の齋藤道代氏には大変お世話になった。加えて章扉の、鍛え抜かれた逞しい姿をご披露頂いた内田幸二氏、またご協力頂いた(社)日本ボディビル連盟に、そしてカメラマンの高澤和仁氏に感謝申し上げたい。(株)ジースポートの大内実氏には、歩行に関する興味深い画像を快くご提供下さり、厚くお礼申し上げる。加えて印刷に関して秀研社印刷(株)の鈴木克丞氏に数々の便宜を図って頂いた。医学分野の校正に関しては比嘉信介氏、及び藤原知子氏に、また医学英語の校正に関してはメディカル・トランスレーターの河野倫也氏に、解説部分のイラスト制作に関しては東島香織氏、大塚航氏にご協力頂いた。この場をお借りして、関係者各位に心から感謝の意を表したい。

2004年9月<br>原島 広至

---

原島　広至　エディトリアル・マルチメディア・クリエイター、歴史・サイエンスライター。古代言語愛好家。化石・鉱物コレクター。明治大正時代の絵葉書蒐集家。(URL: http://www.hrsh2.com)

# 本書の使い方

日本語、図解、英語、語源解説の独立した4ブロックに分かれており、4通りの暗記テストができる。

本書は、医学用語のうち筋学に関係する英単語約550語を取り上げている。日本語名にはふりがなを、英語名には発音をカタカナ表記しており、わざわざ別の辞書を開く必要はない。

語源解説欄には、ギリシャ語・ラテン語にまつわる語源的背景や、日常的な英単語やカタカナ語との関連が説明されており、英語名を覚える助けとなっている。また、語源にまつわるイラストも満載している。

## （1）日本語から英語

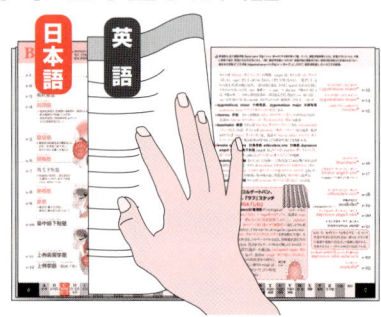

## （2）英語から日本語

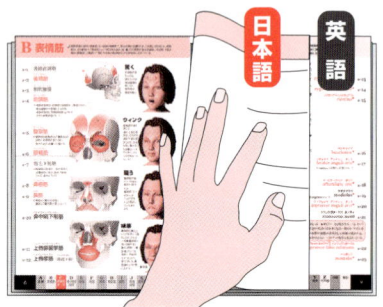

## （3）図解から日本語

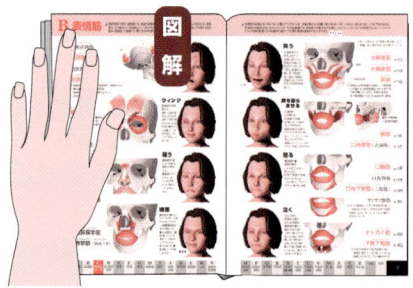

## （4）図解から英語

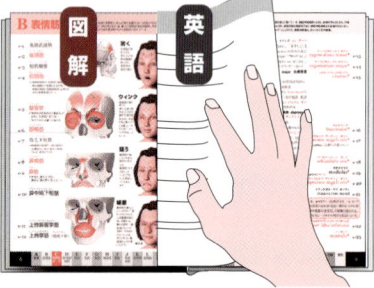

### 本書に関する諸注意

- 本書では、**主要な骨格筋**を網羅しているが、平滑筋（不随意筋）に関しては骨盤に関わるごく一部の筋のみを紹介するに過ぎない。平滑筋に関してはシリーズの「臓単」で扱う予定である。
- イラストでは、個々の筋の機能を理解するために、起始・停止が見渡せるようになるべく筋が重複しないように描写した。筋の起始・停止に関しては、個々の人による変異もあり、またどこからどこまでを該当する筋の一部とみなすかという問題もあるため、文献によってかなりの差異がある。それらの変異については、本文や表で一部触れてはいるが、すべてについて詳述されているわけではない。
- 筋の外形の図だけでは起始・停止が理解しづらい脊柱起立筋などに関しては、模式図も並記した。
- 筋の運動・機能に関しては、文献によって意見が異なり（正確にはまだ理解されていないものもある）、用語も統一されていない。本書では、運動に関する用語で、複数の呼称があって疑問が生じうるものに関しては、本文等で可能な範囲で解説を加えている。
- 筋に関わる病気や症状に関してはコラムで一部紹介しているが、関係するすべての病気に関して取り上げることは紙面的制約からできなかった。

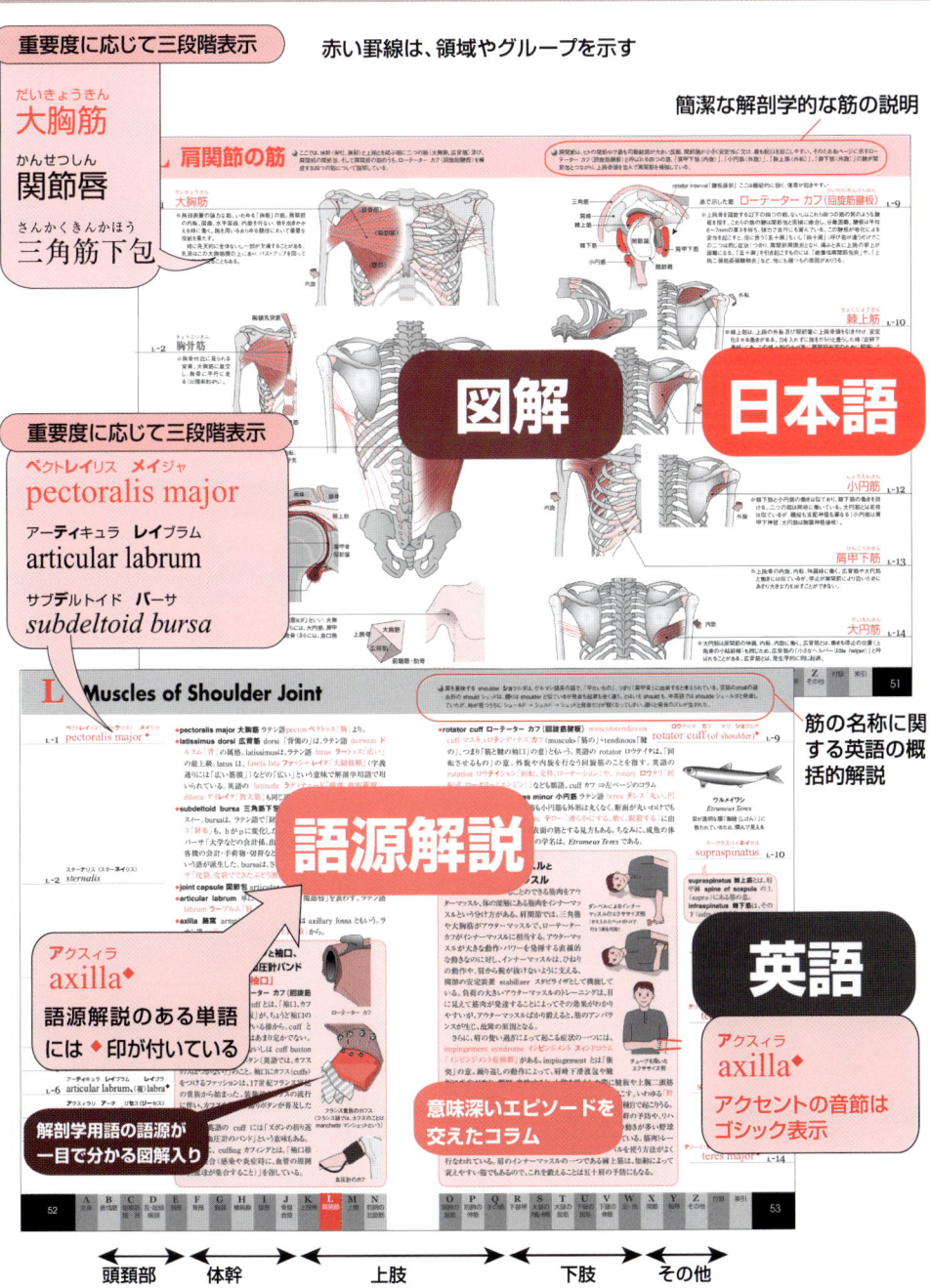

# 単語表記に関して

ここでは、筋名の種々のバリエーションについて概説している。また、本書の中にみられるカタカナ表記についても説明する。

筋を表わす英語に関しては、文献によって様々なバリエーションが見られる。これはラテン語（学名）をそのまま用いたもの、英語特有の語彙で表わしたもの、その中間のものなどが存在する上に、別名も多いからである。筋名のバリエーションの実例を以下に示す。

| 筋肉名のバリエーション | 長腓骨筋の例 | 短母趾屈筋の例 |
|---|---|---|
| ①すべてラテン語 | マスキュラス フィビュラリス ロンガス<br>musculus fibularis longus | マスキュラス フレクサ ハリュスィス ブレヴィス<br>musculus flexor hallucis brevis |
| ②「筋」の略号 + ラテン語 | フィビュラリス ロンガス<br>m. fibularis longus | フレクサ ハリュスィス ブレヴィス<br>m. flexor hallucis brevis |
| 本書で使用<br>③「筋」を省略したラテン語 | フィビュラリス ロンガス<br>fibularis longus | フレクサ ハリュスィス ブレヴィス<br>flexor hallucis brevis |
| ④ ③のラテン語 + 英語 muscle | フィビュラリス ロンガス マッスル<br>fibularis longus muscle | フレクサ ハリュスィス ブレヴィス マッスル<br>flexor hallucis brevis muscle |
| ⑤なるべく英語で置き換えたもの | ロング フィビュラ マッスル<br>long fibular muscle | ショート フレクサ マッスル オヴ グレイト トウ<br>short flexor muscle of great toe<br>※flexor は、元はラテン語だが、英語化したといってもよいだろう |
| ⑤同意語で置き換えた別称。語順を換えた別称 | ペロウニーアス ロンガス<br>peroneus longus<br>※fibularis は、ラテン語で「留めピン」の意味なのだが、peroneus は、同じ意味のギリシャ語。どちらも用いることがある。実は、①musculus peroneus longus、…⑤のパターンがすべてある。合計で10パターン存在することになる。 | マスキュラス フレクサ ブレヴィス ハリュスィス<br>musculus flexor brevis hallucis<br>※通常、ラテン語の筋肉名では「長短」は最後に来るが、そうではない表記も時として存在する |

赤字はラテン語由来、
黒字は英語本来の語（ゲルマン語由来）

m. は、musculus「筋」の単数形の略。
mm. は、musculi「筋」の複数形の略。

上記の様々なパターンすべてを列挙すると、読んでいて極めて煩雑になる。本書では、比較的短かめでかつ一般によく用いられている③を用いている。但し、⑤で示したような別称の中の一部は、解説の中や、別枠で紹介している。

この③に、musculusや、muscleを足せば、①や②、④を造ることが可能。例外として、diaphragm「横隔膜」は、musculus、muscle は付かず常に単独。platysma「広頸筋」は、musculus platysma とはいっても、platysma muscle とはいわないと明言する文献もある（他の文献には時に見かけることもあるにはある）。

---

### ラテン語の表記に関して

- 英語ページの単語、および解説文の中で「英語」と明記されている単語は、英語圏の人々とのコミュニケーションを取ることを想定して、ギリシャ語やラテン語由来の語であっても英語風の発音を示している。（例：英語 fundus ファンダス）。
- 解説文の中の「ラテン語」と明記されている場合（語源となる語を示す場合）、古典期のラテン語の発音で表示している（例：ラテン語 fundus フンドゥス）。
- 生物の属名・種名はイタリック体にて表記している。
  （例：*Xiphias gladius* メカジキ）

英語の発音は、なるべく綴りが思い浮かべやすいカタカナ表記にしている。
古代の言語の発音は、不確定の要素が多く、あくまで仮説的なもの。

## 英語の表記に関する注意事項

- **「英語のカタカナ表記」** あえて発音記号で表記せずカタカナで表記したのは、発音記号に不馴れな読者にもより簡便に利用してもらうため。英語に通じた読者であれば、カタカナ表記と英語の綴りを見比べれば正確な発音も類推していただけるものと思う。実際にはアクセントの位置さえ分かれば、あとは曖昧に発音しても英語はそれなりに通じるであろう。
- **「大文字と小文字」** 本書では基本的に単語の語頭は小文字で表記している(英語やラテン語、ギリシャ語も)。固有名詞に由来する名称のみ、大文字にしている。よって本書で大文字で始まっている単語は、文中に用いる時でも大文字にすべきである(但し、ドイツ語は名詞は必ず文のどこにあろうと大文字で始めるというルールがあるので、本書でもドイツ語の単語は大文字で始めている。ドイツ語の印刷された文章は、どれが名詞なのか一目で分かって便利である)。
- **英語と米語** 基本的にはイギリス英語ではなく米語の発音で表記している。しかし、o の短音(英語[ɔ]、米語[a]の音)に関しては、もしイギリス英語ならば、ホリゾンタル [hɔ̀rizɑ́ntəl]、米語なら ハラザンタル [hàrəzɑ́ntəl] と表記するのがやや発音に近いと思われるが、「ハラザンタル」と覚えてしまった暁には、horizontal という綴りが想起できなくなるのではないかと危惧し、それゆえイギリス英語で表記している。他にも、あいまい母音も[ə]、なるべく無理のない程度に、綴りが思い浮かびやすい発音で表わしている。
- 英単語の発音は、OEDやステッドマンの医学用語辞典に準拠した。医学英語には幾通りもの許容された発音が存在する。本書では主なものは並記したが、すべてを列挙してはいない。英語は時代・地域により種々のバリエーションがある点を銘記されたい。

## ギリシャ語のカタカナ表記に関して

- **「ギリシャ語」** と明記されている場合、古典期〜コイネー期の発音を示している。ギリシャ語の発音は、時代よって大きく変化した。ヒポクラテス(西暦前460-377年頃)の語ったギリシャ語と、ガレノス(西暦130-201年頃)の語ったギリシャ語では発音は大きく異なったであろう。また、地域差もあった(アッティカ方言と他の方言等)。全般的に、発音は時代が下ると共に、収斂・単純化した。現代の ι, υ, η, ει, οι, υι が皆「i」の発音になった(イ音化、itacism)のも一例。本書の発音表記は、時代的な一貫性よりも、綴りが思い浮かびやすいことを優先している。
- 二重母音の長音化、さらには短音化は早い段階で生じたが(αι→[e]、ει→[i])、本書では古典期の二重母音の発音のままで表記している。但し、ου に関しては、エラスムス式発音に準じて[uː]にしている。
- 下書きのイオタ(iota subscriptum)はかなり初期の段階(紀元前4世紀?)で発音されなくなったが、本書では便宜上発音を残している。
- χ カイは「カ行」を用いた。
- φ ファイの発音は元来 p の「帯気音」であったが、時代と共に[f]の発音に変わった。本書では、π との区別を図るため便宜的に[f]の音を採用した。

## その他の言語に関して

- **印欧祖語**(インド・ヨーロッパ祖語:英語、ドイツ語、ギリシャ語、ラテン語を含むヨーロッパのほぼすべての言語、およびサンスクリット語、ヒンディー語等のインド・イラン語の先祖となる言語)は、* 印で表記している(例:*yeug-「一緒にする」)。
- ヘブライ語には、日本語にない音価の子音もあるが、近いもので代用した。
- 古代エジプト語の象形文字は、基本的に子音のみが表記されていたため、正確な発音(特に母音)はすべて暫定的・仮説的なものである。

## Chapter 1　概観・頭頸部

- A　全身の主な筋肉と分類 2
- B　表情筋 6
- C　咀嚼筋、眼・耳の筋 10
- D　舌・咽頭・喉頭の筋 14
- E　頸部の筋 18

## Chapter 2　体幹

- F　背部の筋 24
- G　胸壁筋 28
- H　横隔膜 32
- I　腹部の筋 36
- J　骨盤の筋 40

## Chapter 3　上肢

- K　上肢帯の筋 46
- L　肩関節の筋 50
- M　上腕の筋 54
- N　前腕の筋〈回外・回内筋〉58
- O　前腕の筋〈屈筋〉62
- P　前腕の筋〈伸筋〉66
- Q　手の筋 70

## Chapter 4　下肢

- R　下肢帯の筋〈骨盤筋〉76
- S　大腿の筋〈内転筋・伸筋〉80
- T　大腿の筋〈屈筋〉84
- U　下腿の筋〈屈筋〉88
- V　下腿の筋〈伸筋・腓骨筋〉92
- W　足の固有筋 96

## Chapter 5　関節・靱帯

- X　関節 102
- Y　靱帯〈頭部・体幹〉106

## Chapter 6　その他

- Z　その他〈細胞・分子〉112　難読用語集 116
- 付録A　起始、停止、機能 120
- 付録B　手と足の筋の比較表 128
- 付録C　頭頸部の発生と支配神経 130

# Muscle Column 肉コラム

筋尾とコーダ⓪と憶病者　CAUDA「尻尾（しっぽ）」　5
皺眉筋、コルゲートパン、段ボール、「ラフ」スケッチ　RUGA「しわ」　9
上眼瞼挙筋と触診、動悸とパビリオン　PALPO「触れる、震える」　13
カメレオンの舌、キツツキの舌　16
広頚筋と血小板、プラザと高原とプラトン　PLAT-「広い」　21
人体の様々な「三角」　TRIANGLE　22
頚長筋と襟とハイカラ　COLLUM「首」　22
固有背筋の「固有」とは?　27
肋間筋とインターン、通訳と室内装飾　INTER-「間の」　30
動物による脊柱・胸郭の比較　31
食道裂孔とマクロファージ、石棺と五重塔　PHAGO-「食べる」　35
白線とアルブミン、アホウドリとアルバム　ALB-「白い」　39
肛門括約筋とスフィンゴ脂質とスフィンクス　SPHIGO-「絞める」　43
「筋トレ・メニュー」の名称の由来　44
菱形筋と独楽（こま）と菱脳　RHOMB-「菱形」　49
ローテーター カフと袖口、カフスボタンと血圧計バンド　CUFF「袖口」　52
アウターマッスルとインナーマッスル　53
上腕筋とブラキオサウルス、歯列矯正器具とブレスレット　BRACHIO-「腕」　56
腕とスペイン無敵艦隊、警報とアルマジロとダンゴムシ　ARM「腕」　57
掟破りの腕橈骨筋　BrachioRadialis　57
関節包とカプセル、キャパシタ　CAPSA「箱」　60
テニス肘、ゴルフ肘、野球肘　種々の肘の傷害　61
屈筋とフレキシブル、反射とフレックス タイム　FLEX-「曲げる」　64
長掌筋とパームトップ、シュロとナパーム弾　PALMA「手のひら」　65
尺屈と標準偏差、ボイジャーと送り状　DEVIUS「道からはずれた」　69
腱固定効果（テノデーシス・アクション）について　72
虫様筋と自動制御装置　73
何がヒトの二足歩行を可能にしているのか?　74
筋肉痛があとからやって来るのはなぜ?　74
腸腰筋とヒレ肉、最長筋とロース　78
双子筋とジェミニ宇宙船、双子座と二重子音　GEMINUS「双子」　79
鵞足とハイイロガン、マザーグース　ANSER「ガチョウ」　83
肉離れとハムストリング　86
ハムストリングスとハムエッグ、腓腹筋と大根役者と無線通信　HAM「もも」　87

## Muscle Column 肉コラム

腓（こむら）返りと腓腹筋　90

踵骨腱、アキレスと亀　ACHILLES「アキレス」　91

コンパートメント症候群　94

赤筋と白筋、遅筋と速筋　95

フットボーラーズ・アンクル　98

紛らわしい外転筋と内転筋　接頭辞 AB- と AD-　99

筋の作用あれこれ　100

合成語の作り方　挿入母音 -o-、-i-　105

黄色靭帯とフラボノイドと炎症、フラミンゴと赤・青・黄・白　FLAMMA「炎」　109

世界各国の「筋肉」　110

「筋肉」を意味する接頭辞 MYO- とモルモット　110

筋膜とファスケス、ファシストと魅惑　FASCES「束」　115

---

### ラテン語略称一覧

|  | 単数主格 | 複数主格 |
|---|---|---|
| 「筋」 | m. musculus | mm. musculi |
| 「靭帯」 | lig. ligamentum | ligg. ligamenta |
| 「神経」 | n. nervus | nn. nervi |
| 「動脈」 | a. arteria | aa. arteriae |
| 「枝」 | r. ramus | rr. rami |
| 「静脈」 | v. vena | vv. venae |

※語中に、m. がある場合、主格ではなく属格であることが考えられる。
　　　tendo m. gracilis　「薄筋腱」→ tendo musculi gracilis

※単数属格は、複数主格と同じ綴りになるケースが多い。
　　　例えば、musculi は「複数主格」だが、「単数属格」でもある。
　　　そうではないケースもある（これは名詞変化形のタイプの問題）。
　　　tendo「腱」（単数主格）、tendinis（単数属格）、tendines（複数主格）

# — Chapter 1 —

## 概観
## Overview

## 頭頸部の筋
## Muscles of Head & Neck

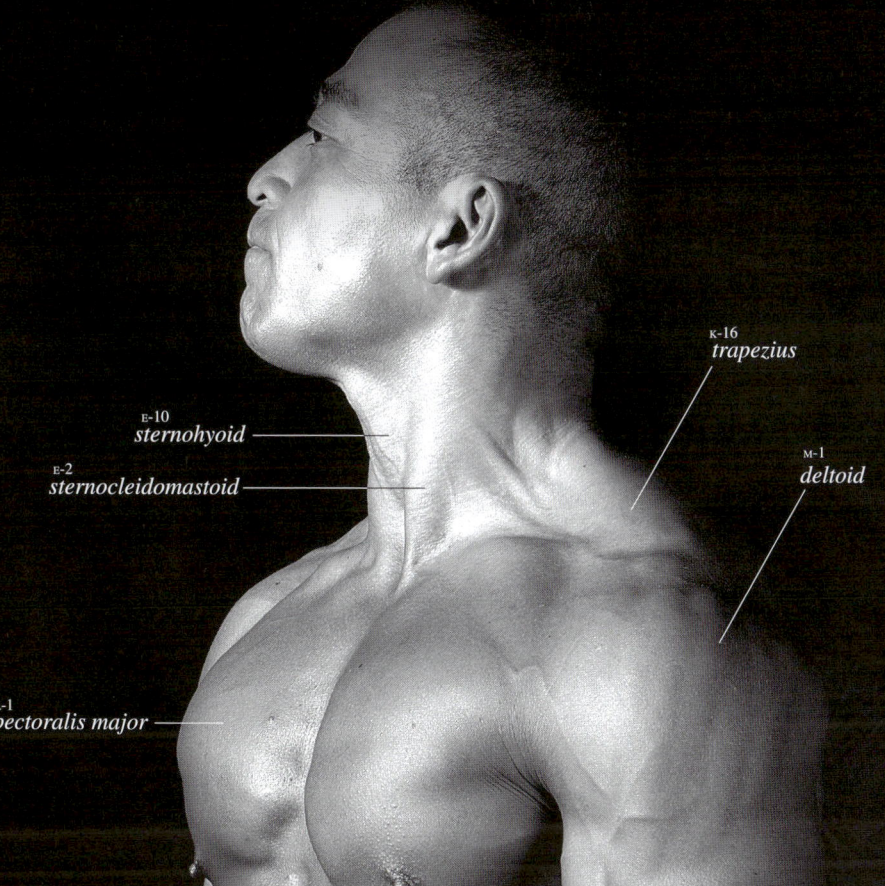

K-16 *trapezius*
E-10 *sternohyoid*
E-2 *sternocleidomastoid*
M-1 *deltoid*
*pectoralis major*

# A 全身の主な筋肉と分類

● ここでは、全身の主要な筋肉を取り上げている。個々の筋肉の詳しい説明は後のページで扱っている。

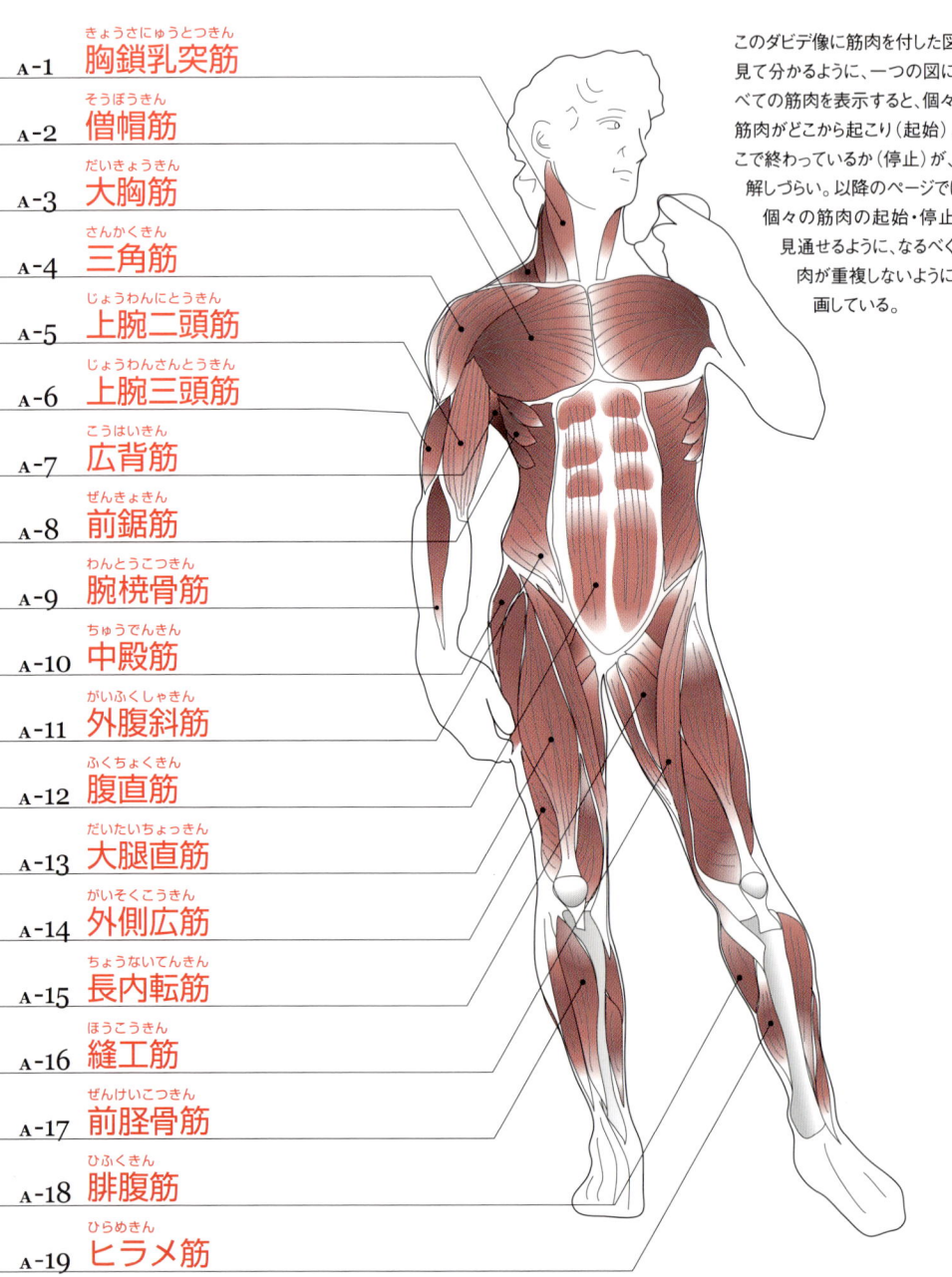

- A-1 胸鎖乳突筋（きょうさにゅうとつきん）
- A-2 僧帽筋（そうぼうきん）
- A-3 大胸筋（だいきょうきん）
- A-4 三角筋（さんかくきん）
- A-5 上腕二頭筋（じょうわんにとうきん）
- A-6 上腕三頭筋（じょうわんさんとうきん）
- A-7 広背筋（こうはいきん）
- A-8 前鋸筋（ぜんきょきん）
- A-9 腕橈骨筋（わんとうこつきん）
- A-10 中殿筋（ちゅうでんきん）
- A-11 外腹斜筋（がいふくしゃきん）
- A-12 腹直筋（ふくちょくきん）
- A-13 大腿直筋（だいたいちょっきん）
- A-14 外側広筋（がいそくこうきん）
- A-15 長内転筋（ちょうないてんきん）
- A-16 縫工筋（ほうこうきん）
- A-17 前脛骨筋（ぜんけいこつきん）
- A-18 腓腹筋（ひふくきん）
- A-19 ヒラメ筋（ひらめきん）

このダビデ像に筋肉を付した図を見て分かるように、一つの図にすべての筋肉を表示すると、個々の筋肉がどこから起こり（起始）、どこで終わっているか（停止）が、理解しづらい。以降のページでは、個々の筋肉の起始・停止が見通せるように、なるべく筋肉が重複しないように描画している。

彫刻家・画家ミケランジェロ（1475〜1564）は、解剖学に通じ、度々解剖の場に参加したといわれる。「ダビデ像」を始めとする、数々の彫刻や絵画において、その均整のとれた美しさはもとより、解剖学的にも筋肉描写を行なっていた。

| 2 | A 全身 | B 表情筋 | C 咀嚼筋 眼・耳 | D 舌・咽頭 喉頭 | E 頸部 | F 背部 | G 胸郭 | H 横隔膜 | I 腹部 | J 骨盤 会陰 | K 上肢帯 | L 肩関節 | M 上腕 | N 前腕の回旋筋 |

● 筋が収縮する場合、動きの少ない方を「起始」、動きの大きい方を「停止」という。とはいえ、筋によっては異なる運動の際に起始・停止が逆になるものもあり、ゆえにどちらとも区別せずに「付着」と述べることもある。筋には以下に示したものの他にも、「板状、輪状、三角形、四角形、菱形、長方形」等がある。筋の名称は、その形態から来るもの「大腿二頭筋」や、機能に由来するもの「総指伸筋」、「長内転筋」などがある。

| ラベル | 読み | コード |
|---|---|---|
| 筋頭 | きんとう | A-20 |
| 筋腹 | きんぷく | A-21 |
| 筋尾 | きんび | A-22 |
| 腱 | けん | A-23 |
| 起始 | きし | A-24 |
| 停止 | ていし | A-25 |
| 紡錘状筋 | ぼうすいじょうきん | A-26 |
| 羽状筋 | うじょうきん | A-27 |
| 半羽状筋 | はんうじょうきん | A-28 |
| 二頭筋 | にとうきん | A-29 |
| 二腹筋 | にふくきん | A-30 |
| 屈曲 － 屈筋 | くっきょく － くっきん | A-31 |
| 伸展 － 伸筋 | しんてん － しんきん | A-32 |
| 外転 － 外転筋 | がいてん － がいてんきん | A-33 |
| 内転 － 内転筋 | ないてん － ないてんきん | A-34 |
| 回旋 － 回旋筋 | かいせん － かいせんきん | A-35 |
| 回内 － 回内筋 | かいない － かいないきん | A-36 |
| 回外 － 回外筋 | かいがい － かいがいきん | A-37 |

筋頭　筋尾

| O 前腕の屈筋 | P 前腕の伸筋 | Q 手の筋 | R 下肢帯 | S 大腿の内転・伸筋 | T 大腿の屈筋 | U 下腿の屈筋 | V 下腿の伸筋 | W 足・指 | X 関節 | Y 靱帯 | Z その他 | 付録 | 索引 |

# Main Muscles <overview>

このページは体の主要な筋を概観している。さらに詳細な語源的解説は後のページで再び取り上げる。

- A-1 スターノクライドマストイド（〜クレイド〜） **sternocleidomastoid**◆
- A-2 トラピーズィアス **trapezius**◆
- A-3 ペクトレイリス（ペクトラリス）　メイジャ **pectoralis major**◆
- A-4 デルトイド **deltoid**◆
- A-5 バイセプス　ブレイキアイ（ブラキアイ・ブラキーイ） **biceps brachii**◆
- A-6 トライセプス　ブラキアイ **triceps brachii**◆
- A-7 ラティッスィマス　ドーサイ **latissimus dorsi**◆
- A-8 セレイタス　アンティアリア **serratus anterior**◆
- A-9 ブレイキオレイディアリス **brachioradialis**◆
- A-10 グリューティーアス（グルーティアス）　ミーディアス **gluteus medius**◆
- A-11 イクスターナル　オブリーク **external oblique**◆
- A-12 レクタス　アブドミニス **rectus abdominis**◆
- A-13 レクタス　フェモリス（フェモーリス） **rectus femoris**◆
- A-14 ヴァスタス　ラテラリス **vastus lateralis**◆
- A-15 アダクタ　ロンガス **adductor longus**◆
- A-16 サートウリアス（サートーリアス） **sartorius**◆
- A-17 ティビアリス（ティビエイリス）　アンティアリア **tibialis anterior**◆
- A-18 ギャストロクニーミアス **gastrocnemius**◆
- A-19 ソウリーアス（ソウリアス） **soleus**◆

◆**sternocleidomastoid** 胸鎖乳突筋　sterno- は、ギリシャ語 στέρνον ステルノン「胸、内側」→「胸骨」に由来。**cleido-** は、ギリシャ語 κλείς クレイス「閂（かんぬき）、横木、鍵」の属格 κλειδός クレイドスから（詳しくは p.20）。**mastoid** は、側頭骨の mastoid process「乳様突起」の意味で、ギリシャ語 μάστος マストス「乳房、乳首」に由来。

◆**trapezius** 僧帽筋　ギリシャ語 τράπεζα トラペザ「机、台形」に由来。trapezium 大菱形骨、trapezoid 小菱形骨と似ている。

◆**pectoralis major** 大胸筋　ラテン語 pectus ペクトゥス「胸」より。

◆**deltoid** 三角筋　ギリシャ語の文字 Δ デルタに、eidos（〜のような）が付いたもの。

◆**biceps brachii** 上腕二頭筋　bi- は 2 を表わす接頭辞。brachii は、ラテン語 brachium ブラキウム「腕」の属格。

◆**triceps brachii** 上腕三頭筋　tri- は 3 を表わす接頭辞。

◆**latissimus dorsi** 広背筋　dorsi「背側の」は、ラテン語 dorsum ドルスム「背」の属格。

◆**serratus anterior** 前鋸筋　ラテン語 serra セッラ「鋸（のこぎり）」から。

◆**brachioradialis** 腕橈骨筋　ラテン語 radius ラディウス「一点から発する光線、放射線、車輪のスポーク」→「橈骨」から。

◆**gluteus medius** 中殿筋　ギリシャ語 γλουτός グルートス「尻、殿部」に由来。

◆**external oblique** 外腹斜筋　ラテン語 externus エクステルヌス「外側の」という形容詞。obliquus オブリークウス「斜の、傾いた」。

◆**rectus abdominis** 腹直筋　ラテン語 rectus レークトゥス「まっすぐな、直線の、正しい」。abdominis は、abdomen アブドーメン「腹、内臓」の属格。

◆**rectus femoris** 大腿直筋　ラテン語 femur フェムル「大腿」。

◆**vastus lateralis** 外側広筋　ラテン語 vastus ウァーストゥス「空の、荒漠とした、広大な」から。lateralis は、ラテン語 lateralis ラテラーリス「側面の、外側の」という形容詞。

◆**adductor longus** 長内転筋　ラテン語動詞 adduco アッドゥーコー「〜へ導く、引く」。ラテン語 longus ロングス「長い」から。

◆**sartorius** 縫工筋　ラテン語 sartor サルトル「縫い合わせる人、修繕する人、服の仕立て屋」から。

◆**tibialis anterior** 前脛骨筋　ラテン語 tibia ティービア「すねの骨、脛骨」には、「笛」という意味もある。

◆**gastrocnemius** 腓腹筋　ギリシャ語 γαστήρ ガステール「腹、胃」に、κνήμις クネーミス「脛（すね）」が付いたもの。

◆**soleus** ヒラメ筋　soleus は、ラテン語 solea ソレア「靴底、サンダル」に由来。

羽状筋と半羽状筋には、二通りの綴りがある。羽状筋 pennate muscle の、腱中心から両方に筋線維が伸びる形を標準と見ると、片側しかないものが、半羽状筋 semipennate「半分の羽」になる（日本語の表記も羽状筋が標準）。それに対し、半羽状筋の片側しかない形を標準と見ると（unipennate「一個の羽」）、羽状筋は unipennate が二つ分ということになる（bipennate「二つの羽」）。

- **caput** 筋頭 ラテン語の caput カプト「頭」。英語の cap も類語。
- **belly、venter** 筋腹、**biventer(digastric) muscle** 二腹筋
  bellyは、ゲルマン語系の語で、古英語 belg ベルグ「袋」が直接の由来。venterは、ラテン語の venter ウェンテル「腹」から来ている。digastricは、ギリシャ語 γαστήρ ガステール「腹、胃」に、接頭辞 di-「2」がついたもの。二つの「腹」、膨らみを持った筋。
- **fusiform muscle** 紡錘状筋 ラテン語 fusus フースス「紡錘（ぼうすい、つむ）」。手で糸をつむぐ時、糸を撚（よ）りながら巻き取る道具。紡錘状（紡錘形）とは、糸が巻き取られた時にできる、ラグビーのボールのような形。
- **pennate（bipennate）muscle** 羽状筋、**semipennate（unipennate）muscle** 半羽状筋 ラテン語 penna ペンナ「羽毛」から。昔は羽毛から筆記具が作られたため、英語の pen ペン「ペン、筆」が派生した。またペンの形をしたショート・パスタをイタリア語で penne ペンネという（イタリア語ではペンも penne）。
- **flexor** 屈筋 ラテン語 flecto フレクトー「曲げる」から。
- **extensor** 伸筋 ラテン語 extendo エクステンドー「伸ばす」。
- **abductor** 外転筋 ラテン語 abduco アブドゥーコー「外へ導く、外転する」から。前置詞の ab- は、「〜を離れて、〜から」の意。
- **adductor** 内転筋 ラテン語 adduco アッドゥーコー「〜へ導く、引く」から。前置詞の ad- は、「〜へ、〜に向かって」の意。
- **rotator** 回旋筋 ラテン語 roto ロトー「回す、回転させる」から。
- **pronator** 回内筋 ラテン語 prono プローノー「前に曲げる」。
- **supinator** 回外筋 ラテン語 supino スピーノー「後ろに曲げる」。

| | |
|---|---|
| キャパット | caput A-20 |
| ベリー（ヴェンタ） | belly, venter A-21 |
| コーダ | cauda A-22 |
| テンドン | tendon A-23 |
| オリジン | origin A-24 |
| インサーション | insertion A-25 |
| フューズィフォーム マッスル | fusiform muscle A-26 |
| ペネイト（バイペネイト）マッスル | pennate (bipennate) muscle A-27 |
| セミペネイト（ユニペネイト）マッスル | semipennate (unipennate) muscle A-28 |
| バイセプス（トゥー・ヘディッド マッスル） | biceps (two-headed muscle) A-29 |
| バイヴェンタ（ダイギャストリック）マッスル | biventer (digastric) muscle A-30 |

ペンネ

紡錘　ラテン語：fusus

## 筋尾とコーダ 𝄋 と憶病者
## CAUDA「尻尾（しっぽ）」

**筋尾**は、ラテン語 cauda カウダ「尻尾（しっぽ）、尾」。このcaudaの派生形は、様々な「尻尾」状の部分に用いられている。cauda equina コーダ エクィナ「馬尾（ばび、うまおではない。馬の尾のように分岐した腰部の神経。[うまお]というと、京都にある滝になってしまう）」、caudate nucleus コーデイト ニュークリアス「尾状核」、caudal anesthesia コーダル アネススィーズィア「仙骨麻酔」。

音楽用語でコーダ 𝄋 といえば、曲の「結尾、終止部」。イタリア語を経て、綴りが coda になってしまう。

英語の coward カウワド「臆病者、意気地なし」は、犬が驚くとき、まさにしっぽ（cauda）を巻いて足の間に隠すことに由来するという。

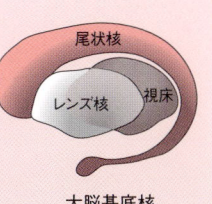

尾状核
レンズ核　視床
大脳基底核

| | | |
|---|---|---|
| フレクション | フレクサ | |
| flexion | — flexor | A-31 |
| イクステンション | イクステンサ | |
| extension | — extensor | A-32 |
| アブダクション | アブダクタ | |
| abduction | — abductor | A-33 |
| アダクション | アダクタ | |
| adduction | — adductor | A-34 |
| ロウテイション | ロウテイタ | |
| rotation | — rotator | A-35 |
| プロウネイション | プロウネイタ | |
| pronation | — pronator | A-36 |
| スーピネイション | スーピネイタ | |
| supination | — supinator | A-37 |

# B 表情筋

●頭部表面の筋肉（顔面筋）は、起始が頭蓋骨で、停止が顔の皮膚のため、「皮筋」と呼ばれる。顔面筋は、その働きから「表情筋」という呼び方もある。眼、鼻、口の開閉が基本的機能。穴を閉じる筋は輪状（眼輪筋、口輪筋）で、開口する他の筋は眼や口から放射状に広がっている。

- B-1 後頭前頭筋（こうとうぜんとうきん）
- B-2 後頭筋（こうとうきん）
- B-3 帽状腱膜（ぼうじょうけんまく）
- B-4 前頭筋（ぜんとうきん）

※後頭前頭筋は、前頭筋と後頭筋を二腹筋とみなし、帽状腱膜を中間腱とする呼称。後頭前頭筋に側頭頭頂筋（p.10）を含むと頭蓋表筋ともいう。

- B-5 皺眉筋（すうびきん）

※皺眉筋は眼輪筋及び鼻隆起より始まり、前頭筋と混じりあい、眉毛付近の皮膚に付着する。

- B-6 眼輪筋（がんりんきん）
- B-7 眉毛下制筋（びもうかせいきん）

※眼輪筋の筋束の一部が眉毛の皮膚部分に伸び、眉毛下制筋となる。眉毛を下げる。

- B-8 鼻根筋（びこんきん）
- B-9 鼻筋（びきん）

※横部は「鼻孔圧迫筋」、翼部は「鼻孔開大筋」ともいう。

- B-10 鼻中隔下制筋（びちゅうかくかせいきん）
- B-11 上唇鼻翼挙筋（じょうしんびよくきょきん）
- B-12 上唇挙筋（じょうしんきょきん）（眼窩下筋）（がんかかきん）

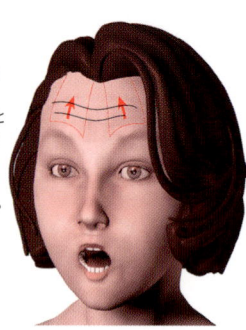

**驚く**

前頭筋が眉を上げる。眉を上げると帽状腱膜も動くため、頭頂部の頭皮も動く。

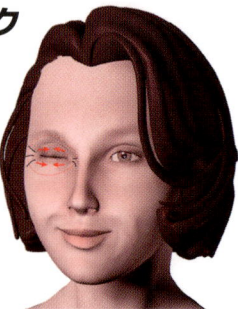

**ウィンク**

眼輪筋が瞼を閉じる。顔の上部の筋肉は、口などの顔の下部の筋肉よりも、左右を別に動かすことは難しい（そのために、ウィンクできない人もいる）。

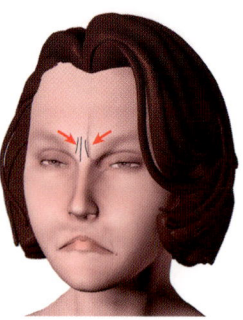

**疑う**

皺眉筋が額にシワを寄せ、眉をひそめさせる。皺眉筋「すうびきん」を「しゅうびきん」と表記している本もある。

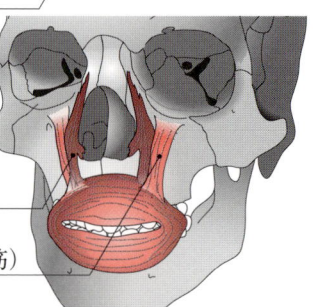

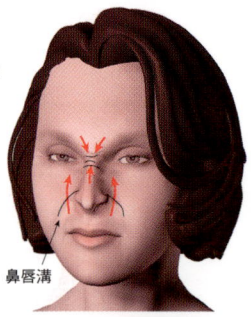

**嫌悪**

鼻根筋が鼻の上にシワを作り、「顔をしかめ」させる。上唇鼻翼挙筋が強く収縮すると、鼻孔は開き、「鼻唇溝」のシワが深まり、不快さを示す（もっとも、笑うときにも、鼻唇溝のシワが横に広がる）。

鼻唇溝

| A | B | C | D | E | F | G | H | I | J | K | L | M | N |
|---|---|---|---|---|---|---|---|---|---|---|---|---|---|
| 全身 | 表情筋 | 咀嚼筋 眼・耳 | 舌・咽頭喉頭 | 頚部 | 背部 | 胸郭 | 横隔膜 | 腹部 | 骨盤会陰 | 上肢帯 | 肩関節 | 上腕 | 前腕の回旋筋 |

表情筋が収縮するとそれに伴って皺（シワ）が生じるが、年齢を重ねると皮膚に弾力性を失いそのシワが元に戻らなくなる。シワのできる方向は、表情筋とは垂直方向に走ることになる（下のCG画像では、表情筋の収縮方向が赤線で、それによって生じるシワを黒線で示した）。イラストやマンガで顔を描く際、わずか数本の顔のシワの線で表情を表現させることができる。

## 笑う

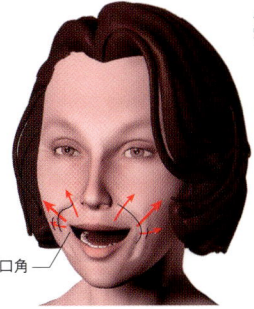

大頬骨筋が口角を上方かつ外側につり上げ、笑筋が外側に口角を引くことにより「笑う」表情となる。顔に皮下脂肪の多い場合、笑筋は収縮するとエクボを作る（子供や女性に多い）。

口角

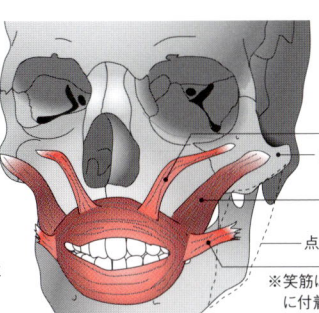

※同一の図では、より深部の筋は暗い赤で、表層に近い筋を明るい赤で表示している。

頬骨

しょうきょうこつきん
小頬骨筋 B-13

だいきょうこつきん
大頬骨筋 B-14

点線は咬筋

しょうきん
笑筋 B-15

※笑筋は、咬筋筋膜から始まり、口角筋軸に付着する。咬筋筋膜は、その上部で耳下腺を覆っているので、笑筋の起始を、耳下腺筋膜とすることもあるが同じ意味。

## 頬を膨らませる

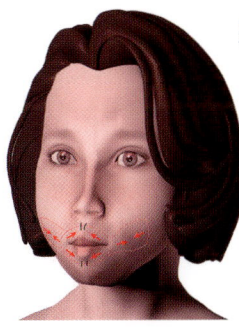

口輪筋が、口を閉じる。口輪筋の収縮が強いと、口先が尖って突き出る。頬は強力な筋で、口の中の空気を押し出して「トランペットを吹く」ことができる。頬によってジュースをストローで吸うことができる。

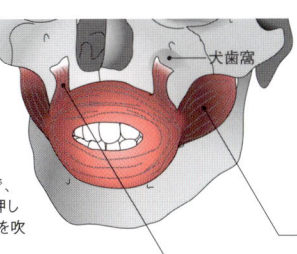

犬歯窩

翼突下顎縫線
上咽頭収縮筋

きょうきん
頬筋 B-16

こうかくきょきん けんしきん
口角挙筋（犬歯筋） B-17

## 怒る

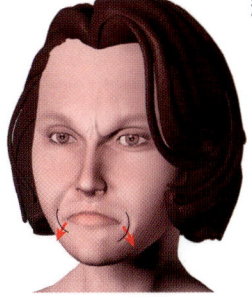

皺眉筋や鼻根筋が働き、いわゆる「しかめっ面」になる。口角下制筋が収縮すると、口元にはシワが寄る。「口をへの字」に曲げた状態。

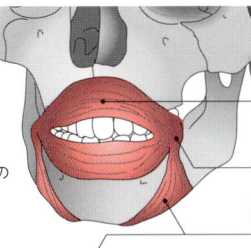

こうりんきん
口輪筋 B-18

こうかくきんじく
口角筋軸 B-19

こうかくかせいきん さんかくきん
口角下制筋（三角筋） B-20

おとがいおうきん
オトガイ横筋 B-21

※オトガイ横筋は、口角下制筋が発達している場合に存在し、左右の口角下制筋を結びつけている。太った人の二重アゴを形作っている。

## 泣く

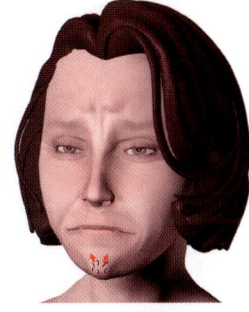

泣いた時の表情は人様々だが、前頭筋と皺眉筋が働くと、額の中央が盛り上がり、深いシワが生じる。悲しい時や、酸っぱい物を食べた時、オトガイ筋が働いて強く収縮すると、アゴの先に「梅干」のようなシワが寄る。

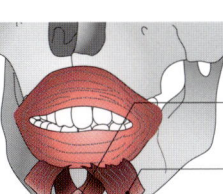

おとがいきん
オトガイ筋 B-22

かしんかせいきん
下唇下制筋 B-23

※下唇下制筋や口角下制筋の他に、頸部の筋のページで扱っている「広頸筋」も口を下に下げる働きをする。

# B Mimetic muscles

表情筋は、facial（フェイシャル）muscles「顔面筋」や、muscles of facial expression ともいう。mimetic ミメティック は「擬態の、模倣の」の意。mimic ミミック「物まね人」と類語。

B-1 オクスィピトフロンタリス
*occipitofrontalis*◆

B-2 オクスィピタリス
*occipitalis*◆

B-3 ゲイリア アポニューロウティカ
*galea aponeurotica*◆

B-4 フロンタリス
*frontalis*◆

語尾 -alis は、occipitofrontalis オクスィピトフロンテイリス、occipitalis オクスィピテイリス、frontalis フロンテイリスのようにも発音する。本書では主に短い発音で表記している。

B-5 コルゲイタ [kɔ́ːrugeita] スーパースィリアイ
*corrugator supercilii*◆

※眼窩部 orbital part と、眼瞼部 palpebral（パルペブラル）part に分けられる（p.13のコラム参照）。

B-6 オービキュラリス オキュリ（オービキュレイリス オキュライ）
*orbicularis oculi*◆

B-7 ディプレッサ スーパースィリアイ
*depressor supercilii*◆

B-8 プロスィーラス（プロスィラス）
*procerus*◆

B-9 ネイザリス ※横部 transverse part
*nasalis*◆ 鼻翼部 alar part に分けられる。
※鼻孔圧迫部 compressor naris
　鼻孔開大部 dilator naris

B-10 ディプレッサ セプティ ネイズィ
*depressor septi (nasi)*◆

-que クェ はラテン語で「そして」。英語風の発音は、〜ク[k]、もしくは〜キー。ラテン語には他にも、「そして」の意の接続詞 et エト (et cetera「エト・セトラ」の et) がある。

B-11 レヴェイタ レイビアイ スーピアリオーリス アリーク ネイズィ
*levator labii superioris alaeque nasi*◆

B-12 レヴェイタ レイビアイ スーピアリオーリス
*levator labii superioris*◆

※caput infraorbitale（インフラオービテイル）quadrati（クァドラティ）labii superioris ともいう。quadratus labii superioris「上唇方形筋」とは小頬骨筋、上唇挙筋、上唇鼻翼挙筋の総称。

◆**occipitofrontalis** 後頭前頭筋、**occipitalis** 後頭筋、**frontalis** 前頭筋 ラテン語 occiput オッキプト「後頭」、frons フローンス「額」に由来。occipitofrontalis はその合成語。語尾がみな -alis というラテン語の**属格**（英語の所有格に相当）の活用形で終わっているが、これは musculus occipitalis「後頭の筋」の musculus「筋」を省略したため。というわけで、筋肉の学名は、ラテン語名詞の属格のオンパレードである。これらの語を、より英語的な表現でいえば **occipital muscle**、**frontal muscle** となる。

◆**galea aponeurotica** 帽状腱膜 epicranial aponeurosis エピクレイニアル アポニューロウスィスともいう。ラテン語 galea ガレアは、「革でできた兜、ヘルメット」の意。略して galea だけでも、「帽状腱膜」を指す。さらにgaleaは、ギリシャ語 γαλέη ガレエー「鼬（イタチ）」に由来する。この語から、英語の galley ギャリー「ガレー船（櫓を奴隷に漕がせたギリシャ・ローマ、また中世の大型船）」も派生したというが、その経緯は不明。「イタチ」→「いたちのような魚、サメ」→「船」→「ガレー船」となったという説もある。

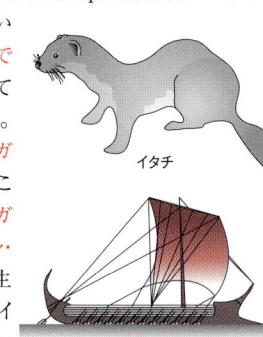

イタチ

ガレー船

◆**corrugator supercilii** 皺眉筋、**depressor supercilii** 眉毛下制筋 supercilii は、ラテン語接頭辞 super「上に」に、cilium キリウム「瞼（まぶた）」が付いた語で、「眉毛（まゆげ）あたりの」の意。

◆**orbicularis oculi** 眼輪筋 ラテン語 orbis オルビス「輪、円盤」から（orbit=「軌道を回る、軌道」）。また、oculi は、oculus オクルス「眼」の属格。英語の oculist オキュリスト「眼科医」、ocular オキュラー「眼の、視覚の、接眼レンズ」も同根語。ちなみに対物レンズは、objective オブジェクティヴ「目標、目的格」。

◆**procerus** 鼻根筋 ラテン語 procerus プロケールス「高い、長い」。

◆**nasalis** 鼻筋 ラテン語 nasus ナースス「鼻」より。

◆**depressor septi (nasi)** 鼻中隔下制筋 ラテン語 depressus デープレッスス「押し付ける、圧迫する」。ラテン語 septum セープトゥム「垣根、壁」。nasi は、nasus の属格「鼻の」だが、略されることもある。

◆**levator labii superioris alaeque nasi** 上唇鼻翼挙筋、**levator labii superioris** 上唇挙筋 ラテン語 levator レヴァートル「持ち上げるもの」から。英語の lever レヴァ「レバー、テコ」、elevator エレヴェイタ「エレベーター、昇降機」も類語。それゆえ、上唇挙筋を **elevator** of upper lip ともいう。labii は、

● 表情筋は、全て顔面神経（facial nerve **フェイシャル ナーヴ**）の支配を受けて動いている。顔面神経麻痺となると、表情が作れなくなる。片側に麻痺の場合、表情が左右非対称になる。一般に顔面神経痛といわれるが、顔面神経は運動性であり、顔面神経麻痺は大抵痛みを生じない。顔全体の知覚は「三叉神経（trigeminal nerve **トライジェミナル ナーヴ**）」によるので、顔面神経痛は、正しくは三叉神経痛。

ラテン語 labium **ラビウム**「唇」の属格。alaque は、ラテン語 ala **アーラ**「翼」に、-que「そして」がついたもの。「そして翼」なのに、「翼そして」という順で単語の後に付き、一語の様になる。さらに、-que は直前の音節にアクセントをもってくる。alae **エイリー** + que → alaeque **アリーク**（もしくは、アリーキー）。ラテン語では語の一部となるこうしたもの (-ve「もしくは」、-ne「ですか?」等) を、enclitic **インクリティック**「後倚辞（こうじ）」という。

- ◆**zygomaticus minor** 小頬骨筋、**zygomaticus major** 大頬骨筋 zygomatic bone **ザイゴウマティック**「頬骨」から。
- ◆**risorius** 笑筋 ラテン語動詞 rideo **リーデオー**「笑う」の形容詞形から。英語の ridicule **リディキュール**「笑いものにする、嘲る」も類語。
- ◆**buccinator** 頬筋 ラテン語 buccina **ブッキナ**「ラッパ」から。buccinatorは「ラッパ吹き」の意。ギリシャ語 βακάνη **バカネー**「ラッパ」も同根語。類語のラテン語 bucca **ブッカ**「頬」は、英語の buccal tablet **バッカル タブレット**「バッカル錠（頬と歯茎の間でゆっくり溶かす薬）」で使われる。
- ◆**levator anguli oris** 口角挙筋、**orbicularis oris** 口輪筋、**depressor anguli oris** 口角下制筋 anguli は、ラテン語 angulus **アングルス**「角、隅（すみ）」の属格。oris は、ラテン語 os **オース**「口」の属格。
- ◆**modiolus** 口角筋軸 ないしは「口唇軸」。口角の近くにあり、幾つもの表情筋が付着する部分。ラテン語 modiolus **モディオルス**「車軸の中心」から。columella cochleae **コルメラ コクリイー**（字義:カタツムリの小柱）ともいう。ゆえに、渦巻き状、車軸状に筋の集まる口角筋軸を「蝸牛軸」とも呼ぶ。
- ◆**mentalis** オトガイ筋 ラテン語 mentum **メントゥム**「顎（あご）」に由来。

### 皺眉筋、コルゲートバン、段ボール、「ラフ」スケッチ
### RUGA「しわ」

**corrugator supercilii** 皺眉筋 の corrugator は、ラテン語で con-「共に」＋ ruga **ルーガ**「シワ」。英語の ruga gastrica **ルーガ ギャストリカ**「胃粘膜襞（しゅう）」、palatine rugae **パラタイン ルージー**「横口蓋ヒダ（複数形）」など、シワの部分を指す解剖学用語として用いられている（ruga は、「gastric fold」のように英語の fold **フォウルド**「折り目、ヒダ」で置き換え可能）。ちなみに、工業の世界では、コルゲートパネルとは、金属板を波打たせて「シワを寄せた」もの。荷台をコルゲートパネルで覆ったトラックは「コルゲートバン」。英語で「段ボール紙」は、**corrugated paper コルゲイティッド ペイパー**という。英語の rough **ラフ**「粗い、でこぼこした、荒削りの」も、同じ印欧祖語から派生したと考えられている（ゆえに、綴りの rough は、ラテン語の ruga にやや似ていて、古い時代の発音の名残りをとどめている）。

コルゲートパネル

横口蓋ヒダ

**ザイゴウマティカス マイナ**
*zygomaticus minor*◆ B-13

**ザイゴウマティカス メイジャ**
*zygomaticus major*◆ B-14

**リゾウリアス（リソウリアス）**
*risorius*◆ B-15

**バクシィネイタ**
*buccinator*◆ B-16

**リヴェイタ アンギュリ オリス**
*levator anguli oris*◆ B-17
※caninus（「犬歯の」の意）ともいう。

**オービキュラリス オリス**
*orbicularis oris*◆ B-18

**モダイオラス**
*modiolus*◆ B-19
↓triangularis ともいう。

**ディプレッサ アンギュリ オリス**
*depressor anguli oris*◆ B-20

**トランスヴァーサス メンティ**
*transversus menti* B-21

labii は、**レイビー** とも発音する。〜ii という普通の英語にはあまり見ない綴りは、ラテン語の属格や複数の語尾として頻繁に現れる。本書では主に 〜イアイ の発音で表記している。

**メンタリス**
*mentalis*◆ B-22

**ディプレッサ レイビアイ インフィアリオーリス**
*depressor labii inferioris* B-23

| O | P | Q | R | S | T | U | V | W | X | Y | Z | 付録 | 索引 |
|---|---|---|---|---|---|---|---|---|---|---|---|---|---|
| 前腕の屈筋 | 前腕の伸筋 | 手の筋 | 下肢帯 | 大腿の内転・伸筋 | 大腿の屈筋 | 下腿の屈筋 | 下腿の伸筋 | 足・指 | 関節 | 靱帯 | その他 | | |

# C 咀嚼筋、眼・耳の筋

ここでは、四つの咀嚼筋に加えて、頭蓋内にある眼を動かす筋および中耳の筋を示す。

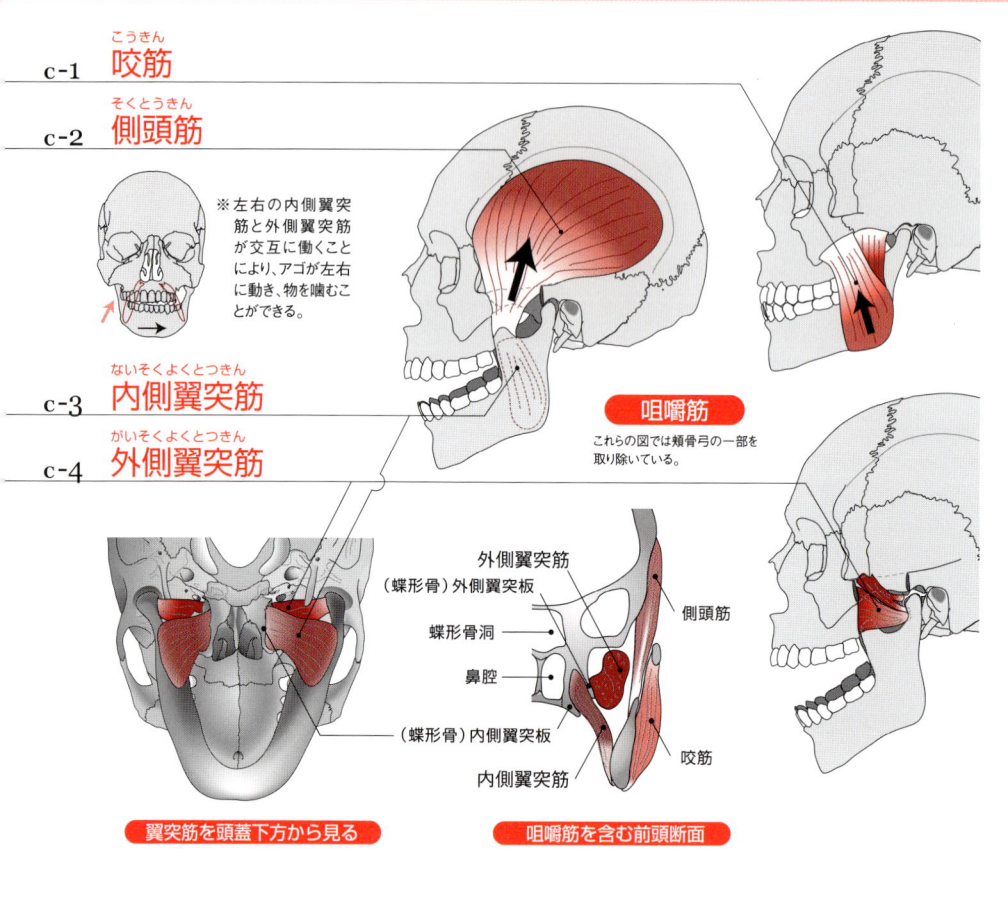

c-1 咬筋 (こうきん)

c-2 側頭筋 (そくとうきん)

※左右の内側翼突筋と外側翼突筋が交互に働くことにより、アゴが左右に動き、物を噛むことができる。

c-3 内側翼突筋 (ないそくよくとつきん)

c-4 外側翼突筋 (がいそくよくとつきん)

**咀嚼筋**

これらの図では頬骨弓の一部を取り除いている。

外側翼突筋
(蝶形骨)外側翼突板
蝶形骨洞
鼻腔
(蝶形骨)内側翼突板
内側翼突筋
側頭筋
咬筋

翼突筋を頭蓋下方から見る　　咀嚼筋を含む前頭断面

c-5 上耳介筋 (じょうじかいきん)

c-6 前耳介筋 (ぜんじかいきん)

c-7 後耳介筋 (こうじかいきん)

※耳介筋は、ウマやウサギのような動物では発達していて耳介をよく動かせるが、ヒトではあまり動かせないことが多い。

c-8 側頭頭頂筋 (そくとうとうちょうきん)

※側頭頭頂筋は、上耳介筋を含めて図示する文献もある。

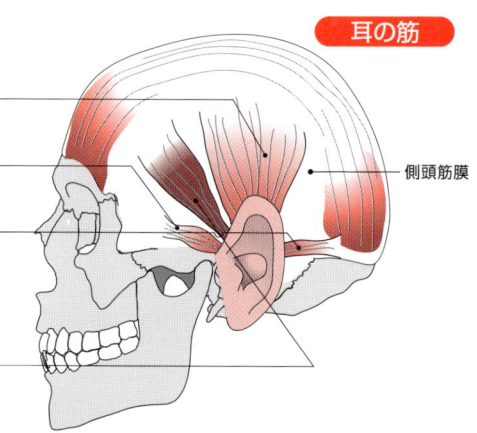

**耳の筋**

側頭筋膜

咀嚼筋のうち、外側翼突筋以外はすべて閉口筋。顎の開口筋には、外側翼突筋に加えて顎二腹筋、顎舌骨筋、オトガイ舌骨筋などがある。
眼球を動かす筋には六つあるが、下斜筋以外はすべて総腱輪という視神経を取り巻く輪状の腱から起きる。
耳小骨筋は二つあり、鼓膜張筋は、ツチ骨柄に付着。アブミ骨筋はアブミ骨頭に付着。大きい音に対して振動伝達の減弱を行なう。

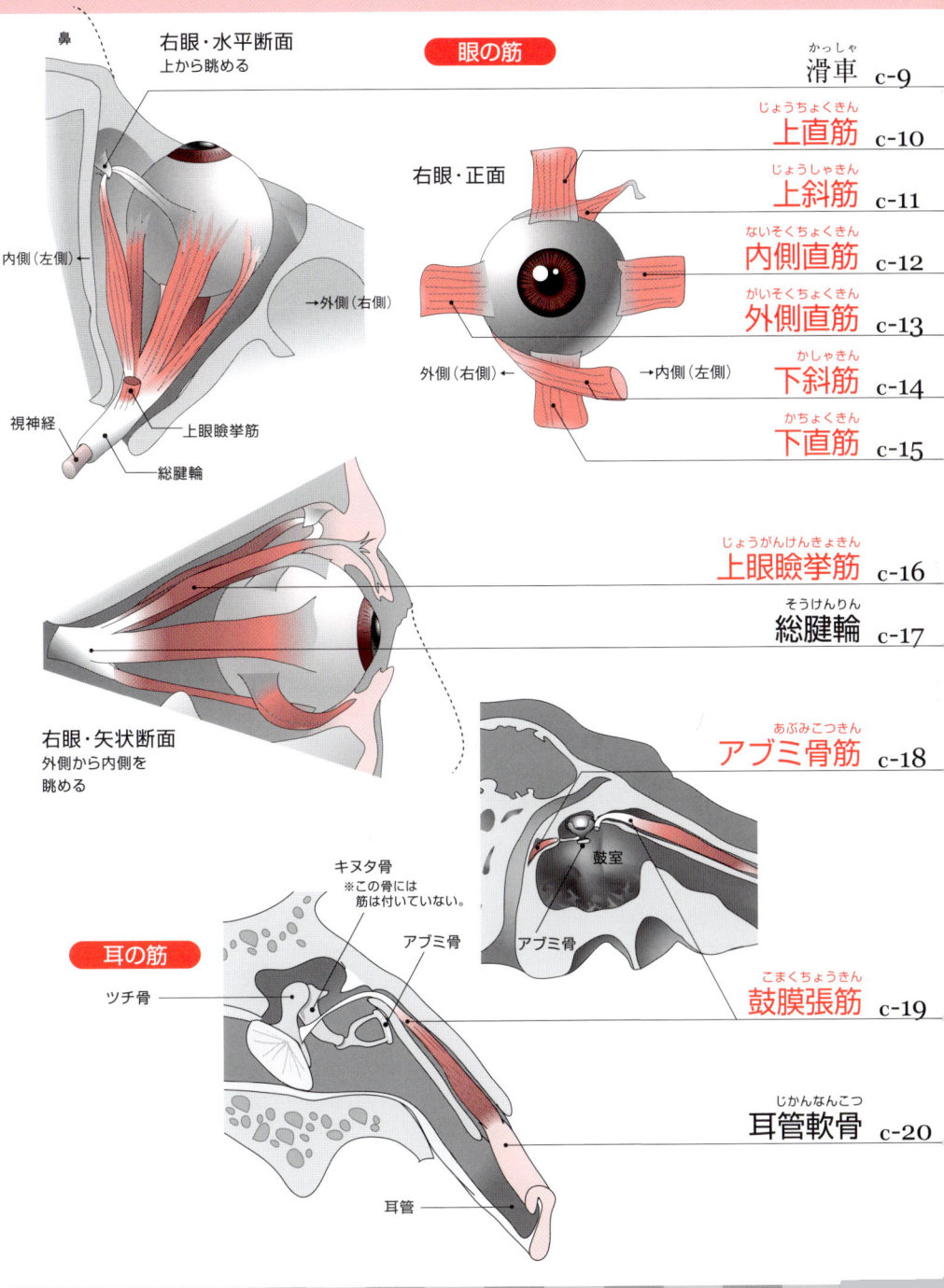

# C Muscles of Mastication, Eye, Ear

c-1 マサタ（マスィータ）
**masseter**◆

c-2 テンポラリス（テンポレイリス）
**temporalis**◆

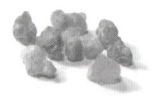
乳香

c-3 ミーディアル テリゴイド
**medial pterygoid**◆

c-4 ラテラル テリゴイド
**lateral pterygoid**◆

> medial pterygoidは、internal pterygoid インターナル ～という呼び方もある。
> lateral pterygoidは、external pterygoid イクスターナル ～ともいう。

> superior auricular muscle ～ オーリキュラ ～ という呼び方もある。

c-5 オーリキュラリス スーピアリア
**auricularis superior**◆

c-6 オーリキュラリス アンティアリア
**auricularis anterior**◆

c-7 オーリキュラリス ポスティアリア
**auricularis posterior**◆

c-8 テンポロパライエタリス
**temporoparietalis**◆

◆**masseter** 咬筋 ギリシャ語の動詞 μασάομαι マサオマイ「噛む」に由来する。ラテン語を経由した語が、mastication マスティケイション「咀嚼、かむこと」である。「乳香」と訳される英語は幾つかあるが、その中の mastic マスティック は「咬むもの」の意。古代地中海周辺では、ある種の低木の幹を傷つけて取れる、乳白色の芳香性の樹脂「乳香」をチューイングガムのように咬んだため。

◆**temporalis** 側頭筋 ラテン語 tempora テンポラ「こめかみ、側頭」に由来。

◆**medial pterygoid** 内側翼突筋、**lateral pterygoid** 外側翼突筋、蝶形骨の pterygoid process 翼状突起 に基づく。このpterygoidは、ギリシャ語の πτέρυξ プテリュクス「翼」に似た（eidos）の意。プテリュクスは、動詞 πέτομαι ペトマイ「飛ぶ」に由来。

◆**auricularis superior** 上耳介筋、**auricularis anterior** 前耳介筋、**auricularis posterior** 後耳介筋 ラテン語 auris アウリス「耳」の縮小詞、auricula アウリクラ「外耳、耳たぶ」に由来。

◆**temporoparietalis** 側頭頭頂筋 temporal bone 側頭骨と、parietal bone 頭頂骨に由来。parietal は、ラテン語 paries パリエース「壁、塀」より。

◆**trochlea (of superior oblique)**（上斜筋の）滑車 trochleaは、ギリシャ語 τροχός トロコス「車輪、輪、滑車」。「トロッコ」や、truck トラックも同じ語源。筋腱が通る様々な箇所にこの trochlea という語が用いられている。

◆**superior oblique** 上斜筋、**inferior oblique** 下斜筋 obliqueに関しては、p.38 external oblique の項を参照。

◆**common tendinous ring**（Zinn tendon）総腱輪 視神経管を取り囲む、4つの外眼筋の共通の腱。視神経鞘と部分的に融合している。**Zinn tendon** のZinnは、最初にこの総腱輪について詳述したドイツの解剖学者・植物学者（1727-1759）の名前。「チン小帯」の発見者でもある。総腱輪は、anulus of Zinn（anulus アニュラスは、ラテン語の「輪」に由来）や、Zinn ligament「チン靭帯」ともいう。

◆**levator palpebrae superioris** 上眼瞼挙筋 palpebraeは、ラテン語 palpo パルポー「触れる、打つ」に由来。⇒右ページのコラム

◆**stapedius** アブミ骨筋 英語の stapes ステイピーズ「アブミ骨」は、ラテン語 stapes スタペース「馬具の鐙（あぶみ）」に由来し、ラテン語 sto ストー「立つ」と pes ペース「足」の合成語で、馬に乗る時に「足が立つ」場所を指す。アブミ骨筋は、アブミ骨頭を後ろに引くことにより、大きい音の振動の伝達を抑制する（アブミ骨筋反射）。顔面神経支配の横紋筋。アブミ骨はヒトの体の中で最も小さい骨（約3mm）だが、アブミ骨筋も人体中最も小さな筋（約4mm）。

眼の不随意筋には他にも、水晶体の厚さを変えピントをあわせる ciliary（スィリアリ）muscle「毛様体筋」や、まぶたを挙げる平滑筋の superior tarsal muscle「眼瞼板筋」、別名 Müller muscle「ミュラー筋（この名は毛様体の輪状線維にも用いる）」、眼に入る光量を調節する pupillary sphincter muscle ピューピラリ スフィンクタ～「瞳孔括約筋」や pupillary dilator muscle ～ ダイレイタ（ディレイタ）～「瞳孔散大筋」がある。

◆ **tensor tympani　鼓膜張筋** 英語 tympanic ティンピニック「鼓膜の、鼓室の」は、ギリシャ語 τύμπανον テュンパノン「太鼓（たいこ）、タンバリン」に由来。英語 timpani ティンパニー「ティンパニー」も同根語。この筋は、アブミ骨筋と同様、大きな音に対する防御反応を行なう。鼓膜張筋の場合、ツチ骨柄を内側に引くことにより鼓膜を緊張させ、音の振動を弱める。三叉神経支配（三叉神経にも運動性線維がある）。この筋は、Toynbee muscle「トインビー筋」ともいう。

トロクリア（オヴ スーピアリア オブリーク）
*trochlea (of superior oblique)* ◆　c-9
↑pulley プリともいう

スーピアリア レクタス
*superior rectus*　c-10

スーピアリア オブリーク
*superior oblique* ◆　c-11

ミーディアル レクタス
*medial rectus*　c-12

ラテラル レクタス
*lateral rectus*　c-13

インフィアリア オブリーク
*inferior oblique* ◆　c-14

インフィアリア レクタス
*inferior rectus*　c-15

### 上眼瞼挙筋と触診、動悸とパビリオン
### PALPO「触れる、震える」

**levator palpebrae superioris 上眼瞼挙筋** のpalpebraeは、palpo パルポー「触れる、感じる、ふるえる」に由来する palpebra の属格。素早く動いて震えるため「眼瞼、まぶた」となる。英語では、palpebra パルペブラ（パルピーブラ）と発音。形容詞は、palpebral「眼瞼の」。ちなみに、「まぶた」を表わす一般の英語はeyelid アイリッドで、lidは「蓋、覆い」の意）。

この palpo から、英語の palpable パルパブル「触ってわかる、容易に知覚できる、明白な、見え透いた」という語や、palpate パルペイト「触診する」、palpation パルペイション「触診」が派生した。さらに、「ふるえる」という意味から、palpitate パルピテイト「脈拍を打つ、律動する、胸がどきどき・わくわくする、震えおののく」、palpitation パルピテイション「動悸、心悸亢進」が生まれた。

また「触れる」の意味から、節足動物の口の周りにある palpus パルパス「触鬚（しょくしゅ）」という語が派生。蚊の場合、触鬚は「炭酸ガスと温熱のセンサー」。これで人のいるところを察知し血を吸っている。

他方、「ふるえる、パタパタする」という意味から、ラテン語 papilio パーピリオー「蝶」が生じ、蝶が羽を広げる様から「天幕、テント」という意味が派生。今では、英語の pavilion パヴィリオン「パビリオン（催し物の仮設大テント、転じて博覧会の展示館・展示場、病院の別棟）」。ちなみに、犬のパピヨン（仏語papillon）は耳が「蝶」の形のため。

ゲルマン語系の類語に、英語の feel フィール「触れる、感じる」もある。

触鬚（しょくしゅ）
*palpus*
蚊の頭

レヴェイタ パルピーブリー（パルピーブリー） スーピアリオーリス
*levator palpebrae superioris* ◆　c-16

コモン テンディナス リング
*common tendinous ring* ◆　c-17
※Zinn tendon チン テンドンともいう

ステイピーディアス　ステイピーディアイ
*stapedius*、（複）*stapedii* ◆　c-18

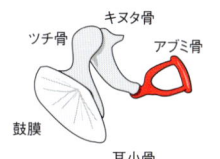

キヌタ骨
ツチ骨
アブミ骨
鼓膜
耳小骨
鐙（あぶみ）

テンサ ティンパニ
*tensor tympani* ◆　c-19

オーリキュラ カーティリッジ
*auricular cartilage*　c-20

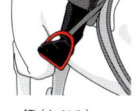

パピヨン

# D 舌・咽頭・喉頭の筋

咽頭とは、口腔・鼻腔と、食道との間の部分。消化管の筋とは異なり、すべて随意筋で形作られる。喉頭は咽頭と気管の間の発声器官。

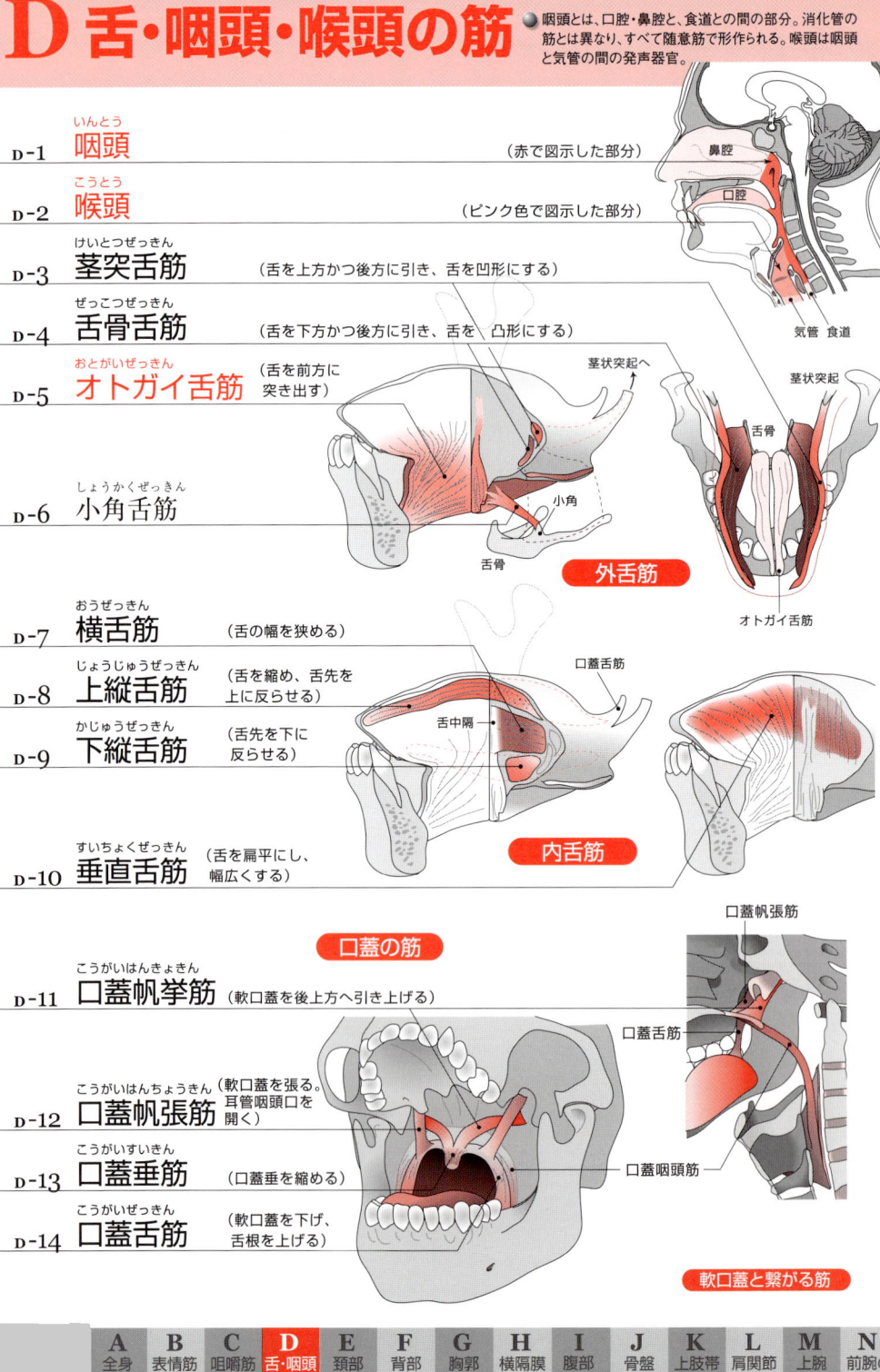

- D-1 咽頭（いんとう）　（赤で図示した部分）
- D-2 喉頭（こうとう）　（ピンク色で図示した部分）
- D-3 茎突舌筋（けいとつぜっきん）　（舌を上方かつ後方に引き、舌を凹形にする）
- D-4 舌骨舌筋（ぜっこつぜっきん）　（舌を下方かつ後方に引き、舌を凸形にする）
- D-5 オトガイ舌筋（おとがいぜっきん）　（舌を前方に突き出す）
- D-6 小角舌筋（しょうかくぜっきん）

外舌筋

- D-7 横舌筋（おうぜっきん）　（舌の幅を狭める）
- D-8 上縦舌筋（じょうじゅうぜっきん）　（舌を縮め、舌先を上に反らせる）
- D-9 下縦舌筋（かじゅうぜっきん）　（舌先を下に反らせる）
- D-10 垂直舌筋（すいちょくぜっきん）　（舌を扁平にし、幅広くする）

内舌筋

口蓋の筋

- D-11 口蓋帆挙筋（こうがいはんきょきん）　（軟口蓋を後上方へ引き上げる）
- D-12 口蓋帆張筋（こうがいはんちょうきん）　（軟口蓋を張る。耳管咽頭口を開く）
- D-13 口蓋垂筋（こうがいすいきん）　（口蓋垂を縮める）
- D-14 口蓋舌筋（こうがいぜっきん）　（軟口蓋を下げ、舌根を上げる）

軟口蓋と繋がる筋

舌には、下顎骨や、舌骨などの外部から舌に来ている筋である「外舌筋」と、舌の内部の「内舌筋（固有舌筋）」がある。これらの筋の収縮の組み合わせにより、舌は様々な形をとることができる。咽頭収縮筋群は、物を飲み込む（嚥下）の際に咽頭を収縮させる。喉頭筋は、呼吸の際声門を開き、発声の際に声帯の形状を変えて声色、音の高低を自在に変化させる。

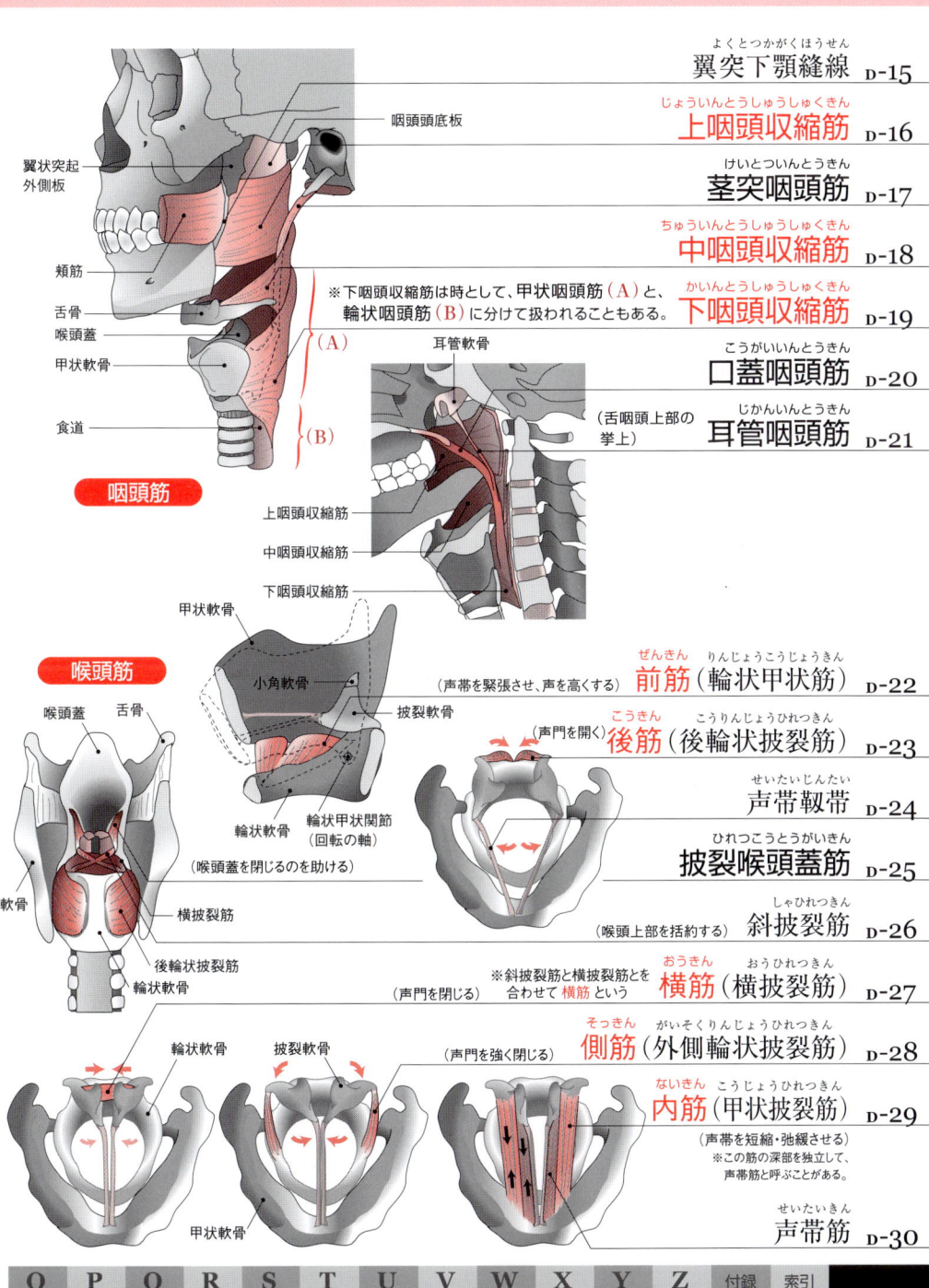

# D Muscles of tongue, pharynx, larynx

D-1 **pharynx、(複)pharynges**♦
　ファリンクス　ファリンジーズ

D-2 **larynx、(複)larynges**♦
　ラリンクス　ラリンジーズ

D-3 **styloglossus**♦
　スタイログロッサス

D-4 **hyoglossus**
　ハイオグロッサス

D-5 **genioglossus**
　ジニオグロッサス（ジェナイオグロッサス）

D-6 *chondroglossus*♦
　コンドログロッサ

D-7 **transverse muscle of tongue**
　トランスヴァース　マッスル　オヴ　タン

D-8 **superior longitudinal muscle of tongue**♦
　スーピアリア　ロンジテューディナル　マッスル　オヴ　タン

D-9 **inferior longitudinal muscle of tongue**
　インフィアリア　ロンジテューディナル　マッスル　オヴ　タン

D-10 **vertical muscle of tongue**
　ヴァーティカル　マッスル　オヴ　タン

D-11 **levator veli palatini**
　レヴェイタ　ヴェリ　パラティニ

D-12 **tensor veli palati**
　テンサ　ヴェリ　パラティ

D-13 **uvularis（muscle of uvula）**♦
　ユーヴュラリス　マッスル　オヴ　ユーヴュラ

D-14 **palatoglossus**
　パラトグロッサス

---

◆**pharynx** 咽頭 ギリシャ語 φάρυγξ **ファリュンクス**「のど、咽頭、笛の吹き口」に由来。pharynxの属格は、pharygisファリンジス。ギリシャ語の語尾が -nx の語は、-ng-に濁ることもある。**pharyngoscope** ファリンゴスコウプ「咽頭鏡」も同根語。

◆**larynx** 喉頭 ギリシャ語 λάρυγξ **ラリュンクス**「喉頭」に由来する。laryngotomy ラリンゴトミ「喉頭切開」も類語。

◆**styloglossus** 茎突舌筋 ギリシャ語 γλῶσσα **グローッサ**「舌」から。さらに、この語からギリシャ語 γλῶττις **グロッティス**「声門」が派生し、これに接頭辞 epi-「〜の上」が付いたものが、epiglottis エピグロティス「喉頭蓋」。

◆**chondroglossus** 小角舌筋 ギリシャ語 χόνδρον **コンドロン**「穀粒、麦粉、軟骨」に由来。

◆**longitudinal muscle of tongue**（上・下）縦舌筋 英語の longitude ロンジテュード「経度、経線、縦に走る線」の形容詞。ラテン語 longus ロングス「長い」から。

◆**levator veli palatini** 口蓋帆挙筋、**tensor veli palati** 口蓋帆張筋 veliは、ラテン語 velum **ウェールム**「帆、布」の属格。「口蓋に張った帆」に例えられている。英語の veil ヴェイル「ベール」も同根語。palati は、ラテン語 palatum パラートゥム「口蓋」の属格。口蓋帆挙筋は、なぜか形容詞の palatinus パラーティーヌス「口蓋の」の属格 palatini の方がよく使われている(ラテン語は名詞のみならず、形容詞まで性・数・格によって変化する)。結局、palati と palatini の意味は同じなので、tensor veli palatini も使われている。

---

### カメレオンの舌、キツツキの舌

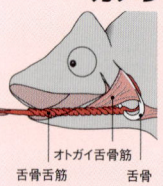

カメレオンの舌の概略図
オトガイ舌骨筋
舌骨舌筋　舌骨

キツツキの舌の構造

舌の長い生き物といえば、カメレオンやキツツキが思い浮かぶ。カメレオンの場合、体長の1.5倍にも伸びる長い舌を筋肉の限界を超えた加速スピードで口の中から送りだす。これは舌骨近くに長い舌が巻きつき、筋肉で口腔内に引き止めているものを、獲物を見た時に一気に解き放つため。さらには、舌骨と舌筋の間の、弾性のある(!?)コラーゲン組織も関係しているという研究もある。

キツツキが、木の洞(ほら)にいる虫の捕食のため舌を長く伸ばせるのは、舌に連なる「舌骨装置(二股の弾力性のあるY字構造)」が、口の奥から脊椎の両側を通って頭骨を回り、(主に右の)鼻孔の手前、ないしは鼻腔内にまで至っているためである。

咽頭収縮筋の機能は、「嚥下（えんげ）」、つまり「ものを飲み込むこと」だが、嚥下の「嚥（えん）」の旁は、燕（つばめ）である。つばめといえば、英語では swallow スワロウ だが、この語には偶然にも「飲み込む」という意味がある。とはいえ、言語学者は、「つばめ」の swallow（古英語では swealwe）と、「飲み込む」の swallow（古英語では swelgan）は別由来だと考えているが、実際のところは起源不詳である。

◆**muscle of uvula 口蓋垂筋** uvular muscle ユーヴュラ マッスルともいう。uvula は、ラテン語 **uva ウーゥァ**「ぶどう」+ 指小辞 -ula。「口蓋垂、のどびこ（のどひこ）」、俗にいう「のどちんこ」を小さなブドウにたとえたもの。

◆**pterygomandibular raphe 翼突下顎縫線** ギリシャ語の ῥαφή **ラフェー**「縫い目」から。ギリシャ語由来ゆえに、rhaphe と綴ることもある（p.49コラム参照）。他に、raphe **palati レイフィー パラティ**「口蓋縫線」、perineal raphe **ペリニーアル レイフィー**「会陰縫線」などがある。

◆**constrictor of pharynx** （上・中・下の）**咽頭収縮筋** ラテン語 constringo **コーンストリンゴー**「お互いを強く結びつける。圧縮する、くびれさせる」に由来している。constrictor は、のどに限らずあらゆる場所の収縮筋に用いられている。astringent **アストリンジェント**「収斂（れん）剤、アストリンゼン（ト）」も接頭辞が con- ではなく、ad-がついた類語である。

◆**salpingopharyngeus 耳管咽頭筋** σάλπιγξ **サルピンクス**「らっぱ」というギリシャ語に由来。解剖学用語としては、様々な管の形をしたもの（耳管の関連する語や、卵管等）をさすために用いられている。salpingocele **サルピンゴスィール**「卵管ヘルニア」など。

◆**cricothyroid 輪状甲状筋** ギリシャ語 κρίκος **クリコス**「指輪、輪」に由来。ラテン語 circus **キルクス**の類語。よって英語の **circle サークル**「輪」や、**circuit サーキット**「回路」などの輪に関連する語と類縁関係がある。

◆**aryepiglottic 披裂喉頭蓋筋**、**oblique arytenoid 斜披裂筋** ギリシャ語 ἀρύταινα **アリュタイナ**「柄杓（ひしゃく）、しゃもじ」に由来。aryepiglottic では、ary- というように省略されている。

◆**vocalis 声帯筋** ラテン語 vox **ウォークス**「声」から。声帯筋は、甲状披裂筋の最内側の線維が声帯靱帯外面に付着したものなので、thyroarytenoideus internus という呼び方もある。vox から、英語の voice**ヴォイス**「声」、vocal **ヴォーカル**「音声の」、vocalist **ヴォーカリスト**「声楽家、歌手」が派生した。vocalis の語尾に e を付けてしまうと、vocalise **ヴォカリーズ**「ヴォカリーズ」、つまり歌の練習の際に、歌詞ではなく母音「ア」などで歌う唱法を意味することになる。とはいえ、ラフマニノフの「ヴォカリーズ」（Op. 34-14）は歌曲の題名として、もはや固有名詞化しているため、この曲を歌でなくオーケストラで演奏しても、やはり「ヴォカリーズ」である。

| テリゴマンディビュラ レイフィー（ラフィー） | |
|---|---|
| *pterygomandibular raphe*◆ | D-15 |
| スーピアリア ファリンジーアル コンストリクタ | |
| **superior pharyngeal constrictor**◆ | D-16 |
| スタイロファリンジーアス | |
| **stylopharyngeus** | D-17 |
| ミドル コンストリクタ オヴ ファリンクス | |
| **middle constrictor of pharynx** | D-18 |
| インフィアリア コンストリクタ オヴ ファリンクス | |
| **inferior constrictor of pharynx** | D-19 |
| パラトファリンジーアス | |
| **palatopharyngeus** | D-20 |
| サルピンゴファリンジーアス | |
| **salpingopharyngeus**◆ | D-21 |

> インフィアリア ファリンジーアル コンストリクタ
> **inferior pharyngeal constrictor** ともいう

| アンティカス クライコサイロイド | |
|---|---|
| **anticus**（cricothyroid）◆ | D-22 |
| ポスティカス ポスティアリア クライコアリティーノイド | |
| **posticus**（posterior cricoarytenoid）◆ | D-23 |
| ヴォウカル リガメント | |
| **vocal ligament** | D-24 |
| アリーエピグロテック | |
| **aryepiglottic**◆ | D-25 |
| オブリーク アリティーノイド | |
| **oblique arytenoid**◆ | D-26 |
| トランスヴァーサス トランスヴァース アリティーノイド | |
| **transversus**（transverse arytenoid） | D-27 |
| ラテレイリス ラテラル クライコアリティーノイド | |
| **lateralis**（lateral cricoarytenoid）◆ | D-28 |
| インターナス サイロアリティーノイド | |
| **internus**（thyroarytenoid） | D-29 |

※arytenoid アリティーノイドは、アリティノイドやアライティーノイドとも発音する。

※vocal muscle ともいう。 **vocalis**◆ ヴォウカリス D-30

# E 頚部の筋

● 頚部の筋は、広頚筋や胸鎖乳突筋等の浅い部分にある「浅頚筋（せんけいきん）」と、舌骨に付着する「舌骨上筋」、「舌骨下筋」、さらに深い部分にある「深頚筋（しんけいきん）」に分類される。他にも、背部には「僧帽筋」が背部を覆っている。

**E-1　こうけいきん　広頚筋**

※この筋は、顎から頚へ、さらに鎖骨を越えて、胸部にまで至る。この筋が収縮すると口角は下がり、頚部の皮膚に多数のシワができる。

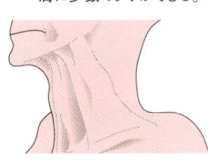
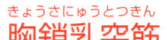

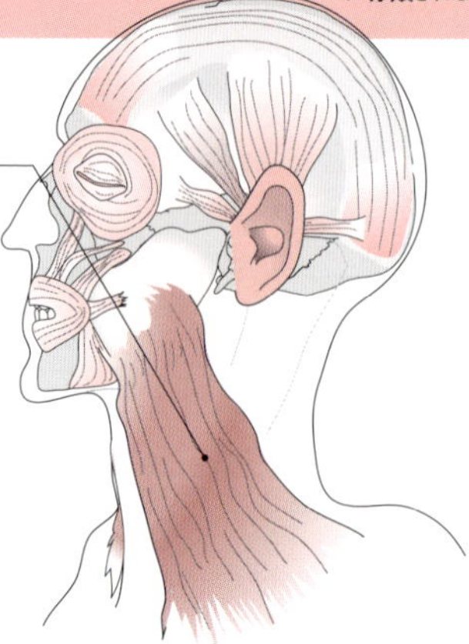

**E-2　きょうさにゅうとつきん　胸鎖乳突筋**

※頚の中では最も目立つ筋（特に頭を横に向けると浮き出る）。胸骨と鎖骨を起始とし、側頭骨の乳様突起が停止なので、頭文字を取って「胸鎖乳突筋」という。ミケランジェロのダビデ像では、胸骨に付く浅部と、鎖骨に付く深部の区別まではっきりと表現されている。

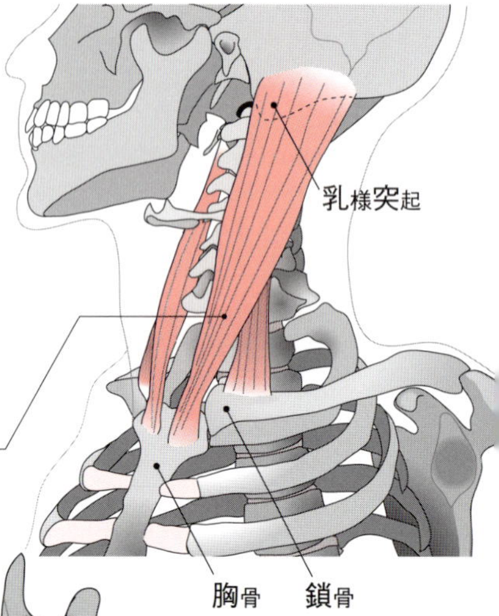

**E-3　ぜっこつじょうきん　舌骨上筋（群）**　舌骨上方に位置する、以下の4つの筋の総称

**E-4　おとがいぜっこつきん　オトガイ舌骨筋**

**E-5　がくぜっこつきん　顎舌骨筋**

**E-6　けいとつぜっこつきん　茎突舌骨筋**

**E-7　がくにふくきん　顎二腹筋**（単に二腹筋ともいう）

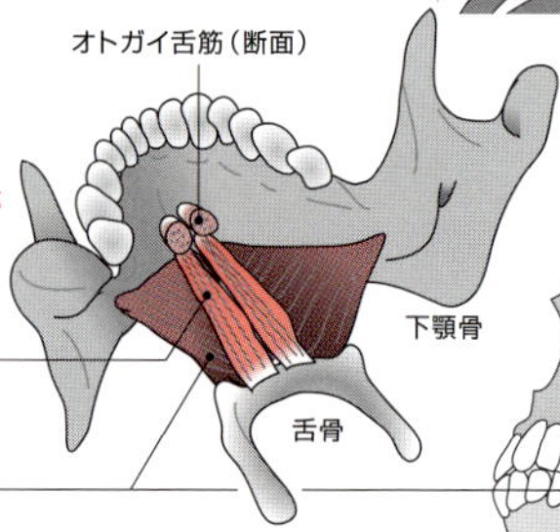

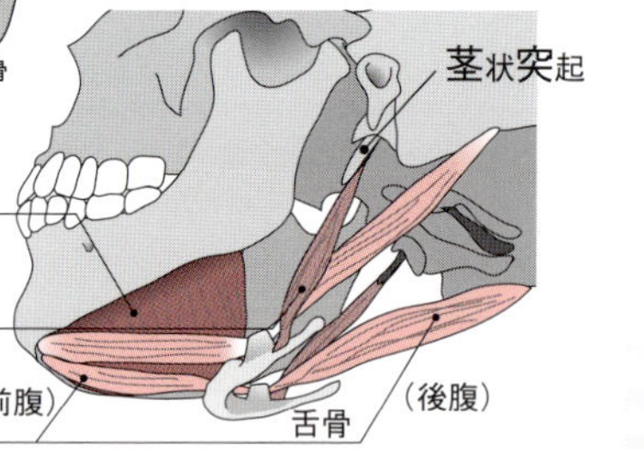

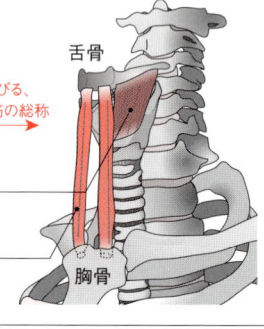

**E-8　ぜっこつかきん　舌骨下筋（群）**　舌骨下方に伸びる、以下の4つの筋の総称

**E-9　こうじょうぜっこつきん　甲状舌骨筋**

**E-10　きょうこつぜっこつきん　胸骨舌骨筋**

**E-11　きょうこつこうじょうきん　胸骨甲状筋**

**E-12　けんこうぜっこつきん　肩甲舌骨筋**

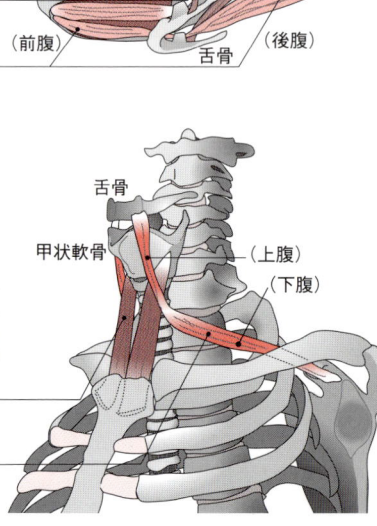

頚椎前面の前頭直筋、頭長筋、頚長筋、外側頭直筋は「椎前筋」と呼ばれる（斜角筋も含めることもある）。これらは頭・頚椎を前方に曲げる（片側だけの場合、その側に屈曲する）。大・小後頭直筋、上・下頭斜筋などの小さな項筋を「後頭下筋」という。これらは僧帽筋や、頚板状筋などの浅部の項筋に比べると小さいが、頭部を、微妙かつ素早く動かすために重要。

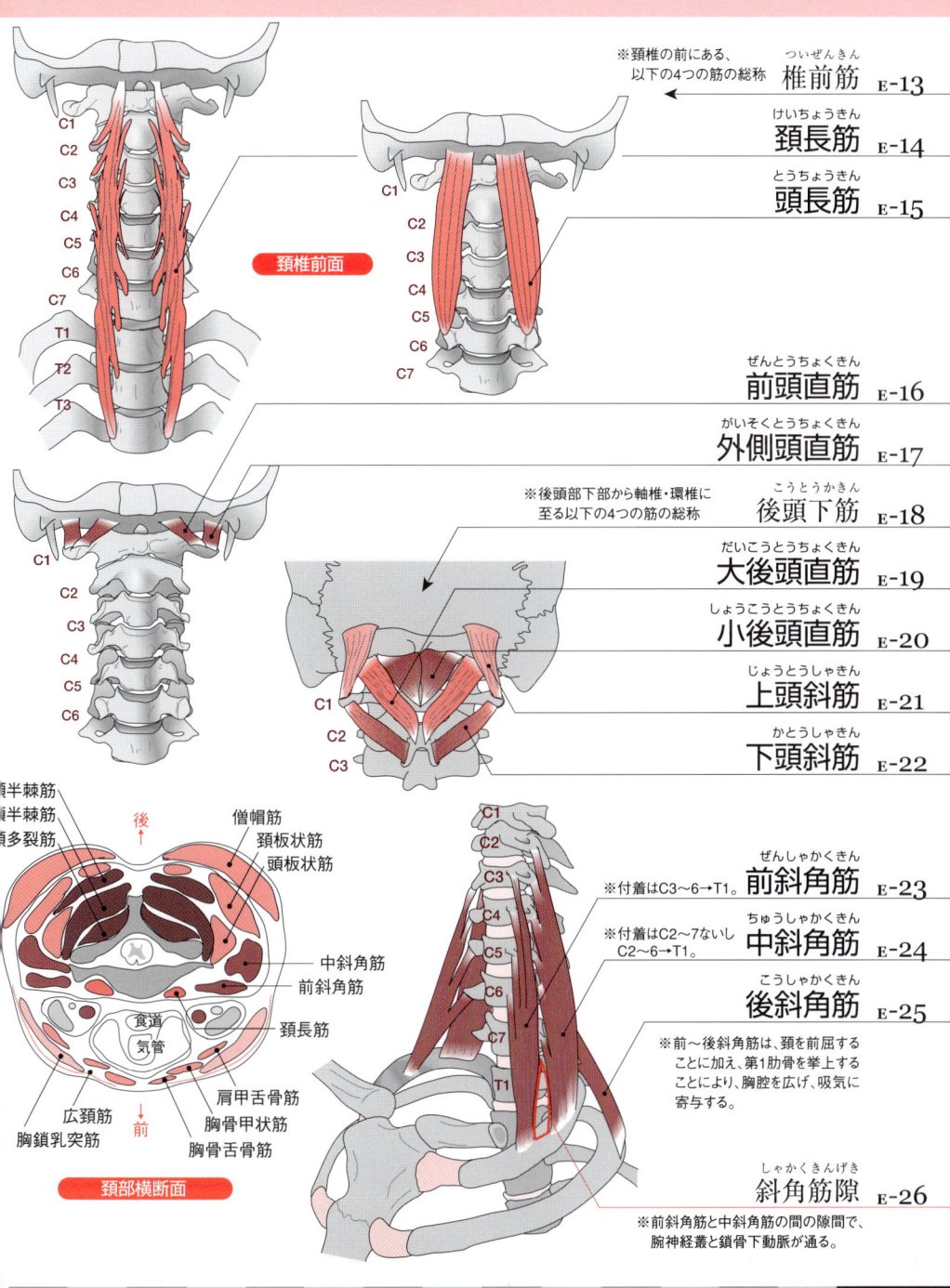

# E Muscles of neck

- E-1 プラ**ティ**ズマ
  **platysma**◆（⇒右ページのコラム）

- E-2 スター**ノ**ク**ライ**ド**マ**ストイド（〜ク**レイ**ド〜）
  **sternocleidomastoid（SCM）**◆

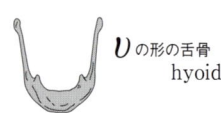
υの形の舌骨
hyoid

- E-3 スープラ**ハイ**オイド　**マッ**スルズ
  *suprahyoid muscles*◆

- E-4 ジニオ**ハイ**オイド（ジェナイオ**ハイ**オイド）
  **geniohyoid**◆

- E-5 マイロ**ハイ**オイド
  **mylohyoid**◆

- E-6 スタイロ**ハイ**オイド
  **stylohyoid**◆

- E-7 ダイ**ギャ**ストリック
  **digastric**

- E-8 インフラ**ハイ**オイド　**マッ**スルズ
  *infrahyoid muscles*◆

- E-9 サイロ**ハイ**オイド
  **thyrohyoid**◆

- E-10 スターノ**ハイ**オイド
  **sternohyoid**

- E-11 スターノ**サイ**ロイド
  **sternothyroid**◆

- E-12 オモ**ハイ**オイド
  **omohyoid**◆

◆**sternocleidomastoid** 胸鎖乳突筋　sterno- は、ギリシャ語 στέρνον ステルノン「胸、胸骨」。cleido- は、ギリシャ語 κλείς クレイス「閂（かんぬき）、横木、鍵」の語根 κλειδ-。mastoid は、mastoid process「乳様突起」で、ギリシャ語 μάστος マストス「乳房、乳首」に由来。しかし、「鎖骨」自体は clavicle クラヴィクルで、造語形に clavi- クラヴィ というものがあるのに、わざわざ違う cleido- という造語形を持ち込んだのは、sterno- も、mastoid も共にギリシャ語由来のため。ギリシャ語語根には、ギリシャ語接頭辞で揃えるという造語ルールがある。clavi- は、clavis クラーウィス「鍵、かんぬき」というラテン語由来のため使えないということである。とはいえ、解剖学用語の中にも、このルールが守られていないケースが多い（もしかすると命名者がこのことを知らなかったから？ 語呂が悪かったから？）。

◆**suprahyoid muscles** 舌骨上筋、**infrahyoid muscles** 舌骨下筋　ギリシャ語の文字の υ（ユプシロン）に似た（eidos）骨の意味。この文字はかつては、ヒュプシロンとも言った。

◆**geniohyoid** オトガイ舌骨筋　ギリシャ語 γενείον ゲネイオン「あごひげのある、あごひげの生えている部分、あご」から派生した。オトガイに関わる語を作る。

◆**mylohyoid** 顎舌骨筋　mylo- は、ギリシャ語 μύλος ミュロス「挽（ひ）き臼」から。英語の mill ミル「粉引き場、（コーヒーの）ミル」も類語。mylo- ないし mylio- は、「下顎の」という造語形。下顎が挽き臼のように食物を「挽く」ことに基づく。

◆**stylohyoid** 茎突舌骨筋　stylo- は、stilus スティルス「杭、棒、尖筆、鉄筆」に、eidos（〜のような）が付いたもの。後頭骨の茎状突起の関わる造語に用いられる。

◆**thyrohyoid** 甲状舌骨筋、**sternothyroid** 胸骨甲状筋　thyroid「甲状軟骨の」は、ギリシャ語 θύρα テュラ「扉」に eidos「〜のような」が付いたもの。古代ローマ兵の扉のような大形の盾を甲状軟骨に例えている。

◆**omohyoid** 肩甲舌骨筋　omo- は、ὦμος オーモス「肩、上腕」に由来する。オーモスは humerus ヒューマラス「上腕骨」や、acromion アクロミオン「肩峰」とも類縁関係がある。

◆**longus colli** 頚長筋、**longus capitis** 頭長筋　ラテン語 longus ロングス「長い」から。colli は p.22 のコラム参照。

◆**rectus capitis anterior** 前頭直筋　ラテン語 rectus レークトゥス「まっすぐな、直線の、正しい」。

◆**obliquus capitis superior** 上頭斜筋、**obliquus capitis inferior** 下頭斜筋　ラテン語 obliquus オブリークウス「斜の、傾いた」。external oblique イクス**ター**ナル オブ**リー**ク「外腹斜筋」のように腹部の筋でも用いられる。

● **sternocleidomastoid** 胸鎖乳突筋は、一語で表わされる解剖学英語の筋名の中では最も長い。別の綴りの sternocleidomastoideus というのは、語尾に -eus が付いた、よりラテン語に近い形。語尾が 〜oidで終わる筋名のほとんどは 〜oideus オイデュース という別名を持っている。例: sternohyoid→sternohyoideus、geniohyoid→geniohyoideus（その場合、アクセントの位置がずれる場合が多い）。

◆ **scalenus（前・中・後）斜角筋** ギリシャ語 σκαληνός スカレーノス「斜の、不等辺の」に由来。英語で、不等辺三角形は、scalene triangle スケイリーン トライアングル。「縮尺、目盛り、段階」を意味する英語の scale スケイルは、綴りは似ているが別のラテン語 scala スカーラ「階段」に由来する。「うろこ」の scale スケイルは、また別のゲルマン語が起源。

### 広頚筋と血小板、プラザと高原とプラトン
### PLAT-「広い」

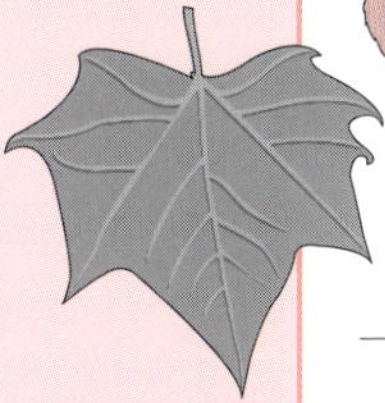

**platysma 広頚筋**は、「広い」を意味するギリシャ語形容詞 πλατύς プラテュス（男性形）に由来する。この語の類語は実に多い。
**platyhelminthes** プラティヘルミンティーズ「扁形動物（プラナリアや条虫など平らなグループ。ἕλμινς ヘルミンスは「虫、回虫」の意）」、
**platypus** プラティパス「カモノハシ（pusは「足」の意。足が広く平ら）」、**platanus** プラタナス「スズカケノキ属、プラタナス（その葉は広く、枝も広がる）」などなど。さらに、πλατύς の女性形の πλατεῖα プラテイア から、ラテン語を経て、英語の
**plateau** プラトウ「高原、台地」や、**place** プレイス「空間、場所」、スペイン語経由の **plaza** プラーザ「（市の立つ）広場、プラザ」、イタリア語を経由すると **piazza** ピアザ「イタリアの都市の大広場、ピアッツァ、屋根付きの回廊」というように様々なバリエーションを生んでいる。

さらには、ラテン語における同根語 plattus プラットゥス「平らな」から、英語のplate プレイト「皿」や、platelet プレイトレット「血小板」が派生した。別のラテン語の類語 planus プラーヌス「平らな」から、英語のplane プレイン「平面、水平面、飛行機（翼が平ら）、かんな（板を平らにする）」や、plan プラン「平面図、設計、計画」が生じた。また、planarianプラネアリアン「プラナリア（再生実験で有名）」も派生語の一つ。

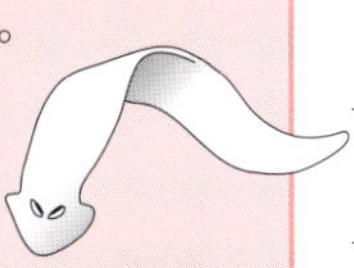

ゲルマン語を経由したものは、pの発音がfに置き換わり、英語 flatフラット「平ら」となる。「おべっかを使う、ゴマをする」を意味する英語 flatterフラタは、「平らにする、なめらかにする、（動物を）手で撫でる」が由来。

ちなみに、哲学者のプラトン（紀元前427〜347頃）の本名はアリストクレス。彼の肩幅が「広い（platys）」ことにちなんで、トレーナーがプラトン Platon「（肩の）広い男」と呼んだ。若かりし時、プラトンはオリンピック（イストミア競技会のレスリング）で2度も優勝している。

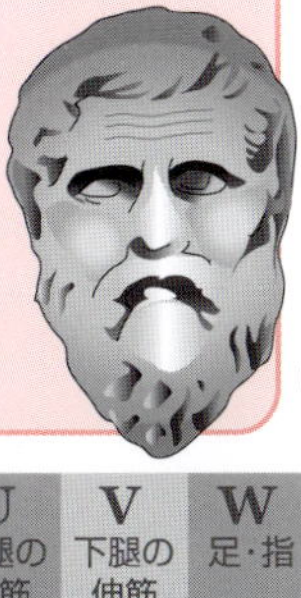

プラタナスの葉

プラナリア

プリヴァーテブラル マッスルズ
*prevertebral muscles* E-13

ロンガス コリ
*longus colli*◆ E-14

ロンガス キャピティス
*longus capitis*◆ E-15

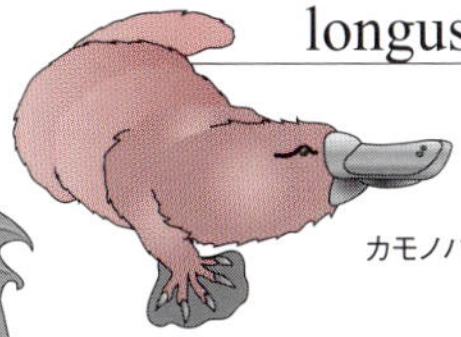

カモノハシ

レクタス キャピティス アンティアリア
*rectus capitis anterior*◆ E-16

レクタス キャピティス ラテラリス
*rectus capitis lateralis* E-17

サボクスィピタル マッスルズ
*suboccipital muscles* E-18

レクタス キャピティス ポスティアリア メイジャ
*rectus capitis posterior major* E-19

レクタス キャピティス ポスティアリア マイナ
*rectus capitis posterior minor* E-20

オブリキュアス（オブリクワス） キャピティス スーピアリア
*obliquus capitis superior* E-21

オブリキュアス（オブリクワス） キャピティス インフィアリア
*obliquus capitis inferior* E-22

スカリーナス（スケイリーナス） アンティアリア
*scalenus anterior*◆ E-23

スカリーナス（スケイリーナス） ミーディアス
*scalenus medius*◆ E-24

スカリーナス（スケイリーナス） ポスティアリア
*scalenus posterior*◆ E-25

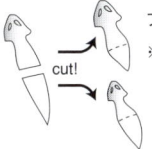
cut!
プラナリアの再生実験
※プラナリアは英語の複数形なので、"a planaria" はあり得ない。

スケイリーン ハイエイタス
*scalene hiatus* E-26

レスラー、後の哲学者プラトン

## 人体の様々な「三角」TRIANGLE

「〜三角」と名付けられた人の体の領域は数多い。しかも、臨床的に重要な意味を持つ。その多くは、種々の筋が境となっている場合が多い。ここでは、その一部を紹介する。

**carotid triangle** キャロティッド〜「頸動脈三角」 肩甲舌骨筋上腹、胸鎖乳突筋前縁、顎二腹筋後腹を境とする三角形の部位。通常、ここが総頸動脈の分岐点にあたる。

**submaxillary triangle** サブマクスィラリ〜「顎下三角」 下顎骨と顎二腹筋の両腹との間を境とする三角形の部位。顎下腺が位置している。

**muscular triangle** マスキュラ〜「(頸の)筋三角」胸鎖乳突筋、肩甲舌骨筋上腹、正中線を境とする領域。主に舌骨下筋群によって占められる。

**submental triangle** サブメンタル〜「オトガイ下三角」 左右の顎二腹筋前腹と舌骨と正中線との間を境とする三角形の部位。オトガイ舌骨筋が位置する。

**supraclavicular triangle** スープラクラヴィキュラ〜「鎖骨上三角、肩甲鎖骨三角」 鎖骨、肩甲舌骨筋、胸鎖乳突筋を境とする三角形の部位。内部に鎖骨下動脈と静脈がある。

**auscultatory triangle** オースキュラトリ（または、**auscultatory** オースカルテイタリ）〜「聴診三角」 僧帽筋下縁、広背筋、肩甲骨の内側縁を境とする三角形の部位。ここは筋の層が薄く、聴診器で呼吸音が明瞭に聴くことができる。

**inferior lumbar triangle** インフィアリア ランバ〜「下腰三角（腰三角）」 広背筋、外腹斜筋および腸骨稜を境とする三角形の部位。この部位はヘルニアの頻発箇所。

**inguinal triangle** イングウィナル〜「鼡径三角」 腸恥路、腹直筋外縁、下腹壁動脈（外側臍索）を境とする三角形の部位。ここは鼡径ヘルニアの生じる箇所。別名 Hesselbach triangle。「肛門三角、尿生殖三角」⇒p.41 「大腿三角」⇒p.85

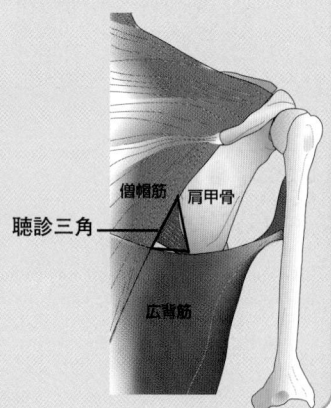

## 頸長筋と襟とハイカラ COLLUM「首」

医学用語にしばしば用いられる collum,（属格は colli）は、「頸」を意味するラテン語。この語から、英語の collar カラー「襟（えり）」が派生した。ちなみに、ハイカラという語は、丈の高い襟という意味の英語「high collar（ハイカラー）」に由来する。明治時代に、西洋帰りの人や西洋の文化や服装を好む人が、ハイカラのワイシャツを着ていたことから上記のような意味に転じ、西洋風の洗練された上品な風采や言動を表す言葉。「ハイカラな慶応、バンカラな早稲田」という時の「バンカラ」とは、「ハイカラ」とは対照的に、西洋かぶれに対抗した野蛮で粗野な風采、を「蛮（バン）カラ」と呼んだ。この場合もはや「襟」という意味は残っていない。

水芭蕉に似た、サトイモ科の「カラー」という植物も、修道女の制服の襟に似たところから名付けられたとも言われている。

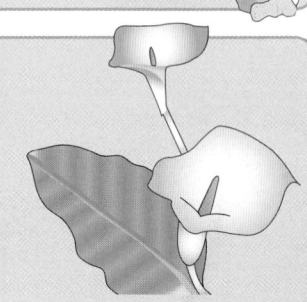

# — Chapter 2 —

## 体幹の筋
## Muscles of Body Trunk

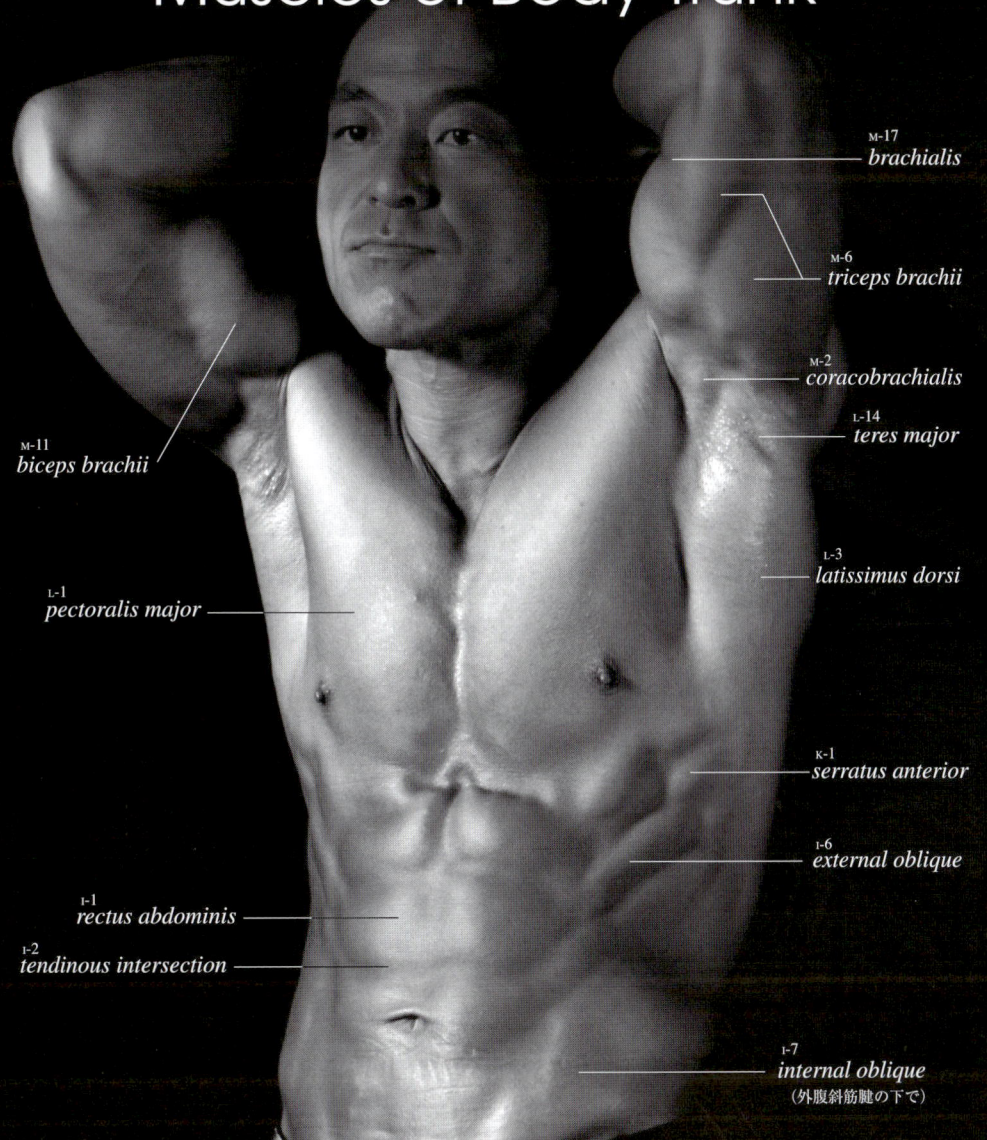

M-17 *brachialis*

M-6 *triceps brachii*

M-2 *coracobrachialis*

L-14 *teres major*

M-11 *biceps brachii*

L-3 *latissimus dorsi*

L-1 *pectoralis major*

K-1 *serratus anterior*

L-6 *external oblique*

L-1 *rectus abdominis*

L-2 *tendinous intersection*

L-7 *internal oblique*
（外腹斜筋腱の下で）

# F 背部の筋

● ここでは、背部の筋のうち、体幹の起立に関わる筋群について取り上げた。浅背筋は、「上肢帯の筋（p.46、47）で扱う。両側が働くと脊柱を伸展させ（背筋を伸ばし）、片側だけの場合、体幹を回旋ないし側屈させる。筋の走行が分かるように右側を筋線維の模式図で示した。

- **F-1** 固有背筋（こゆうはいきん）　※この見開きページで扱っている脊髄神経後枝支配の背筋の総称
- **F-2** 頭板状筋（とうばんじょうきん）
- **F-3** 頚板状筋（けいばんじょうきん）
- **F-4** 脊柱起立筋（せきちゅうきりつきん）　※腸肋筋、最長筋、棘筋の以下の9つの筋の総称
- **F-5** 頚腸肋筋（けいちょうろっきん）
- **F-6** 胸腸肋筋（きょうちょうろっきん）
- **F-7** 腰腸肋筋（ようちょうろっきん）
  ※腸肋筋は、脊柱起立筋の外側部
- **F-8** 頭最長筋（とうさいちょうきん）
- **F-9** 頚最長筋（けいさいちょうきん）
- **F-10** 胸最長筋（きょうさいちょうきん）
  ※最長筋は、脊柱起立筋の中部
- **F-11** 頭棘筋（とうきょくきん）　※頭棘筋は、頭半棘筋と融合しているケースが多い ⇒F-15 頭半棘筋
- **F-12** 頚棘筋（けいきょくきん）
- **F-13** 胸棘筋（きょうきょくきん）
  ※棘筋は、脊柱起立筋の最も内側の筋で、棘突起に付着する

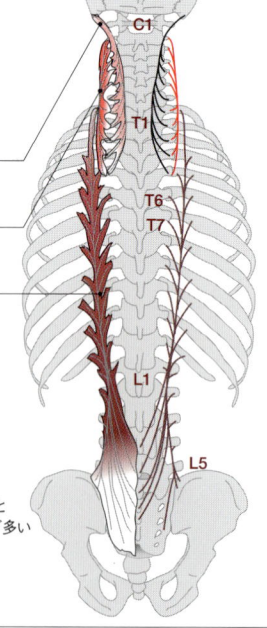

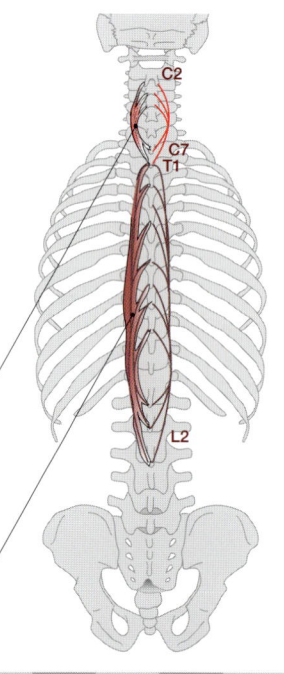

● 左ページに挙げた脊柱起立筋は、上下かつ脊柱に平行に走り、筋は比較的長く、表層にある。右ページで示している横突棘筋は、比較的短く走行は斜めに（中央上から外側下方へ）走っており、短い筋ほど深層にある。頭板状筋と頚板状筋だけが、斜めとはいっても下方中央から上方外側へと他とは違う向きに配置されており、頭頚部の表層にある。脊柱起立筋は脊柱の両側の筋肉の高まりとして観察することができる。

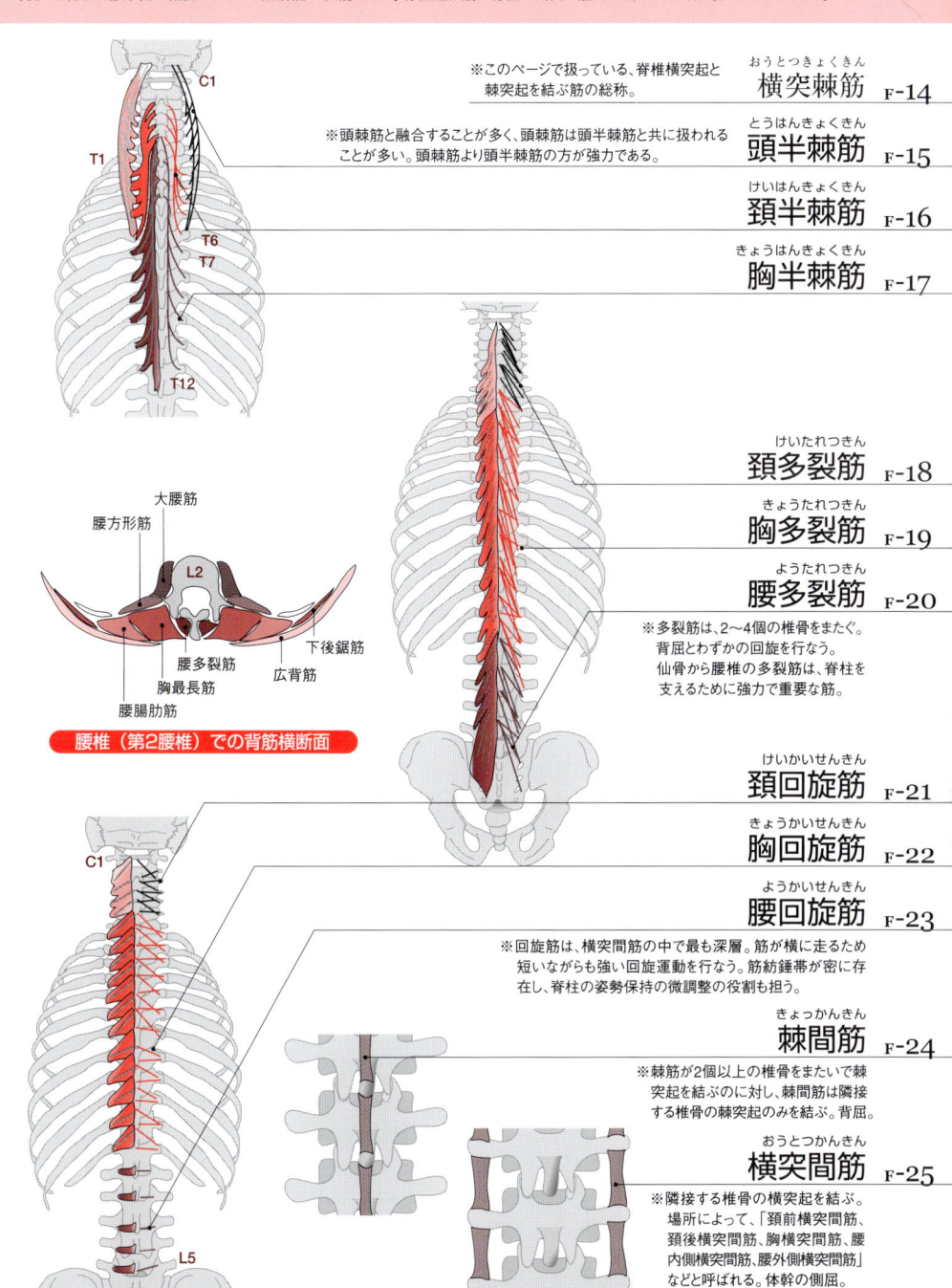

| | |
|---|---|
| ※このページで扱っている、脊椎横突起と棘突起を結ぶ筋の総称。 | 横突棘筋 F-14 |
| ※頭棘筋と融合することが多く、頭棘筋は頭半棘筋と共に扱われることが多い。頭棘筋より頭半棘筋の方が強力である。 | 頭半棘筋 F-15 |
| | 頚半棘筋 F-16 |
| | 胸半棘筋 F-17 |
| | 頚多裂筋 F-18 |
| | 胸多裂筋 F-19 |
| | 腰多裂筋 F-20 |
| ※多裂筋は、2〜4個の椎骨をまたぐ。背屈とわずかの回旋を行なう。仙骨から腰椎の多裂筋は、脊柱を支えるために強力で重要な筋。 | |
| | 頚回旋筋 F-21 |
| | 胸回旋筋 F-22 |
| | 腰回旋筋 F-23 |
| ※回旋筋は、横突間筋の中で最も深層。筋が横に走るため短いながらも強い回旋運動を行なう。筋紡錘帯が密に存在し、脊柱の姿勢保持の微調整の役割も担う。 | |
| | 棘間筋 F-24 |
| ※棘筋が2個以上の椎骨をまたいで棘突起を結ぶのに対し、棘間筋は隣接する椎骨の棘突起のみを結ぶ。背屈。 | |
| | 横突間筋 F-25 |
| ※隣接する椎骨の横突起を結ぶ。場所によって、「頚前横突間筋、頚後横突間筋、胸突間筋、腰内側横突間筋、腰外側横突間筋」などと呼ばれる。体幹の側屈。 | |

腰椎（第2腰椎）での背筋横断面

大腰筋／腰方形筋／下後鋸筋／広背筋／腰多裂筋／胸最長筋／腰腸肋筋

# F Muscles of Back

**F-1** マスキュリ ドーサイ プロプリイ
*musculi dorsi proprii*◆

**F-2** スプリーニアス キャピティス
splenius capitis◆

**F-3** スプリーニアス サーヴィスィス
splenius cervicis◆

**F-4** イレクタ スパイニー
*erector spinae*◆

**F-5** イリオコスタリス サーヴィスィス
iliocostalis cervicis

**F-6** イリオコスタリス ソラスィス
iliocostalis thoracis

**F-7** イリオコスタリス ランボーラム
iliocostalis lumborum

**F-8** ロンジッシマス キャピティス
longissimus capitis◆

**F-9** ロンジッシマス サーヴィスィス
longissimus cervicis

**F-10** ロンジッシマス ソラスィス
longissimus thoracis

spinalis は、スパイネイリスとも発音する。棘筋は、spinal（スパイナル）muscle ともいう。つまり、spinal には、「脊椎の、脊髄の」という意味の他に、「棘の、棘突起の」という意味も持っていることになる。

**F-11** スパイナリス キャピティス
spinalis capitis◆

**F-12** スパイナリス サーヴィスィス
spinalis cervicis

**F-13** スパイナリス ソラスィス
spinalis thoracis

---

◆musculi dorsi proprii 固有背筋 muscles of back proper、intrinsic muscles of the back または、true muscles of back（true 〜 はあってもfalse muscles of backはない）。右ページのコラム参照。

◆splenius capitis 頭板状筋、splenius cervicis 頸板状筋 splenius は、ラテン語で「板状、帯状」という意味だが、splint スプリント「添え木」、spleen スプリーン「脾臓」といった言葉とも、語源的に関連があると考えられている。

◆erector spinae 脊柱起立筋 erector は、ラテン語 erigo エーリゴ「上げる、立てる」に由来。この形容詞形は erectus エーレークトゥス「立った、直立した」で、rectus abdominis「腹直筋」の rectus レークトゥス「まっすぐな、直線の」に、接頭辞の ex- がついたものといえる。

頚腸肋筋、頚最長筋に使われる**頚**（けい）とは「首」のこと。旧字は**頸**。「頚」が、いわゆるくびれた細い部分「頚部・neck」のみを指すのに対して、「首」は頚部に加えて「頭部」を含む場合がある。例えば、戦国時代に「首級」を挙げるという場合、首から上すべてを指している。

## 固有背筋表

固有背筋名は、この表のような組み合わせでできている。
※棘筋は、他と融合して判別しづらいことも多い。
※横突間筋は「胸横突間筋」では単一だが、頚は「頚前横突間筋」、「頚後〜」に、腰では「腰内側横突間筋」、「腰外側〜」に分けられる。

| | | | | | | とう 頭 キャピティス capitis | けい 頚 サーヴィスィス cervicis | きょう 胸 ソラスィス thoracis | よう 腰 ランボーラム lumborum |
|---|---|---|---|---|---|---|---|---|---|
| 長背筋群 | 脊柱起立筋 | 外側↑↓中央 | 走行は脊柱に平行 | 浅層 | 腸肋筋 イリオコスタリス iliocostalis | | ○ | ○ | ○ |
| | | | | | 最長筋 ロンジッシマス longissimus | ○ | ○ | ○ | |
| | | | | | 棘筋 スパイナリス spinalis | | ○ | ○ | |
| | | 中央 | 斜め | 最浅層 | 板状筋 スプリーニアス splenius | ○ | ○ | | |
| 短背筋群 | 横突棘筋 | 中央 | 斜め（中央上から外側下）↑↓浅層↓深層 | 浅層↑↓深層 | 半棘筋 セミスパイナリス semispinalis | ○※時に頭棘筋と融合する | ○ | ○ | |
| | | | | | 多裂筋 マルティフィダス multifidus | | ○ | ○ | ○ ※3つに分けない記述も多い |
| | | | | | 回旋筋 ロウテイトーリス rotatores | | ○ | ○ | ○ |
| | | 中央 | 脊柱に平行 | 最深層 | 棘間筋 インタースピナリス interspinales | | ○ | ○※時に欠損 | ○ |
| | | | | | 横突間筋 インタートランスヴァーセイリアイ intertransversarii | | ○ 前筋と後筋 | ○ | ○ 外側と内側 |

固有背筋は、位置的な意味から deep muscles of back ディープ マッスルズ オヴ バックともいう。back は「背中、後ろ」だが、ラテン語的な表現では、dorsum ドーサム（英語風発音）となる。ただし、dorsumは、解剖学用語では、様々な部位の後面や背面を指すのに用いられる（例：dorsum of foot「足背（そくはい）、足の甲」、dorsum linguaeリングウィー「舌背・舌の上表面のこと」）。

Homo erectus ホウモウ イレクタス「ホモ エレクトス、直立原人（北京原人やジャワ原人を含む）」や、erection イレクション「建物の建立（こんりゅう）、創設、昇格、勃起」も関連語である。arrector pili アレクターパイライ「立毛筋」の arrector は接頭辞として ad-「〜へ、〜に向かって」がついたもの。つまり、ad- + rectus → a**d**rectus → a**r**rectus また、ex- + rectus → e**x**rectus → e**r**rectus というように、接頭辞の子音が同化して、二重子音化している。

- **longissimus 最長筋** ラテン語 longus ロングス「長い」の最上級。脊柱起立筋の中では最も長い。といっても単独の筋束としては「縫工筋」が最も長い。ラテン語では、形容詞に -issimus を付けると最上級になる。latus ラートゥス「広い」の最上級が、latissimusで、「広背筋」は、latissimus dorsi。ラテン語で、fortis フォルティス「強い」の最上級は、fortissimus で、これがイタリア語になったものが、音楽記号の fortissimo「フォルテシモ、ごく強く」である。「ごく弱く」は pianissimo「ピアニシモ」。ちなみに、チェンバロよりも強弱を出せるように発明された楽器 Clavicembalo col piano e forte「クラヴィチェンバロ・コル・ピアノ・エ・フォルテ」が、略されて piano ピアノになった。

*ff* フォルテシモ

*pp* ピアニシモ

- **spinalis 棘筋、semispinalis 半棘筋** ラテン語 spina スピーナ「棘（とげ）」から派生。椎骨の突起「とげ」の間を結ぶ筋肉。semi-は、「半分」を意味する接頭辞。何が半分かというと、棘筋が脊柱全体に付着しているのに対し、半棘筋は脊柱の上半分にだけあるため。

- **multifidus 多裂筋** multi-「多くの」という接頭辞に、ラテン語 findo フィンドー「裂く」が付いた。多数の筋束に分かれているため。

### 固有背筋の「固有」とは？

proprii ないし proper は、解剖学用語では「固有の」と訳される。英語でproperプロパーというと「適切な、ふさわしい」だが、proper muscleは「適切な筋」というわけではない。筋学において「固有の」とは、起始と停止が同じ構造内にある筋のこと（「同じ構造内」といっても一つの骨だけでは筋肉が収縮しても何も動かない。構造とは例えば、手とか足、舌等）。ゆえに固有筋は、intrinsic muscles イントリンスィック マッスルズ「内在筋」とも言い換えられる。それに対し、他の部分から来る筋は、extrinsic muscles イクストリンスィック マッスルズ「外来筋」という。

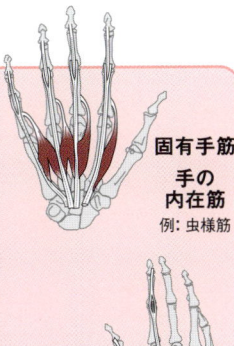

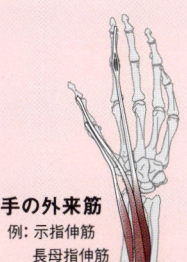

**固有手筋 手の内在筋** 例：虫様筋

**手の外来筋** 例：示指伸筋 長母指伸筋

| | |
|---|---|
| トランスヴァーソスパイナリス *transversospinales* | F-14 |
| セミスパイナリス キャピティス *semispinalis capitis* | F-15 |
| セミスパイナリス サーヴィスィス *semispinalis cervicis* | F-16 |
| セミスパイナリス ソラスィス *semispinalis thoracis* | F-17 |

以下三つの筋をまとめて、multifidi（マルティフィダイ）muscle ともいう。multifidi は、multifidus の複数形。

| | |
|---|---|
| マルティフィダス サーヴィスィス *multifidus cervicis*◆ | F-18 |
| マルティフィダス ソラスィス *multifidus thoracis* | F-19 |
| マルティフィダス ランボーラム *multifidus lumborum* | F-20 |

rotatores longus「長回旋筋」、rotatores brevis「短回旋筋」という分け方もある。

| | |
|---|---|
| ロウテイトーリス サーヴィスィス *rotatores cervicis* | F-21 |
| ロウテイトーリス ソラスィス *rotatores thoracis* | F-22 |
| ロウテイトーリス ランボーラム *rotatores lumborum* | F-23 |
| インタースピナリス *interspinales* | F-24 |
| インタートランスヴァーセイリアイ *intertransversarii* | F-25 |

# G 胸壁筋

ここでは胸部・背部の筋のうち、呼吸に関わる胸郭周辺の筋について取り上げる。一義的に呼吸に関与する筋といえば、内外肋間筋及び横隔膜であるが、二義的には斜角筋群、大・小胸筋、鎖骨下筋、前・後鋸筋等や、広背筋、胸鎖乳突筋等の筋も関係している。

## G-1 外肋間筋（がいろっかんきん）

⇒吸気[肋骨を挙上し、胸腔の横径を広げる]
⇒呼気[腹・腰部の筋が働くと肋骨下部が固定され、肋骨を降下し、呼気にも作用する]

## G-2 外肋間膜（がいろっかんまく）

※外肋間筋は、肋軟部で線維性の膜になるが、それを「外肋間膜」と呼ぶ。

## G-3 内肋間筋（ないろっかんきん）

⇒呼気[肋骨間の間隔を狭める]

## G-4 肋軟骨間筋（ろくなんこつかんきん）

※内肋間筋のうち、肋軟骨間の部分を「肋軟骨間筋」と呼ぶ

⇒吸気
[肋骨を挙上する]

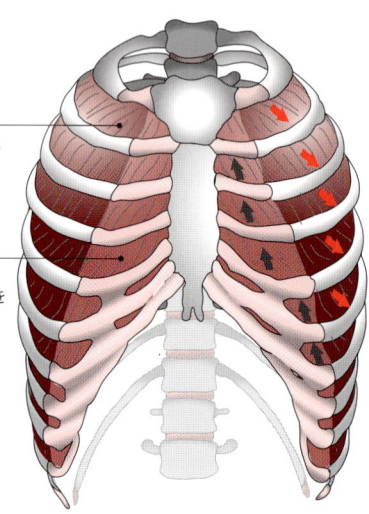

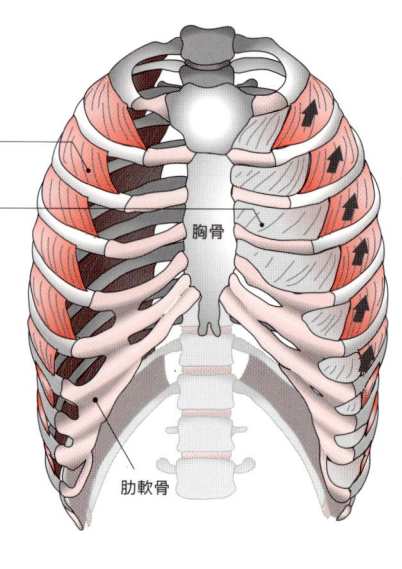

## G-5 内肋間膜（ないろっかんまく）

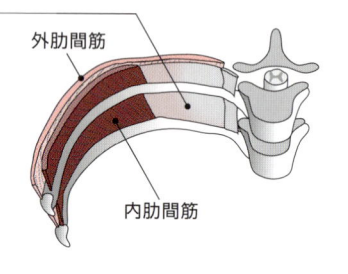

## G-6 最内肋間筋（さいないろっかんきん）

※内肋間筋のうち、肋間神経・肋間動脈よりも深いところにある部分を「最内肋間筋」という。

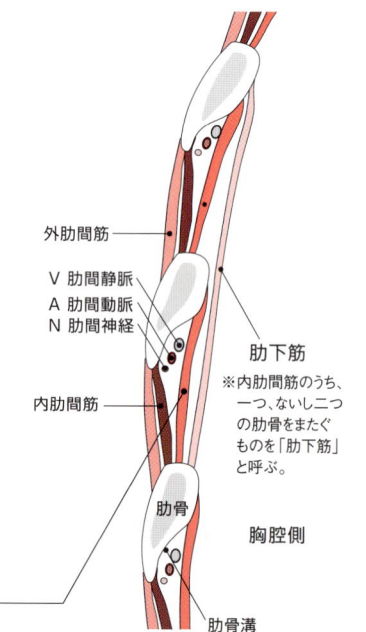

肋間筋断面図

- 外肋間筋
- V 肋間静脈
- A 肋間動脈
- N 肋間神経
- 内肋間筋
- 肋下筋　※内肋間筋のうち、一つ、ないし二つの肋骨をまたぐものを「肋下筋」と呼ぶ。
- 肋骨
- 胸腔側
- 肋骨溝

胸骨　肋軟骨

● 胸式呼吸は、外肋間筋、肋骨挙筋等の働きで胸郭を拡大させる呼吸方法。肩や胸が上下に動く。女性や子供の場合に多く、換気量は少ない。
腹式呼吸は、横隔膜を収縮させて横隔膜を下げて胸腔が拡がる呼吸方法。腹部が動く。男性に多い。換気量が多く、また横隔膜は疲労しにくい筋といわれるため、歌唱には好ましいとされる。

胸郭後壁を内面から見る

⇒呼気 [内肋骨筋と同じ働き]　肋下筋（ろっかきん）G-7

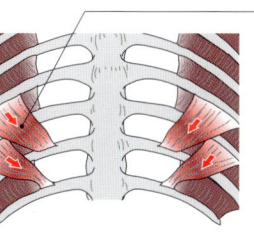

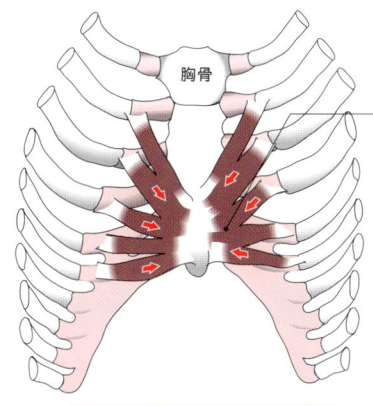

胸骨

胸横筋（きょうおうきん）G-8
⇒呼気 [付着している第2〜第6肋骨を降下させて、呼気を補助する]

胸郭前壁を内面から見る

肋骨挙筋（ろっこつきょきん）G-9
※肋骨挙筋は、すぐ下の肋骨に付着する短肋骨挙筋（赤線）と、一つおいた肋骨に付着する長肋骨挙筋（黒線）に分けられる。

短肋骨挙筋（たんろっこつきょきん）G-10

長肋骨挙筋（ちょうろっこつきょきん）G-11
⇒吸気 [肋骨挙筋は、肋骨を挙上し、吸気を補助する]

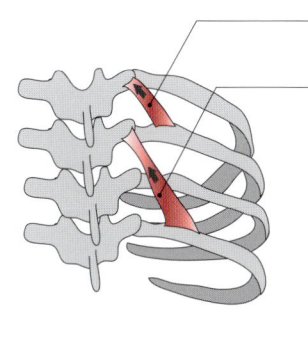

上後鋸筋（じょうこうきょきん）G-12
⇒吸気 [付着している第2〜第5肋骨を挙上し、吸気を補助する]

下後鋸筋（かこうきょきん）G-13
⇒呼気 [付着している第9〜第12肋骨を降下させて、呼気を補助する]

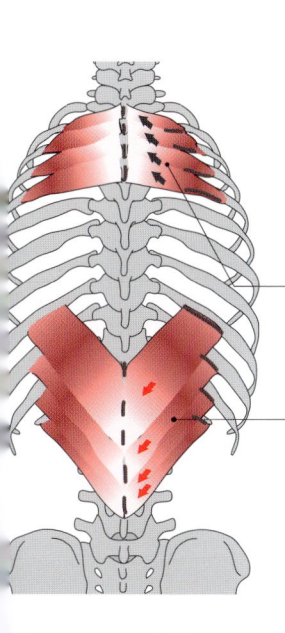

29

# G Muscles of Thoracic wall

イクス**ター**ナル　インター**コ**スタル
G-1　external intercostal◆

イクス**ター**ナル　インター**コ**スタル　メンブレイン
G-2　external intercostal membrane◆

インター**ナ**ル　インター**コ**スタル
G-3　internal intercostal◆

インターカーティ**ラ**ジナス　マッスルズ
G-4　intercartilaginous (muscles)

インター**ナ**ル　インター**コ**スタル　メンブレイン
G-5　internal intercostal membrane◆

> innermost「最内の〜」は、inner イナー「内側の、インナー」に、最上級の most がついたもの。本来なら、inner 自体が比較級なので、innerest となるところだが、inner そのものに比較級の意味が薄れたために、このような語尾がついた。

イナーモウスト　インター**コ**スタル
G-6　innermost intercostal

◆**external intercostal 外肋間筋**、**internal intercostal 内肋間筋** costal は、ラテン語 costa コスタ「体の側面、肋骨」に由来。この語から、cutlet カットリット「カツレツ」、陸地の「側面」の英語の coast コースト「海岸、沿岸」、沿岸を走る巡視船 coaster コースター、土地の側面「坂」を下る「坂滑り用そり」のコースター、さらには roller coaster ロウラー コースター「ジェットコースター」が派生した。ちなみに、肋骨のことを「あばら骨」と一般にいうが、これは間隔の「粗い」骨の意。接頭辞の inter-に関しては下のコラム参照。

◆**external intercostal membrane 外肋間膜**、**internal intercostal membrane 内肋間膜** membrane は、ラテン語の membrana メンブラーナ「膜」に由来。membrana は、元々はギリシャ語 μηρός メーロス「大腿、脚、さらには手足、四肢」の派生語。そこから、ラテン語 membrum メンブルム「手足、部分」が生まれ、その「membrumを覆う皮」が、membrana となった。ちなみに、英語の memberメンバー「身体の部分、(組織体の)成員」も、この membrum が語源。プラスチックの「重合体・高分子」を表わす英語 polymer ポリマーや、「単量体」の monomer モノマーといった語も、ギリシャ語のメーロス「(手足のような)部分」から派生している(poly-「多く」+mer「部分」、mono-「一つの」+ mer「部分」)。

### 肋間筋とインターン、通訳と室内装飾
### INTER-「間の」

intercostal 肋間筋 に使われている接頭辞の inter- インター「間の」は、解剖学でも頻繁に現われる。また、英語の派生語も数多くある。interpret インタープリット「通訳する、解釈する」は、二人の「間」を媒介すること(商売で「値」を定める代理人、仲介人に由来)。interval インターヴァル「インターバル」とは、時と時の間「合間」、interchange インターチェンジは、一般道路と高速道路の「間の」乗り入れ場所「立体交差、インターチェンジ」。intern インターン「インターン」は企業・病院の「実地研修生、教育実習生」だが、「内部で、つまり住み込みで働く見習い社員」が由来。ちなみに、アクセントの位置を変えて、intern インターンとすると、捕虜を「抑留、収容する」という意味になる。さらに英語の interior インティアリアから、和製英語の「インテリア(室内装飾)」が生じたが、英語にそこまで限定的な意味はない。interior decoration 〜デコレイションで「室内装飾」となる。

● thoracicは、thoraxソーラックス「胸の、胸郭」の形容詞。ギリシャ語 トーラクス「胸、胸郭、（古代ギリシャ兵の）胸当て」に由来。thoracic wall「胸壁」とは、chest wall チェスト ウォールとも呼ばれる。胸壁筋は、「固有胸筋」ということもできる。

## 動物による脊柱・胸郭の比較

動物の種類によって脊柱や、椎骨・胸郭の形状は全く異なる。これは、胸郭に付着する筋肉の果たす役割の違いによる。

魚類は、水中で体重を支える必要がないため、陸生動物よりもシンプルで軽い椎骨を持っている。

鳥類は、飛ぶという目的のために究極まで軽量化した骨格を持っており、癒合していて骨の数が少ない。関節の数が少なければ少ないほど、そこに付随する筋や靭帯がいらなくなるため軽量化できる。しかも、骨の中は中空構造で、肺につながる呼吸器官である気嚢が入り込んでいる。鳥はいわば骨の中でも呼吸している。棘突起は小さいが、飛翔筋が付着する竜骨突起（胸骨から出ている）がとても大きく、特徴的。幾種類かある飛翔筋をまとめると、鳥の種類にもよるが、平均して体重の約20%を占める。

カメの場合、肋骨と椎骨は癒合して一つの骨板を形成する。よって肋間筋もなく、胸郭の運動による呼吸は不可能。そのため酸素消費の激しい運動はできないが、その代わりに、身を守るための丈夫なよろいで身を固めている。カメにも肩甲骨はあるが、胸郭の内部に存在する。

四つ足歩行をするウシやウマは、胸椎の棘突起が極めて大きい。四足獣では、頭の重みを垂直に受けているヒトの首と比べて格段に大きな力で首を後方へ強く引っ張る必要があり、発達した頭頸部の筋のための付着部が必要なためである。

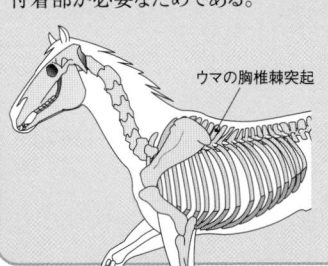

鳥類の胸郭
- 上腕骨
- うこう（うたく）骨 coracoid bone
- supracoracoid 上烏口筋（翼を上げる）
- pectoralis 胸筋（翼を下げる）
- carina 竜骨突起

カメの背甲（背中の甲羅）は、内層…骨板（骨性）外層…甲板（角質）の二重層からなる。甲板と骨板の継ぎ目が、ずれているため、より丈夫な構造となっている。

① 項甲板 (nuchal)
② 椎甲板 (centrals)
③ 縁甲板 (marginals)
④ 肋甲板 (costals)
⑤ 殿甲板 (supracaudals)

カメの骨板・甲板

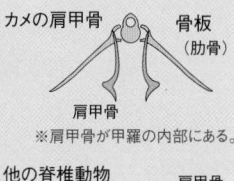

カメの肩甲骨
骨板（肋骨）
肩甲骨
※肩甲骨が甲羅の内部にある。

他の脊椎動物
肩甲骨
肋骨

ウマの胸椎棘突起

サブコスタル
**subcostal** G-7

トランス**ヴァー**サス **ソ**ラスィス
*transversus thoracis* G-8

リヴァ**トー**リーズ **カ**スタラム
*levatores costarum* G-9

リヴァ**トー**リーズ **カ**スタラム ブレヴィス
*levatores costarum breves* G-10

リヴァ**トー**リーズ **カ**スタラム ロンジー
*levatores costarum longi* G-11

セレイタス ポス**ティ**アリア ス―ピアリア
*serratus posterior superior* G-12

セレイタス ポス**ティ**アリア インフィアリア
*serratus posterior inferior* G-13

31

# H 横隔膜

● ここでは、呼吸に関わる横隔膜について、横隔膜を貫通する孔や、付属する靱帯について取り上げている。また、腹膜の構造に関しても一部紹介している。

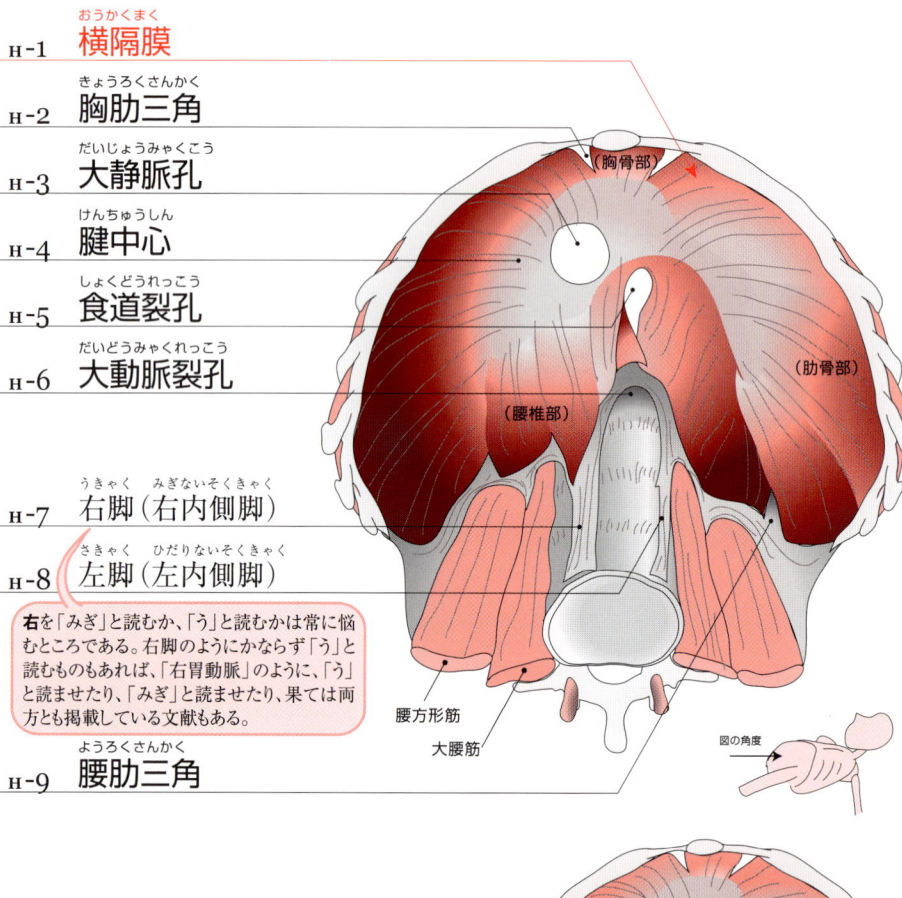

- H-1 横隔膜（おうかくまく）
- H-2 胸肋三角（きょうろくさんかく）
- H-3 大静脈孔（だいじょうみゃくこう）
- H-4 腱中心（けんちゅうしん）
- H-5 食道裂孔（しょくどうれっこう）
- H-6 大動脈裂孔（だいどうみゃくれっこう）
- H-7 右脚（右内側脚）（うきゃく・みぎないそくきゃく）
- H-8 左脚（左内側脚）（さきゃく・ひだりないそくきゃく）

> 右を「みぎ」と読むか、「う」と読むかは常に悩むところである。右脚のようにかならず「う」と読むものもあれば、「右胃動脈」のように、「う」と読ませたり、「みぎ」と読ませたり、果ては両方とも掲載している文献もある。

（胸骨部）
（肋骨部）
（腰椎部）
腰方形筋
大腰筋
図の角度

- H-9 腰肋三角（ようろくさんかく）
- H-10 正中弓状靱帯（せいちゅうきゅうじょうじんたい）
- H-11 内側弓状靱帯（ないそくきゅうじょうじんたい）
- H-12 外側弓状靱帯（がいそくきゅうじょうじんたい）

| A | B | C | D | E | F | G | H | I | J | K | L | M | N |
|---|---|---|---|---|---|---|---|---|---|---|---|---|---|
| 全身 | 表情筋 | 咀嚼筋 眼・耳 | 舌・咽頭 喉頭 | 頚部 | 背部 | 胸郭 | 横隔膜 | 腹部 | 骨盤 会陰 | 上肢帯 | 肩関節 | 上腕 | 前腕の 回旋筋 |

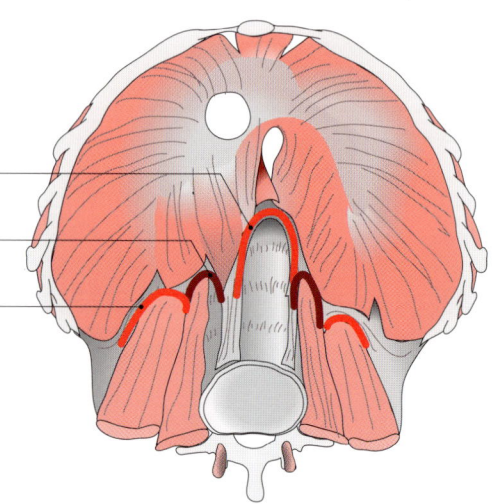

● 腹壁は、皮膚、皮下組織層、筋、結合組織層、腹膜の5層からなる。そのうち、皮下組織層の結合組織性の膜を筋膜（facia）といい、浅筋膜と深筋膜に分けられる。さらに浅筋膜は、膜状の脂肪組織層であるカンパー筋膜と、線維性の膜であるスカルパ筋膜の二つの層に区分される。

## 呼吸と横隔膜

### 吸気（吸息） H-13

### 呼気（呼息） H-14

※吸気の際、胸郭は横径、上下径、前後径が拡大する。

横径の拡大 … 下位肋骨の挙上。
前後径の拡大 … 上位肋骨の挙上。
上下径の拡大 … 横隔膜の収縮、
　　　　　　　　第1〜2肋骨挙上。

これらの運動は、肋軟骨の柔軟性・弾性によってはじめて可能となる。

## 腹壁の構造

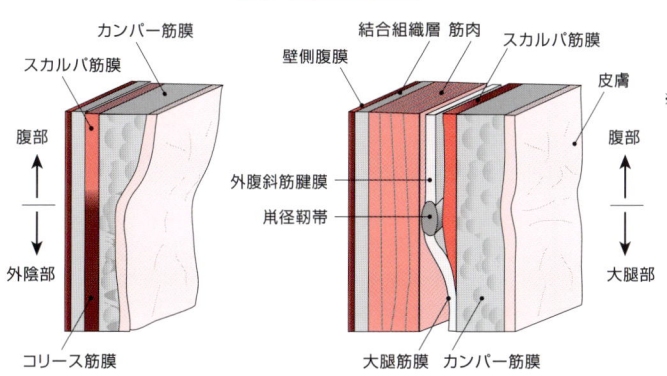

※スカルパ筋膜は、鼡径靭帯少し下のところで、大腿部前面の大腿筋膜と癒合する。この構造のため、尿道破裂によって尿や血液が皮下に流出して、会陰部に広がったとしても、大腿より下に浸潤が広がることはない。

### カンパー筋膜 H-15

※カンパー筋膜とは、浅筋膜の浅い層で、脂肪に富み、肥満したヒトでは厚さが特に厚くなっている。

### スカルパ筋膜 H-16

※スカルパ筋膜とは、浅筋膜の深い層で、弾性線維に富む。四足歩行を行なうウシ・ウマでは、内臓を支持するため、ヒトよりも厚く丈夫な膜となっている。

### コリース筋膜 H-17

※コレス筋膜とも書かれる。スカルパ筋膜の外陰部での呼称。

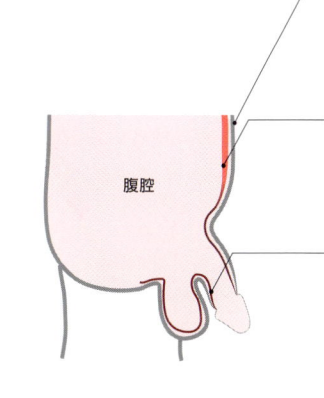

# H Diaphragm

横隔膜の語源ディアフラグマのフラグマは、「垣根、隔壁」。横隔膜には他にも、midriff ミッドリフや、phren フレンという別名もある。フレンはギリシャ語で「精神、心」。かつて心臓やこの横隔膜に「精神」の座があったとする考えに由来する。

| | | |
|---|---|---|
| H-1 | ダイアフラム<br>diaphragm◆ | |
| H-2 | スターノコスタル トライアングル<br>sternocostal triangle | |
| H-3 | ヴィーナ ケイヴァル オウプニング<br>(vena) caval opening◆ | |
| H-4 | トレフォイル テンドン<br>trefoil tendon◆ | |
| H-5 | イーソファジーアル ハイエイタス<br>esophageal hiatus◆ | |
| H-6 | エイオーティック ハイエイタス<br>aortic hiatus (aortic opening)◆ | |
| H-7 | ライト クルース<br>right crus◆ | |
| H-8 | レフト クルース<br>left crus◆ | |

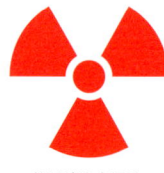

放射線注意標識
Trefoil
(ISOでは色の指定はないが、JISでは下地は黄色)

| | | |
|---|---|---|
| H-9 | ランボコスタル トライアングル<br>lumbocostal triangle | |
| H-10 | ミーディアン アーキュイット リガメント<br>median arcuate ligament◆ | |
| H-11 | ミーディアル アーキュイット リガメント<br>medial arcuate ligament◆ | |
| H-12 | ラテラル アーキュイット リガメント<br>lateral arcuate ligament | |

※arcuateは、アーキュエイトとも発音する。

◆**diaphragm 横隔膜** ギリシャ語の διάφραγμα ディアフラグマ「横隔膜、隔膜、隔壁」に由来。

◆**caval opening (of diaphragm) 大静脈孔** 別称に、foramen of vena cava フォレイメン オヴ ヴィーナ カーヴァ (vena cavaは下大静脈)や、その形から foramen quadratum フォレイメン クウァドラタム (quadratum は正方形)などがある。

◆**trefoil tendon 腱中心** 3を意味する接頭辞の tri- + ラテン語 folium フォリウム「葉」。腱中心が三つ葉のクローバーの形に似ていることから。central tendon of diaphragmという別称もある。横隔膜中心部にある線維膜で、上部で線維性心膜の底と癒合し、横隔膜の停止としても働いている。ちなみに、trefoil peptide トレフォイル ペプタイド といえば、「三葉型ペプチド (胃腸の粘膜組織から分泌される、3ループ構造のタンパク質の総称)」のこと。また、様々な紋章やロゴに用いられる三つ葉のこともトレフォイルという。現代科学で最も有名なトレフォイルといえば、「放射線注意標識」(radiation warning symbol: Trefoil)。

◆**esophageal hiatus 食道裂孔** よりラテン語的に、hiatus esophageus ハイエイタス イーソファジアス ということがある。esophagealは esophagus イーソファガス「食道」の形容詞。esophagusは、ギリシャ語の οἴσω オイソー「運ぶ」と φάγω ファゴー「食べる」の合成語。つまり、「食べたものを運ぶ管」の意。食道を oesophagus とも綴るのは、oiso- というギリシャ語の名残り (大抵ギリシャ語の oi や、ai という音は、ラテン語を経由した時点で、oe や ae に変化している)。φάγω ファゴー「食べる」に関しては、右のコラムを参照。

◆**aortic hiatus, aortic opening 大動脈裂孔** aorticは、aorta エイオータ「大動脈」の形容詞。

◆**right crus 右脚、left crus 左脚** ラテン語 crus「下腿、すね、脚」から。解剖学用語では、対をなす長く伸びた構造に対してしばしば用いている (anterior crus of stapes アンテリア クルース オヴ ステイピーズ「アブミ骨前脚」、crus cerebri クルース セレブリ「大脳脚」)。crusを用いた語は、limbリムで置き換え可能なものもある (anterior limb of stapesなど)。

◆**median arcuate ligament 正中弓状靱帯、medial arcuate ligament 内側弓状靱帯** median「正中」とmedial「内側」は、似ていて紛らわしいし、実際どちらも同じラテン語 medius メディウス「中の、中間の」に由来している。medial の方がやや多く解剖学用語に用いられ、lateral「外側の」と対になって現われる。もう一方のmedianは、「正中の、中央の、中心線上にある」という意味。middle とも置き換えられる。統計学では、「ミディアン、中央値、中数」として使われている。

吸気を意味する inspirationは、ラテン語で「息を吹き入れる」という意味。一般の英語では「インスピレーション、霊感」としても用いられている。吸気の別の語 inhalationは、噴霧状にして投与する「吸入薬」も意味する。solvent inhalation ソルヴェント インハレイションとは、シンナーのような揮発性溶剤を自己中毒目的で吸入すること。expiration「呼気」は、一般の英語では「(契約や期間の)満了、期限切れ、死」をも表わす。

## 食道裂孔とマクロファージ、石棺と五重塔
## PHAGO-「食べる」

インスピ**レイ**ション　インハ**レイ**ション
*inspiration（inhalation）* H-13

イクスピ**レイ**ション　イグゾー**レイ**ション
*expiration（exhalation）* H-14

esophageal hiatus 食道裂孔 に使われているφάγω ファゴーは、厳密に言えば「食べる」を意味する動詞 ἐσθίω エスティオーの第2アオリスト(不定過去)形。といっても φάγω と ἐσθίω は見るからに違う綴りで、別起源の語。英語 go と went が別起源の語なのに現在形と過去形で使い分けているのに似ている。

このファゴーから、「食べる」に関連する様々な語が造られている。語頭に否定の接頭辞 a- がついたものは、aphagia ア**フェイ**ジア「嚥下不能(症)、無摂食(症)」。

「細胞」を意味する -cyte との合成語に、phagocyte **ファ**ーゴサイト「貪食細胞、食細胞」がある。そのうち、macrophage **マ**クロフェイジ「大食細胞、マクロファージ」は大型の清掃細胞。このような、細菌や、壊死細胞、変性細胞を食べる作用を、phagocytosis ファーゴサイ**トウ**スィス「食菌作用、貪食作用、ファゴサイトーシス」という。その際に、飲み込んだ細菌などを取り囲んで消化を行なう小胞のことを phagosome **ファ**ーゴソウム「食胞、ファゴソーム」と呼んでいる。また、細菌(bacteria バク**ティー**リア)との合成語は、bacteriophage バク**ティー**リオフェイジ「バクテリオファージ」だが、これは細菌を食べるわけではなく、細菌に「感染」するウィルスのこと。バクテリオファージと宿主細菌との関係は極めて特異的、つまりあるバクテリオファージは、ある特定の宿主細菌にのみ感染する。

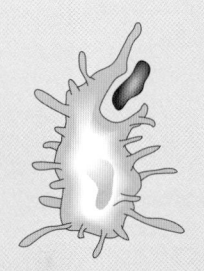

古代史では、ギリシャ語の「肉」を意味する語に由来する sarco- という接頭辞が付くと、英語の sarcophagus サー**コ**ファガス「(ローマ時代の彫刻を施した大理石造りの)石棺」になる。いわば、死体を「食べてしまう」箱の意味。

ギリシャ語のファゴーは、さかのぼると印欧祖語の *bhag-「分ける、分け与える、分け前を分配して食べる」に由来するとされ、そこからサンスクリット語 bhagavat「分け与える富の神→神聖な、神の」が派生した。ヒンズー教の教典 Bhagavad Gita「バガバット ギーター(神の詩)」に用いられている。さらに、「神の」という意味から、神を祀る塔を意味する語が生じ、それがポルトガル語を経由して英語に入り pagoda パ**ゴウ**ダ「(東洋風の多層の)塔」となる。そこで、日本の五重塔(ごじゅうのとう)を英訳すると、5-storied Pagoda of Kan'eiji「寛永寺五重塔」のようになる。また、五重塔のように枝が層をなす木(エンジュなど)をpagoda treeともいう。

補食中のマクロファージ

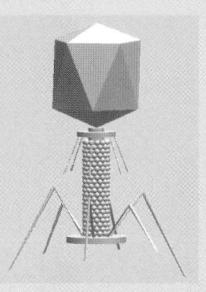

バクテリオファージ
の一種 T4ファージ

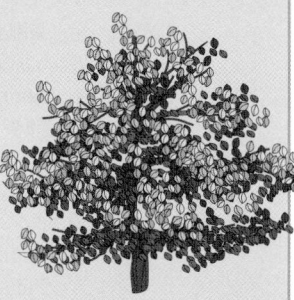

pagoda tree　エンジュ

カン**パー**ズ **ファ**シャ
*Camper's fascia* H-15

※Pieter Camper は、オランダの解剖学者、医師(1721-1789)。

ス**カ**パズ **ファ**シャ
*Scarpa's fascia* H-16

※Antonio Scarpa は、イタリアの解剖学者、整形外科医(1747-1832)。他にも様々なものを発見している。

**コ**ルズ **ファ**シャ
*Colles' fascia* H-17

※Abraham Colles は、アイルランドの外科医(1773-1843)。Colles fracture コリーズ骨折(コーレス骨折)も彼の名から。

# I 腹部の筋

● ここでは、腹部の筋肉（横隔膜についてはp.32参照）、及び脊柱と骨盤とを結ぶ腰部の筋肉（下肢と繋がるものはp.76参照）を扱っている。

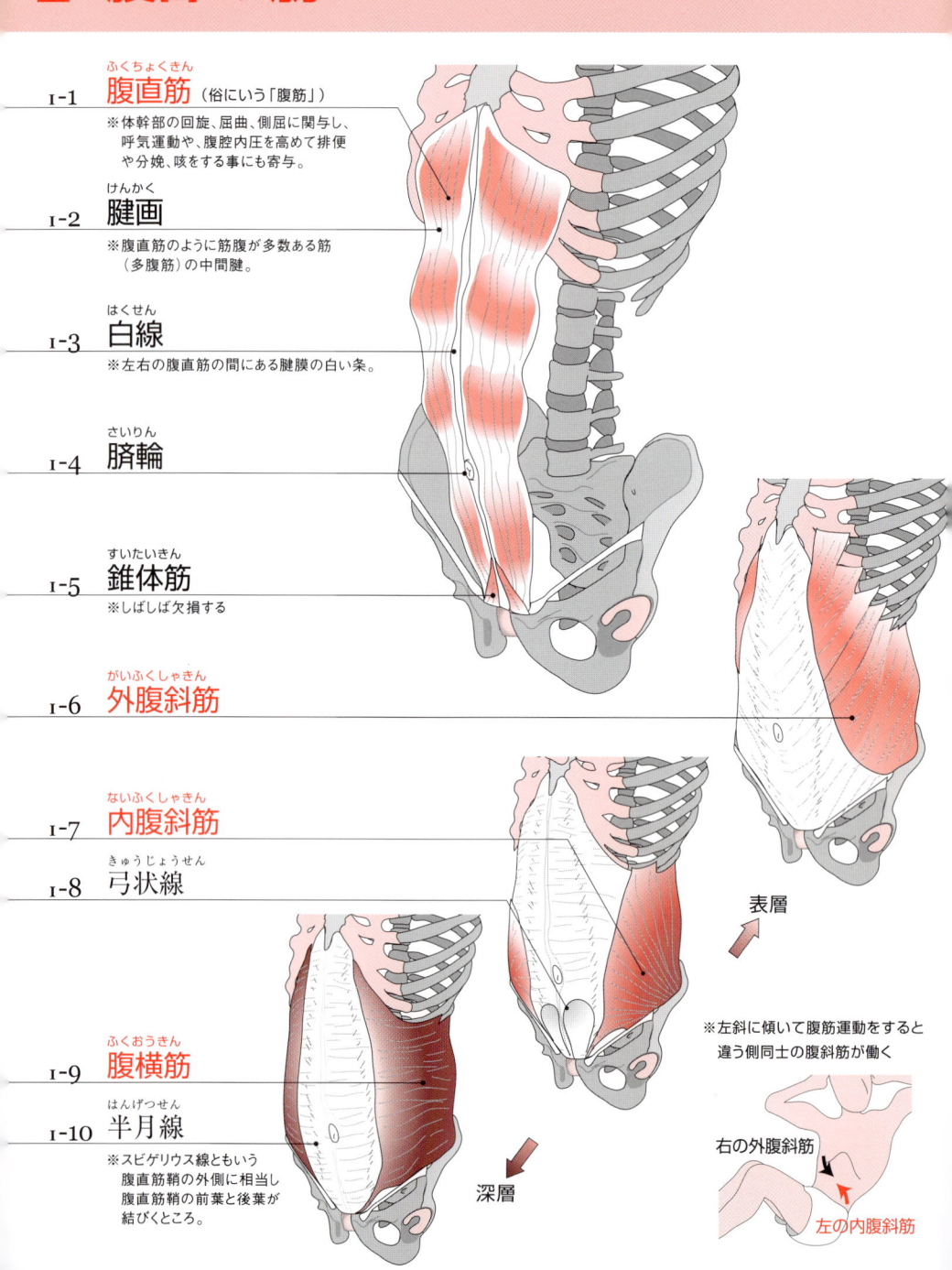

**I-1　腹直筋**（俗にいう「腹筋」）
※体幹部の回旋、屈曲、側屈に関与し、呼気運動や、腹腔内圧を高めて排便や分娩、咳をする事にも寄与。

**I-2　腱画**
※腹直筋のように筋腹が多数ある筋（多腹筋）の中間腱。

**I-3　白線**
※左右の腹直筋の間にある腱膜の白い条。

**I-4　臍輪**

**I-5　錐体筋**
※しばしば欠損する

**I-6　外腹斜筋**

**I-7　内腹斜筋**

**I-8　弓状線**

**I-9　腹横筋**

**I-10　半月線**
※スピゲリウス線ともいう腹直筋鞘の外側に相当し腹直筋鞘の前葉と後葉が結びくところ。

表層

深層

※左斜に傾いて腹筋運動をすると違う側同士の腹斜筋が働く

右の外腹斜筋
左の内腹斜筋

- へそとは、胎児に酸素と栄養を送り、老廃物を排出するための動静脈や臍腸管、尿膜管が通る「臍帯（へその緒）」の跡。生後へその緒が取れた後には、「臍輪」によって管は閉鎖され、へその穴として残る。鼠径輪や臍輪、白線は腹壁の中でも圧力に弱く、ヘルニア（腹部の臓器が体腔から脱出すること・腸が出る場合を一般に「脱腸」という）が生じやすい。

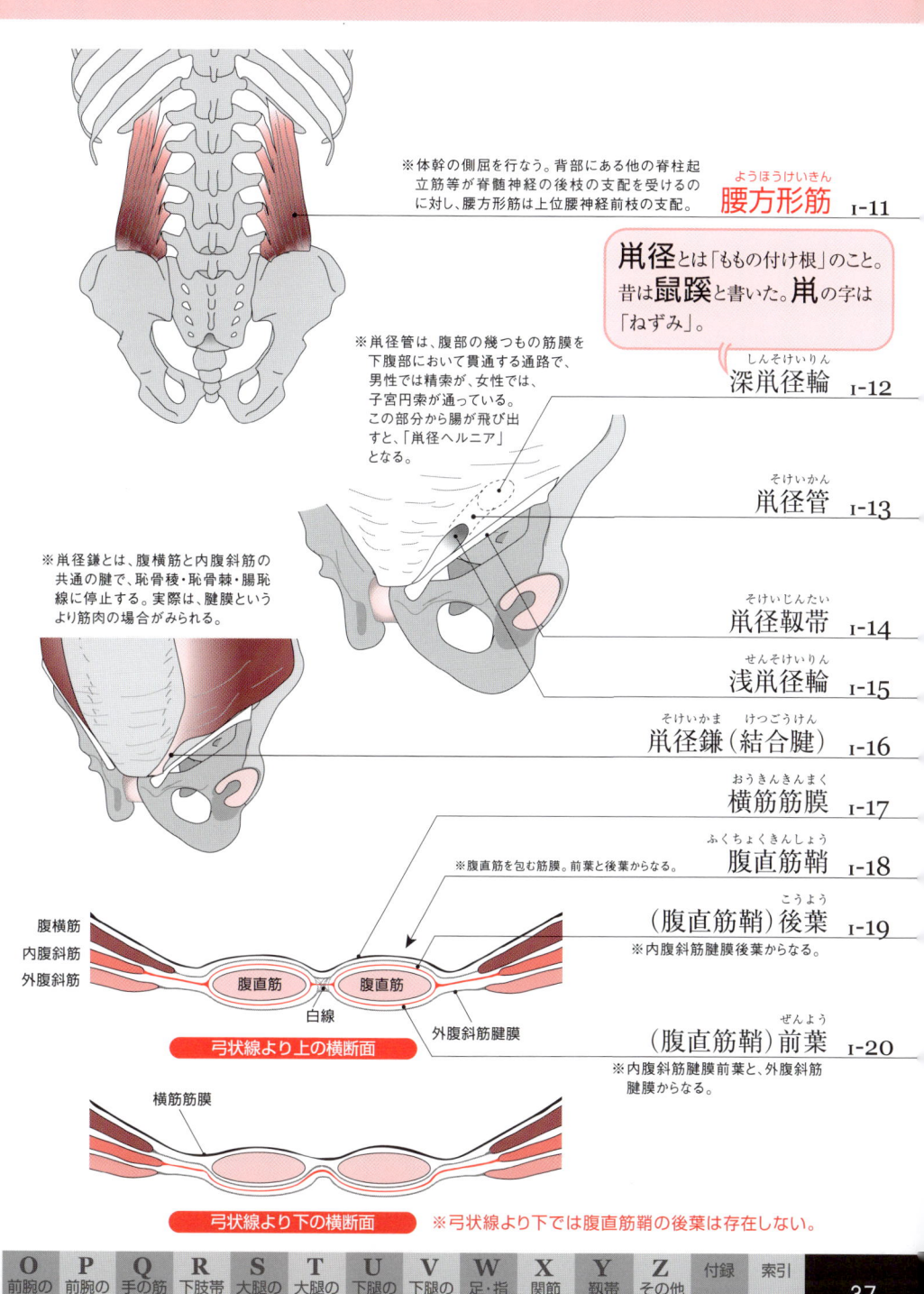

※体幹の側屈を行なう。背部にある他の脊柱起立筋等が脊髄神経の後枝の支配を受けるのに対し、腰方形筋は上位腰神経前枝の支配。

**腰方形筋** I-11 (ようほうけいきん)

鼠径とは「ももの付け根」のこと。昔は鼠蹊と書いた。鼡の字は「ねずみ」。

※鼠径管は、腹部の幾つもの筋膜を下腹部において貫通する通路で、男性では精索が、女性では、子宮円索が通っている。この部分から腸が飛び出すと、「鼠径ヘルニア」となる。

**深鼠径輪** I-12 (しんそけいりん)

**鼠径管** I-13 (そけいかん)

※鼠径鎌とは、腹横筋と内腹斜筋の共通の腱で、恥骨稜・恥骨棘・腸恥線に停止する。実際は、腱膜というより筋肉の場合がみられる。

**鼠径靱帯** I-14 (そけいじんたい)

**浅鼠径輪** I-15 (せんそけいりん)

**鼠径鎌（結合腱）** I-16 (そけいかま・けつごうけん)

**横筋筋膜** I-17 (おうきんきんまく)

**腹直筋鞘** I-18 (ふくちょくきんしょう)

※腹直筋を包む筋膜。前葉と後葉からなる。

**（腹直筋鞘）後葉** I-19 (こうよう)
※内腹斜筋腱膜後葉からなる。

腹横筋
内腹斜筋
外腹斜筋
腹直筋　腹直筋
白線
外腹斜筋腱膜

**弓状線より上の横断面**

**（腹直筋鞘）前葉** I-20 (ぜんよう)
※内腹斜筋腱膜前葉と、外腹斜筋腱膜からなる。

横筋筋膜

**弓状線より下の横断面**　※弓状線より下では腹直筋鞘の後葉は存在しない。

| O | P | Q | R | S | T | U | V | W | X | Y | Z | 付録 | 索引 |
|---|---|---|---|---|---|---|---|---|---|---|---|---|---|
| 前腕の屈筋 | 前腕の伸筋 | 手の筋 | 下肢帯 | 大腿の内転・伸筋 | 大腿の屈筋 | 下腿の屈筋 | 下腿の伸筋 | 足・指 | 関節 | 靱帯 | その他 | | |

37

# I Muscles of Abdomen

レクタス　アブドミニス
I-1 rectus abdominis◆

テンディナス　インターセクション
I-2 tendinous intersection◆

リーニア　アルバ
I-3 linea alba◆

アンビリカル　リング
I-4 umbilical ring◆

ピラミダリス
I-5 pyramidalis◆

イクスターナル　オブリーク
I-6 external oblique◆

インターナル　オブリーク
I-7 internal oblique◆

アーキュイット　ライン
I-8 arcuate line
※arcuateは、アーキュエイトとも発音する。

トランスヴァーサス　アブドミニス
I-9 transversus abdominis

セミルーナ　ライン
I-10 semilunar line

◆**rectus abdominis** 腹直筋 ラテン語 rectus レークトゥス「まっすぐな、直線の、正しい」。abdominis は、abdomen アブドーメン「腹、内臓」の属格。

◆**tendinous intersection** 腱画 tendinousは、「腱（tendon）の」という形容詞。inter- 中に + section「区分、分けること」。

◆**linea alba** 白線 ラテン語 linea リーネア「線」および、albus アルブス「白い」から。英語で white line ホワイトラインともいう。英語の類語には、line ライン「線」や、linear リニア「線形」がある。albaに関しては、右のコラム参照。

◆**umbilical ring** 臍輪 胎児の臍血管が通る白線内の孔。成人ではこの孔はふさがれている。umbilical は、ラテン語に由来する英語の umbilicus アンビリカス「臍（さい）、へそ」の形容詞で「臍の、臍帯の」の意(umbilical cord 〜 コード「へその緒」)。ここから、古代の盾の真ん中の突出部 umbo アンボウ「盾の心」という語が生じ、解剖学でも umbo of tympanic membraneアンボウ オヴ ティンパニック メンブレイン「鼓膜臍」などに用いる。ちなみに、宇宙飛行士や潜水夫がつける、通信用・救命用のへその緒のようなひものことも、umbilical アンビリカル「救命索」と呼んでいる。

◆**pyramidalis** 錐体筋 pyramid は、ギリシャ語 πυραμίς ピューラミス「ピラミッド」から派生。側頭骨のpyramid「錐体」も同じ根語。

◆**external oblique** 外腹斜筋、**internal oblique** 内腹斜筋 ラテン語 externus エクステルヌス「外側の」という形容詞、obliquus オブリークウス「斜の、傾いた」というラテン語を起源とする。oblique（もしくは、oblique section）は正面や側面以外の、ななめから写したX線像「オブリーク」も指す。また、oblique fissure オブリーク フィシャ「斜裂」は肺を斜に走り、上葉とそれ以下の葉とを分ける裂け目のこと。英語の oblique には、「斜の、傾斜した」という意味の他に、「遠回しの（例:oblique accusation オブリーク アキュゼイション「遠回しの非難」）や、「陰険な、不正の」という意味もある。名詞の obliquity オブリクウィティ「傾斜、傾斜度、不正行為、よこしまな考え」は、産科では「不正軸進入、傾軸進入（分娩時に、胎児の頭の軸が骨盤平面に対して正しい方向で進入していないことを指す）」、天文学では「地軸の傾き、傾斜角」を指す（tilt ティルトともいう）。

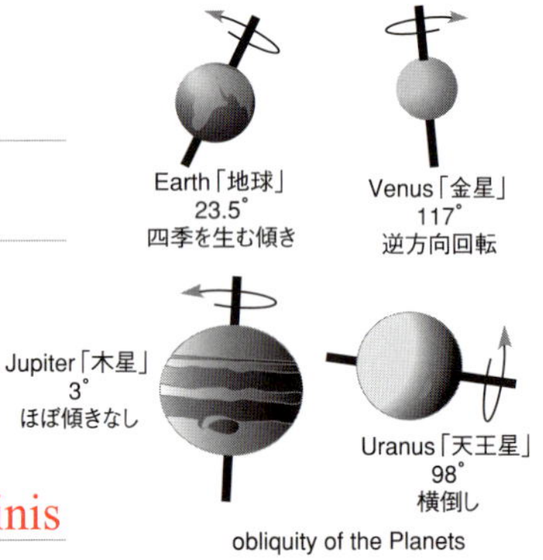

Earth「地球」23.5°　四季を生む傾き
Venus「金星」117°　逆方向回転
Jupiter「木星」3°　ほぼ傾きなし
Uranus「天王星」98°　横倒し
obliquity of the Planets

◆**quadratus lumborum** 腰方形筋 ラテン語 quadra クワドラ「四角

> へその緒を表わす英語は、umbilical cordの他に、navel string ネイヴァル ストリングがある。この navel は、「へそ、中心」の意味だが、皮にへそ（出べそ）のような隆起のある種なしオレンジを navel orange ネイヴァル オレンジ「ネーブル」という。

形のもの、四角いケーキ」に由来。

◆**inguinal canal** 鼡径管 ラテン語 inguen **イングエン**「もものつけ根、鼡径（そけい）部」に由来。Velpeau canal「ヴェルポー管」ともいう。

◆**inguinal ligament** 鼡径靭帯　別称に、crural arch **クルーラル** アーチ（crural は「脚の」）、Fallopian arch **ファロウピアン** アーチ、Poupart ligament **プーパート（プーパー）** リガメントなどがある。

◆**inguinal falx** 鼡径鎌。conjoint tendon「結合腱」ともいう。ラテン語 falx **ファルクス**「鎌」から。この falx から、falcon **ファルコン**「ハヤブサ（鉤爪の形が鎌に似ている）」が生じたという説がある（他にも幾つか説がある）。

◆**anterior lobe** 前葉、**posterior lobe** 後葉　ギリシャ語 λοβός ロボス「耳たぶ」に由来。解剖学では、臓器などにおいて、丸みをもった区分や、耳たぶのような円形突出部を指す。cerebral lobe **セレブラル** ロウブ「大脳葉」（前頭葉、側頭葉など）、anterior lobe of hypophysis **アンティアリア** ロウブ オブ ハイポフィシス「脳下垂体前葉」。ちなみに、trilobite **トライロバイト**「三葉虫」は、体が三つの「葉」、つまり「部分」に分けられることから命名された。

クワドラタス ランボーラム
**quadratus lumborum**◆　I-11

> 深鼡径輪には他に abdominal ring や、anulus **アニュラス** abdominalis という呼び方もある（anulusは「小さい輪」の意）。

ディープ イングィナル リング
**deep inguinal ring**　I-12

イングィナル キャナル
**inguinal canal**◆　I-13

## 白線とアルブミン、アホウドリとアルバム
### ALB-「白い」

アホウドリ

**linea alba** 白線 に使われている **alba** は、ラテン語で「白い」という意味だが、ここから様々な語が派生している。
　動植物の組織や体液に広く分布しているタンパク質の **albumin** アルビューミン「アルブミン」は、蛋白、つまり卵の白身から最初に抽出されたことに由来する。
　**albinism** アルビニズム「白子症、白皮症（遺伝的疾患により、毛髪や皮膚、眼のメラニン色素の欠乏ないしは欠損が生じること）」、**albino** アルバイノウ「白子（しらこ）」も同根語。albino は、ポルトガル語を経由した語だが、これは大航海時代にポルトガル人が、アフリカの西岸で見た白い肌の黒人を albino と呼んだことがはじまり。
　また、**album** アルバムは、何も書かれていない「白い」タブレットないしは、掲示用の白い板に由来する。
　**albatross** アルバトロス「アホウドリ」は、もともとスペイン語やポルトガル語の alcatraz「ペリカン」から来ている（ギリシャ語やアラビア語も関係する）。しかし英語においては、白い羽の色の連想からラテン語の alb- に影響されて、albatross という綴りに変わった。ちなみに、**Alcatraz** アルカトラズ「アルカトラズ島」は、サンフランシスコ湾の連邦刑務所の監獄がかつてあったところ。

イングィナル リガメント
**inguinal ligament**◆　I-14

スーパーフィシャル イングィナル リング
**superficial inguinal ring**　I-15

イングィナル ファルクス
**inguinal falx**　I-16

ファシャ トランスヴァーセイリス
**fascia transversalis**　I-17

レクタス シース
**rectus sheath**　I-18

ポスティアリア ロウブ
**posterior lobe**◆　I-19

アンティアリア ロウブ
**anterior lobe**◆　I-20

| O | P | Q | R | S | T | U | V | W | X | Y | Z | 付録 | 索引 |
|---|---|---|---|---|---|---|---|---|---|---|---|---|---|
| 前腕の屈筋 | 前腕の伸筋 | 手の筋 | 下肢帯 | 大腿の内転・伸筋 | 大腿の屈筋 | 下腿の屈筋 | 下腿の伸筋 | 足・指 | 関節 | 靭帯 | その他 | | |

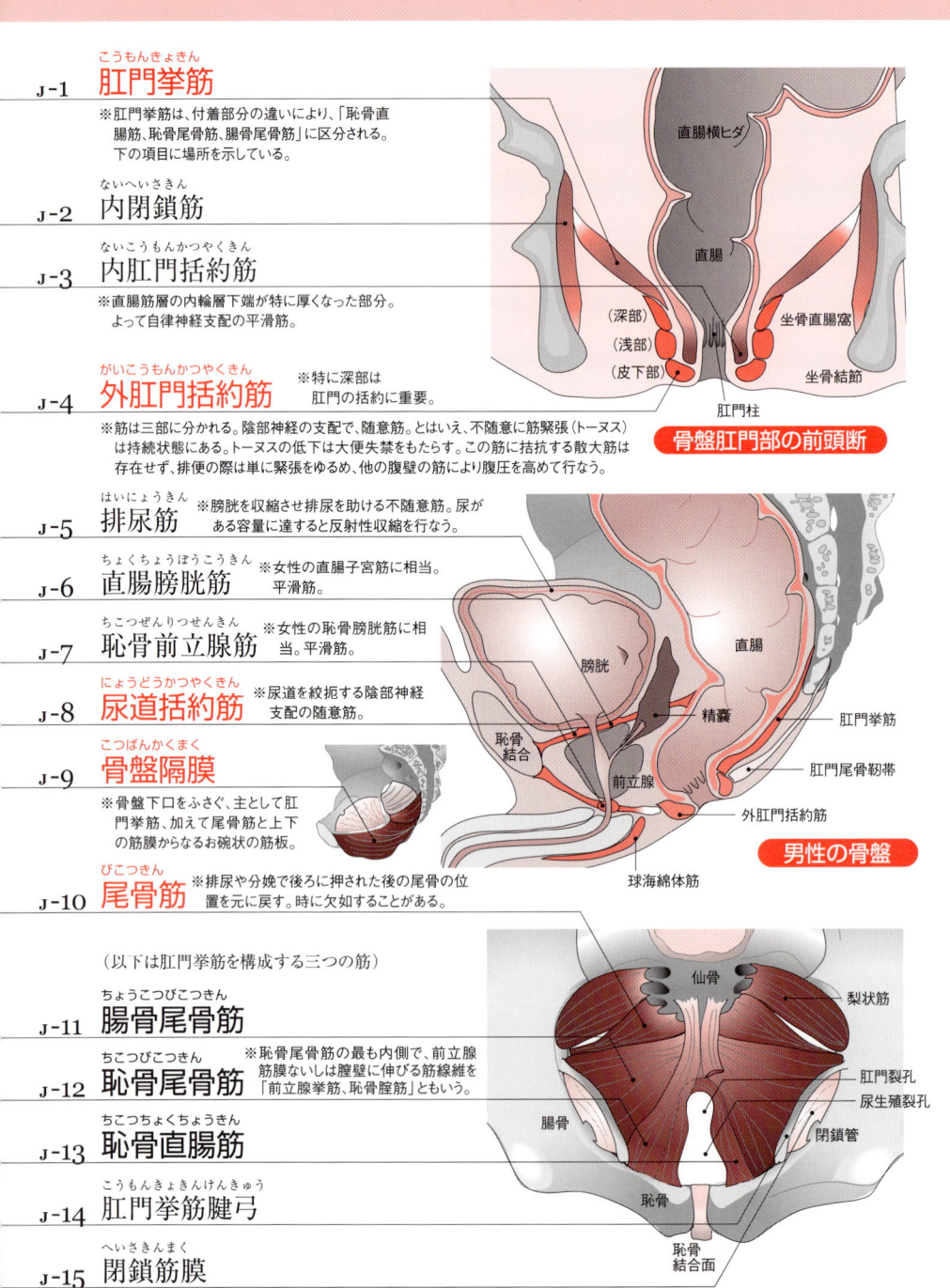

# J 骨盤の筋

ここでは、骨盤底・骨盤腔にある排泄・排尿・生殖に関わる筋の主なものを示している。内肛門括約筋や、排尿筋など、一部不随意筋も示している。下肢の運動に関わる骨盤を起始とする筋に関しては、下肢帯の筋(p.76)及び大腿の筋(p.80)で扱っている。

**J-1 肛門挙筋** (こうもんきょきん)
※肛門挙筋は、付着部分の違いにより、「恥骨直腸筋、恥骨尾骨筋、腸骨尾骨筋」に区分される。下の項目に場所を示している。

**J-2 内閉鎖筋** (ないへいさきん)

**J-3 内肛門括約筋** (ないこうもんかつやくきん)
※直腸筋層の内輪層下端が特に厚くなった部分。よって自律神経支配の平滑筋。

**J-4 外肛門括約筋** (がいこうもんかつやくきん)  ※特に深部は肛門の括約に重要。
※筋は三部に分かれる。陰部神経の支配で、随意筋。とはいえ、不随意に筋緊張(トーヌス)は持続状態にある。トーヌスの低下は大便失禁をもたらす。この筋に拮抗する散大筋は存在せず、排便の際は単に緊張をゆるめ、他の腹壁の筋により腹圧を高めて行なう。

**J-5 排尿筋** (はいにょうきん)
※膀胱を収縮させ排尿を助ける不随意筋。尿がある容量に達すると反射性収縮を行なう。

**J-6 直腸膀胱筋** (ちょくちょうぼうこうきん)
※女性の直腸子宮筋に相当。平滑筋。

**J-7 恥骨前立腺筋** (ちこつぜんりつせんきん)
※女性の恥骨膀胱筋に相当。平滑筋。

**J-8 尿道括約筋** (にょうどうかつやくきん)
※尿道を絞扼する陰部神経支配の随意筋。

**J-9 骨盤隔膜** (こつばんかくまく)
※骨盤下口をふさぐ、主として肛門挙筋、加えて尾骨筋と上下の筋膜からなるお椀状の筋板。

**J-10 尾骨筋** (びこつきん)
※排尿や分娩で後ろに押された後の尾骨の位置を元に戻す。時に欠如することがある。

(以下は肛門挙筋を構成する三つの筋)

**J-11 腸骨尾骨筋** (ちょうこつびこつきん)

**J-12 恥骨尾骨筋** (ちこつびこつきん)
※恥骨尾骨筋の最も内側で、前立腺膜ないしは膣壁に伸びる筋線維を「前立腺挙筋、恥骨膣筋」ともいう。

**J-13 恥骨直腸筋** (ちこつちょくちょうきん)

**J-14 肛門挙筋腱弓** (こうもんきょきんけんきゅう)

**J-15 閉鎖筋膜** (へいさきんまく)

骨盤肛門部の前頭断: 直腸横ヒダ、直腸、(深部)(浅部)(皮下部)、坐骨直腸窩、坐骨結節、肛門柱

男性の骨盤: 膀胱、恥骨結合、前立腺、球海綿体筋、精嚢、直腸、肛門挙筋、肛門尾骨靱帯、外肛門括約筋

仙骨、梨状筋、肛門裂孔、尿生殖裂孔、閉鎖管、腸骨、恥骨、恥骨結合面

骨盤底は、骨盤隔膜（肛門挙筋・尾骨筋・梨状筋）と尿生殖隔膜とによって閉鎖されている。骨盤隔膜は、骨盤内臓の重さを受け止め、支えている。さらに、挙筋門（すなわち、尿生殖裂孔と肛門裂孔のこと・男性よりも女性の方が幅が広い）の開きを補強する「尿生殖隔膜」が骨盤隔膜の下方に張られている。肛門挙筋は出産時に裂断が生じることがある（会陰裂傷）。

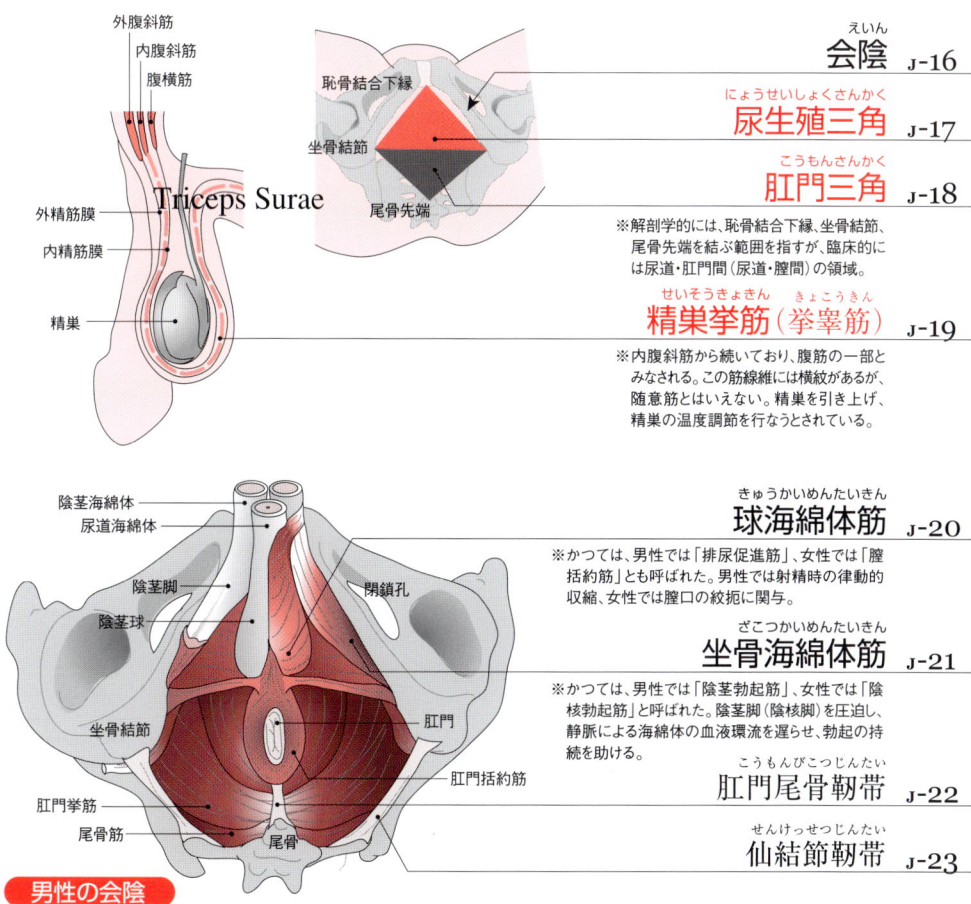

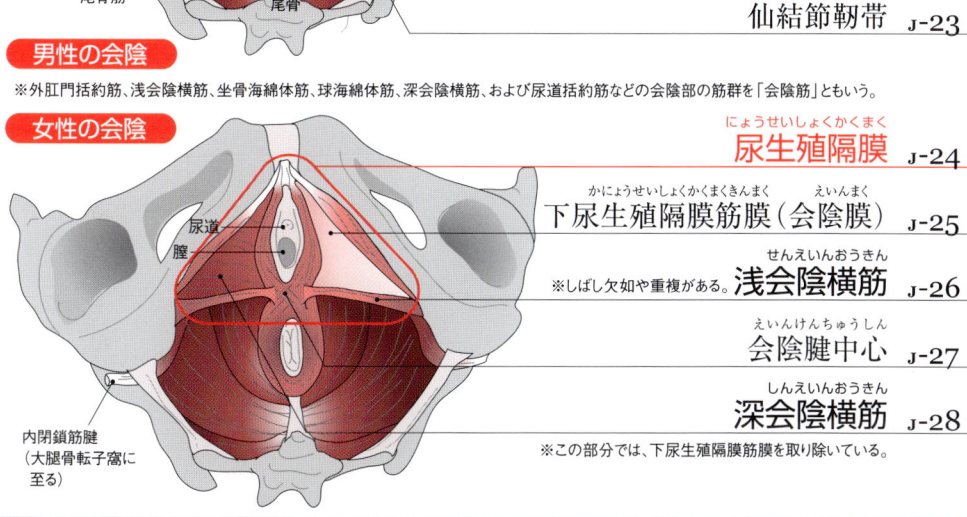

## 会陰 J-16

## 尿生殖三角 J-17

## 肛門三角 J-18

※解剖学的には、恥骨結合下縁、坐骨結節、尾骨先端を結ぶ範囲を指すが、臨床的には尿道・肛門間（尿道・膣間）の領域。

## 精巣挙筋（挙睾筋） J-19

※内腹斜筋から続いており、腹筋の一部とみなされる。この筋線維には横紋があるが、随意筋とはいえない。精巣を引き上げ、精巣の温度調節を行なうとされている。

## 球海綿体筋 J-20

※かつては、男性では「排尿促進筋」、女性では「膣括約筋」とも呼ばれた。男性では射精時の律動的収縮、女性では膣口の絞扼に関与。

## 坐骨海綿体筋 J-21

※かつては、男性では「陰茎勃起筋」、女性では「陰核勃起筋」と呼ばれた。陰茎脚（陰核脚）を圧迫し、静脈による海綿体の血液環流を遅らせ、勃起の持続を助ける。

## 肛門尾骨靭帯 J-22

## 仙結節靭帯 J-23

### 男性の会陰

※外肛門括約筋、浅会陰横筋、坐骨海綿体筋、球海綿体筋、深会陰横筋、および尿道括約筋などの会陰部の筋群を「会陰筋」ともいう。

### 女性の会陰

## 尿生殖隔膜 J-24

## 下尿生殖隔膜筋膜（会陰膜） J-25

※しばし欠如や重複がある。 浅会陰横筋 J-26

## 会陰腱中心 J-27

## 深会陰横筋 J-28

※この部分では、下尿生殖隔膜筋膜を取り除いている。

# J Muscles of Pelvis

pelvisペルヴィス「骨盤」は、ラテン語 pelvis ペルウィス「水盤、たらい」に由来する。

J-1 レヴェイタ エイナイ **levator ani**◆

J-2 オブテュレイタ インターナス **obturator internus**

J-3 インターナル エイナル スフィンクタ **internal anal sphincter**◆

J-4 イクスターナル エイナル スフィンクタ **external anal sphincter**◆

J-5 デトルーサ **detrusor**◆

J-6 レクトヴェスィキャリス **rectovesicalis**◆

J-7 ピューボプロスタティカス **puboprostaticus**

J-8 フィンクタ マッスル オヴ ユーレスラ **sphincter muscle of urethra**◆

J-9 ペルヴィック ダイアフラム **pelvic diaphragm**◆

J-10 コクスィジーアス マッスル **coccygeus muscle**

J-11 イリオコクスィジーアス **iliococcygeus**◆

J-12 ピューボコクスィジーアス **pubococcygeus**◆

J-13 ピューボレクタリス **puborectalis**

J-14 テンディナス アーチ オヴ リヴェイタ エイナイ **tendinous arch of levator ani**

J-15 ファシャ オブテュラトーリア **fascia obturatoria**

◆**levator ani** 肛門挙筋 ani は、英語 anus エイナス「肛門」の属格。ラテン語 anus アーヌス「肛門、環、指輪」に由来。

◆**internal anal sphincter** 内肛門括約筋、**external anal sphincter** 外肛門括約筋 それぞれ、internal sphincter muscle of anus、external sphincter muscle of anus ともいう。語源に関しては右のコラム参照。

◆**detrusor** 排尿筋 ラテン語 detrudo デートルーデー「押し出す、押しやる」に由来。

◆**rectovesicalis** 直腸膀胱筋 ラテン語 vesicaウェースィーカ「袋、嚢、胞、膀胱」に由来。英語で vesicant ヴェスィカントといえば、「発泡剤」つまり小さな泡を生じさせるものを指す。

◆**sphincter muscle of urethra** 尿道括約筋 英語の urethra ユーレスラ「尿道」は、urea ユーリア「尿」に由来。さかのぼればギリシャ語の οὖρον ウーロン「尿」が起源。この語の造語形が uro-で、urokinase ユーロカイネイズ「ウロキナーゼ（尿中から単離された酵素。血栓溶解薬）」などの造語がある。

◆**pelvic diaphragm** 骨盤隔膜、**urogenital diaphragm** 尿生殖隔膜の、diaphragm ダイアフラムは、「横隔膜」と同じ語だが、ここでは「隔膜・隔壁」という意味で使われている。尿生殖三角の部分は、この二重の隔壁でふさがれている。

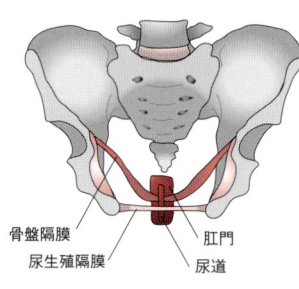

◆**iliococcygeus** 腸骨尾骨筋 ilio- は、ilium 腸骨の造語形。

骨盤隔膜　肛門
尿生殖隔膜　尿道

◆**pubococcygeus** 恥骨尾骨筋 pubo- は、pubis 恥骨の造語形。ラテン語 pubesプーベース「思春期の、恥部」から。

◆**cremaster** 精巣挙筋（挙睾筋） ギリシャ語 κρεμαστήρ クレマステール「吊るもの、ハンモック」から。クレマチス（テッセンの仲間）と同じ由来に思えるかもしれないが、こちらは clematis クレマティスで、LとRの違いがある。ところが、クレマチスは、ギリシャ語 κλῆμα クレーマ「蔓（つる）」に由来。偶然にも、両方とも「つる」という原義をもつ。

クレマチス
クレマスタ（精巣挙筋）と関連はない

◆**bulbospongiosus** 球海綿体筋 ラテン語 bulbus ブルブス「球根」から。この語から、英語の bulb バルブ「球根、電球、眼球、バ

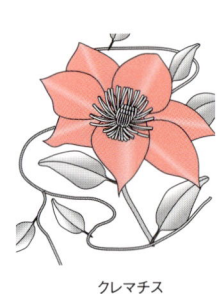

perineum「会陰」は、ギリシャ語 περίναιον ペリナイオン「排泄する(ινάω イナオー)ところのまわり(ペリ〜)」に由来。

ルブ」、また olfactory bulb オルファクトリ バルブ「嗅球」など球状のものを指す語が派生している。

◆ischiocavernous 坐骨海綿体筋 ischium 坐骨 ラテン語 caverna カウェルナ「空洞、凹み」から「空洞だらけの、海綿状の」となる。cave ケイヴ「洞窟」も類語。

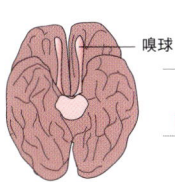

嗅球

ペリニーアム
perineum　J-16

ユーロジェニタル　トライアングル
urogenital triangle　J-17

エイナル　トライアングル
anal triangle　J-18

## 肛門括約筋とスフィンゴ脂質とスフィンクス
### SPHIGO-「絞める」

　anal sphincter 肛門括約筋 に使われている sphincter は、ギリシャ語の σφίγγω スフィンゴー「絞める」に由来。この語から、ギリシャ神話の謎をかける怪獣 sphinx スフィンクス「固く絞める者、絞殺する者、スフィンクス」という語が生じたという。これは、人間の頭、ライオンの体に鳥の翼を持ったメスの怪物。ギリシャのテーバイ近くの丘に座り、有名な「朝は四本足、昼は二本足、夜は三本足、それは何か」という謎を通りかかる旅人に掛け、解けないものを絞殺した（見つめられると金縛りになったという説もある）。故郷に戻ったギリシャ神話の英雄オイディプスが謎を解いた。そこでスフィンクスは（翼があるのに？）海に身を投げて自殺してしまう。

　このスフィンクスは元々はエジプト発祥で、sphinxも「シェスプ・アンク」「(王の)生ける彫像」というエジプト語が訛ってギリシャ語風の意味付けがされたという見方も多い。エジプトのスフィンクスは、今もギザのピラミッドの近くに座っている。

　また、ドイツの神経化学者トゥディカム(J. L. W. Tudicum)がヒト脳から単離した物質 sphingolipid スフィンゴリピッド「スフィンゴ脂質」もスフィンクスから命名された。その機能が「謎」の物質であったため。また、スフィンゴ脂質は、疎水性の脂質部分に、親水性の水酸基やアミノ基を合わせ持ち、二つの全く違ったものが一つの分子になるところも、顔と体が別もののスフィンクスに似ている。スフィンゴ脂質の関連物質には、主要な骨格部分である長鎖アミノアルコールの sphingosine スフィンゴウスィーン「スフィンゴシン」、スフィンゴシンに脂肪酸がついた ceramide セラミド「セラミド」、リン酸化合物がついた「スフィンゴミエリン」sphingomyelin スフィンゴウマイエリンなどがある。スフィンゴ脂質が細胞内外の認識・情報伝達において種々の役割を持つことが示唆されており、代謝・伝達系の異常と、自己免疫疾患や癌などの病気との間に関係が深いため、その「謎」の解き明かしが待たれている。

ギリシャ神話のスフィンクス

クリマスタ
cremaster◆　J-19

バルボスポンジオサス
bulbospongiosus◆　J-20

イスキオキャヴァナス
ischiocavernous◆　J-21

アノコクスィジーアル　リガメント
anococcygeal ligament　J-22

セイクロテューバラス　リガメント
sacrotuberous ligament　J-23

ユーロジェニタル　ダイアフラム
urogenital diaphragm　J-24

ペリニーアル　メンブレイン
perineal membrane　J-25

スーパーフィシャル　トランスヴァース　ペリニーアル　マッスル
superficial transverse perineal muscle　J-26

※central tendon of　ペリニーアル　ボディ
perineumともいう　perineal body　J-27

ディープ　トランスヴァース　ペリニーアル　マッスル
deep transverse perineal muscle　J-28

※perinealは、ペリニアルとも発音する。

## 「筋トレ・メニュー」の名称の由来

　筋肉トレーニングの種目名やマシーンの名前は、英語をそのまま用いているケースが多く、しかも英単語として耳慣れないものもある。ここでは、筋トレ・メニューの名称のうちの幾つかを取り上げ、その由来について若干説明を加えている。基本的な単語を理解すれば、組合わせによって他の名称も想起できるようになるに違いない。

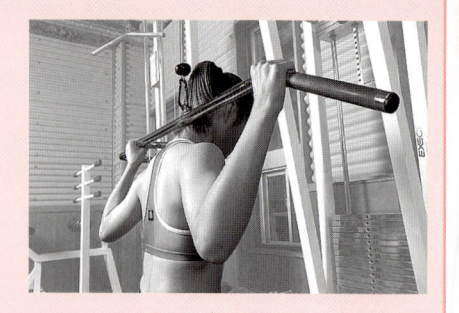

| 名　　称 | 英　語　名・由　来 |
|---|---|
| アーム・カール | Arm Curl [curl … 縮らす、髪をカールする] |
| インクライン・ベンチ・プレス | Incline Bench Press [incline … 傾斜させる、傾ける] |
| オールタニット・プレス | Alternate Press [alternate … 交互の、互い違いの] |
| カーフ・レイズ | Calf Raise [calf … ふくらはぎ。p.93の右上の解説参照] |
| クウォーター・スクワット | Quarter Squat [quarter … 1/4。1/4程度腰をかがめるエクササイズ。squat … しゃがみ込む、うずくまる。無断で居住するという意味もある] |
| グットモーニング・エクササイズ | Good Morning Exercise [おはよう、とお辞儀をしたような格好] |
| シット・アップ | Sit-Up [sit downは「座る」だが、sit up は「横たわった状態から上半身を起こす」という意味] |
| ジャーク | Jerk [jerk … 急にぐいと引く、びくっとする。単収縮] |
| ショルダー・シュラッグ | Shoulder Shrug [shrug … 肩をすくめる] |
| ストラドル・リフト | Straddle Lift [straddle … （イス・馬・自転車に）またがる] |
| ダンベル・スウィング | Dumbbell Swing [dumbbell ダンベル … 「鉄亜鈴」、dumb「黙った」+bell「鐘（かね）」。教会の鐘を鳴らす練習用の用具で、その練習は運動になった] |
| チンニング | Chinning [chin チン … あご] |
| トライセップス・イクステンション | Triceps Extension [triceps … （上腕）三頭筋] |
| トランク・ツイスト | Trunk Twist [trunk … トランク、木の幹、胴体] |
| バック・ラットプルダウン | Back Lat Pull Down [lat … latissimus dorsi ラティッシマス ドーシィ 「広背筋」の略] |
| フロント・レイズ | Front Raise [raise … 「持ち上げる」] |
| プリーチャー・カール | Preacher Curl [preacher … 「説教者」。preacher benchを使った訓練。初代ミスターオリンピアのラリー・スコットが、説教壇の形をしたベンチを用いて上腕二頭筋を訓練したことにちなんでいる] |
| リスト・カール | Wrist Curl [wrist … 手首] |
| ワンアーム・ローイング | One Arm Rowing [row ロウ … 「舟をこぐ」] |

# — Chapter 3 —

# 上肢の筋
# Muscles of Upper Limb

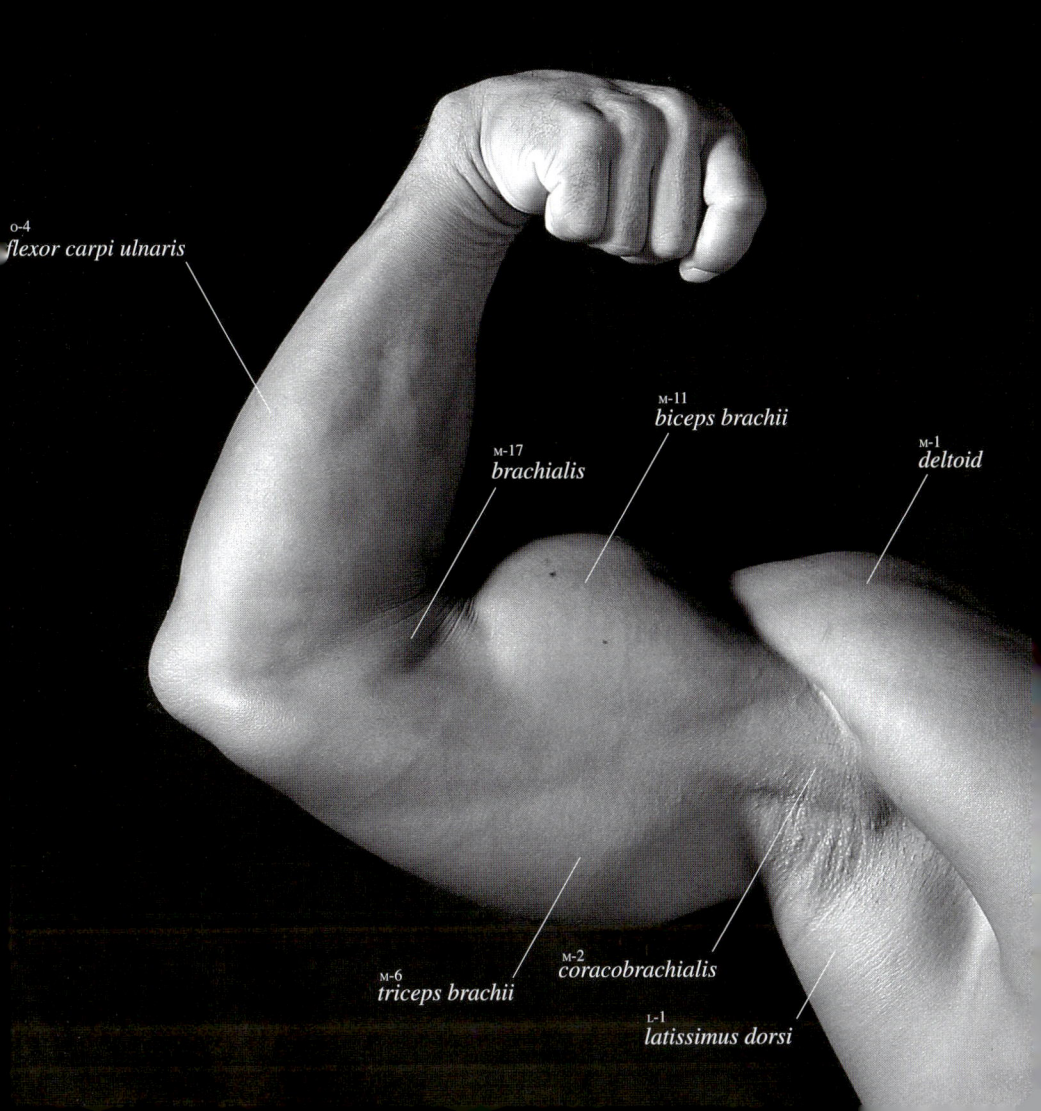

o-4
*flexor carpi ulnaris*

m-11
*biceps brachii*

m-17
*brachialis*

m-1
*deltoid*

m-6
*triceps brachii*

m-2
*coracobrachialis*

l-1
*latissimus dorsi*

# K 上肢帯の筋

● ここでは、特に脊柱ないしは胸郭と、上肢帯（肩甲骨、鎖骨）とを結ぶ筋について扱う。上後鋸筋と下後鋸筋はp.29参照。

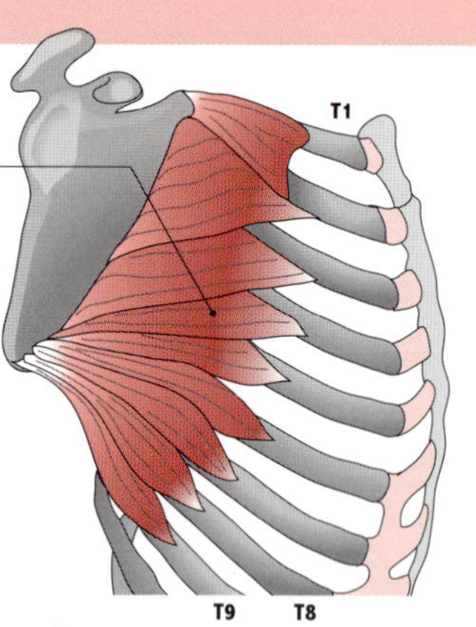

**K-1　前鋸筋**［前進・外旋・上方回旋］
　　ぜんきょきん

※肩甲骨の前進を行なう。ストレートパンチを打つには、急速に肩甲骨を前方に押し出す必要があり、前鋸筋が強く作用する。そのため前鋸筋は「Boxer's muscle（ボクサー筋）」という別名を持つ。野球のピッチングや、バレーボールのスパイク時、また腕立て伏せの時にも重要。また前鋸筋は深く息を吸う際（上腕が上方にあって肩甲骨が固定されていれば）、肋骨を持ち上げるので吸気筋として働く。

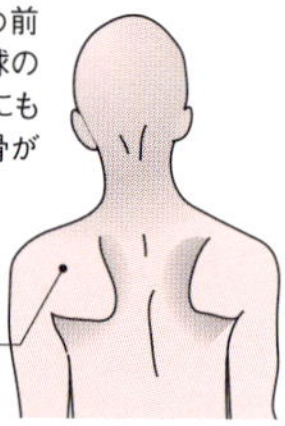

**K-2　翼状肩甲**
　　よくじょうけんこう

※前鋸筋は肩甲骨を胸郭に近付ける働きをしているため、前鋸筋を支配する「長胸神経（long thoracic nerve）」が麻痺したり、前鋸筋の働きが弱まると右の図のように肩甲骨が突出する。壁を手で押すと顕著に表れる。

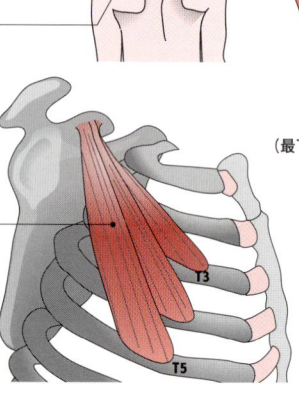

（最下の筋尖がT8、T10などばらつきがある）

**K-3　小胸筋**［下制・外転・下方回旋］
　　しょうきょうきん

※肩甲骨を内下方に引く。前鋸筋が肩甲骨を外転させると同時にわずかに上方回旋させるのに対し、小胸筋は外転に加えてわずかに下方回旋させる。それゆえ前鋸筋と小胸筋が同時に働けば互いの回旋は相殺され、外転のみの運動となる。深呼吸時に前鋸筋と同様に吸気を行なう。

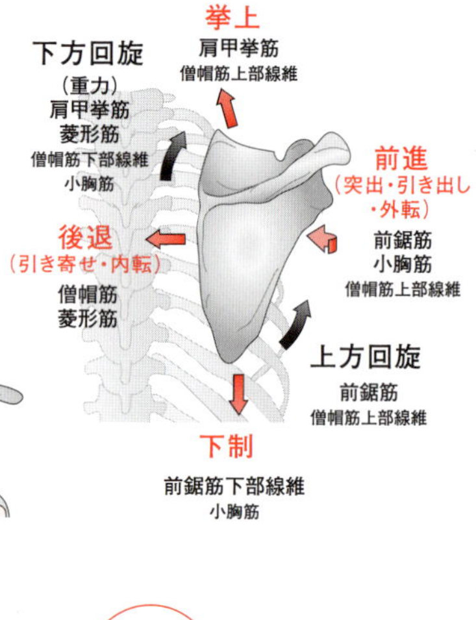

**K-4　鎖骨下筋**
　　さこつかきん

※鎖骨を下げて前方に引く。上腕の運動時に、胸鎖関節を保護・安定させる。

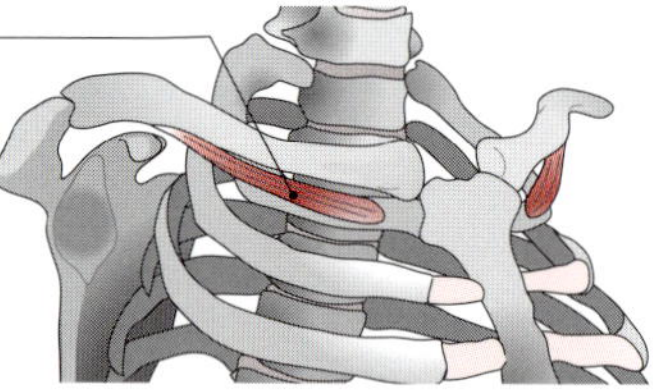

【肩甲骨の運動】
※肩甲骨の動きには主に6つの筋が関与している（靭帯は含まず）。
※前進と後退に関しては、文献により突出、引き出し、外転のように異なる用語が存在し、統一されていない。

**下方回旋**（重力）
肩甲挙筋
菱形筋
僧帽筋下部線維
小胸筋

**挙上**
肩甲挙筋
僧帽筋上部線維

**前進**（突出・引き出し・外転）
前鋸筋
小胸筋
僧帽筋上部線維

**後退**（引き寄せ・内転）
僧帽筋
菱形筋

**上方回旋**
前鋸筋
僧帽筋上部線維

**下制**
前鋸筋下部線維
小胸筋

［胸鎖関節の靭帯］

**K-5　鎖骨間靭帯**
　　さこつかんじんたい

**K-6　胸鎖靭帯**　※鎖骨が上方にずれないように支持している。
　　きょうさじんたい

**K-7　肋鎖靭帯**
　　ろくさじんたい

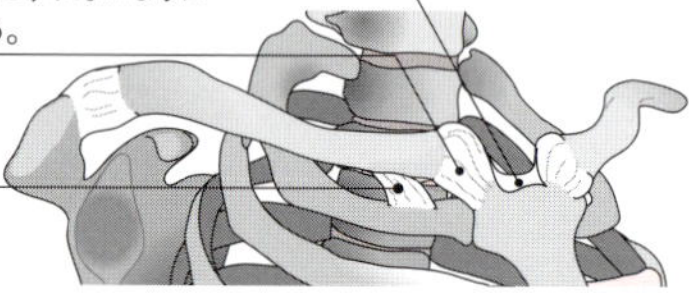

［肩鎖関節の靭帯］

**K-8　肩鎖靭帯**
　　けんさじんたい

**K-9　菱形靭帯**
　　りょうけいじんたい

**K-10　円錐靭帯**
　　えんすいじんたい

**K-11　烏口鎖骨靭帯**　※円錐靭帯と菱形靭帯の総称。
　　うこうさこつじんたい

| A | B | C | D | E | F | G | H | I | J | K | L | M | N |
|---|---|---|---|---|---|---|---|---|---|---|---|---|---|
| 全身 | 表情筋 | 咀嚼筋 眼・耳 | 舌・咽頭 喉頭 | 頚部 | 背部 | 胸郭 | 横隔膜 | 腹部 | 骨盤 会陰 | 上肢帯 | 肩関節 | 上腕 | 前腕の 回旋筋 |

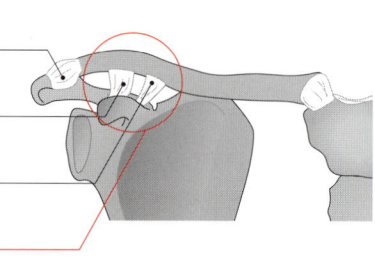

- 腕の挙上の際、肩関節の外転(ないしは屈曲)だけでは腕を真上にまで持ち上げることはできない。前鋸筋及び僧帽筋によって肩甲骨を上方回旋させて初めて、さらに上に腕を持ち上げることができる(肩甲骨が上方回旋したことは鎖骨を触れて腕を挙げると分かる)。これを肩甲上腕リズム(scapulohumeral rythm スカピュロヒューマラル リズム)という。さらに腕を上に伸ばす場合、脊柱をやや側屈させている。

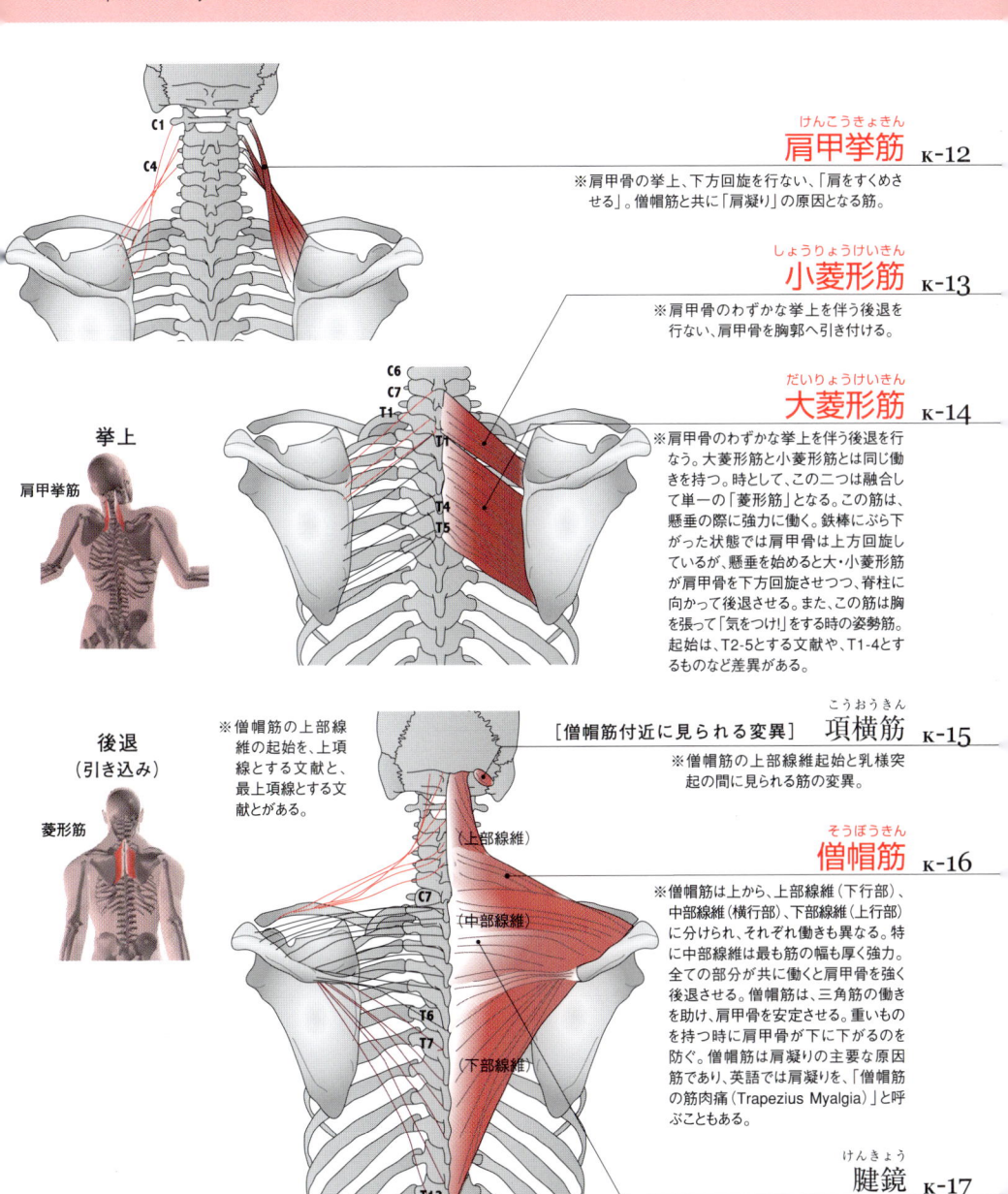

## 肩甲挙筋 けんこうきょきん K-12

※肩甲骨の挙上、下方回旋を行ない、「肩をすくめさせる」。僧帽筋と共に「肩凝り」の原因となる筋。

挙上
肩甲挙筋

## 小菱形筋 しょうりょうけいきん K-13

※肩甲骨のわずかな挙上を伴う後退を行ない、肩甲骨を胸郭へ引き付ける。

## 大菱形筋 だいりょうけいきん K-14

※肩甲骨のわずかな挙上を伴う後退を行なう。大菱形筋と小菱形筋とは同じ働きを持つ。時として、この二つは融合して単一の「菱形筋」となる。この筋は、懸垂の際に強力に働く。鉄棒にぶら下がった状態では肩甲骨は上方回旋しているが、懸垂を始めると大・小菱形筋が肩甲骨を下方回旋させつつ、脊柱に向かって後退させる。また、この筋は胸を張って「気をつけ」をする時の姿勢筋。起始は、T2-5とする文献や、T1-4とするものなど差異がある。

後退
(引き込み)
菱形筋

※僧帽筋の上部線維の起始を、上項線とする文献と、最上項線とする文献とがある。

[僧帽筋付近に見られる変異] 項横筋 こうおうきん K-15

※僧帽筋の上部線維起始と乳様突起の間に見られる筋の変異。

## 僧帽筋 そうぼうきん K-16

※僧帽筋は上から、上部線維(下行部)、中部線維(横行部)、下部線維(上行部)に分けられ、それぞれ働きも異なる。特に中部線維は最も筋の幅も厚く強力。全ての部分が共に働くと肩甲骨を強く後退させる。僧帽筋は、三角筋の働きを助け、肩甲骨を安定させる。重いものを持つ時に肩甲骨が下に下がるのを防ぐ。僧帽筋は肩凝りの主要な原因筋であり、英語では肩凝りを、「僧帽筋の筋肉痛(Trapezius Myalgia)」と呼ぶこともある。

## 腱鏡 けんきょう K-17

※僧帽筋中央部の腱を特に腱鏡と呼ぶことがある。

# K Muscles of Pectoral Girdle

K-1 セレイタス アンティアリア
**serratus anterior**◆

K-2 ウィングド スキャプュラ
**winged scapula**◆

K-3 ペクトレイリス（ペクトラリス）マイナ
**pectoralis minor**◆

K-4 サブクレイヴィアス
**subclavius**

K-5 インターク ラヴィキュラ リガメント
**interclavicular ligament**

K-6 スターノクラヴィキュラ リガメント
**sternoclavicular ligament**

K-7 コストクラヴィキュラ リガメント
**costoclavicular ligament**

K-8 アクロウミオクラヴィキュラ リガメント
**acromioclavicular ligament**◆

K-9 トラベゾイド（トラピーゾイド）リガメント
**trapezoid ligament**◆

K-10 コウノイド リガメント
**conoid ligament**◆

K-11 コラコクラヴィキュラ リガメント
**coracoclavicular ligament**◆

◆**serratus anterior** 前鋸筋 ラテン語 serra セッラ「鋸（のこぎり）」から。前鋸筋のノコギリ状の形に由来する。ノコギリの歯のような形の色々なものの名称に使われている。例えば、センリョウ科の多年草の *Chloranthus serratus* クロラントゥス セラートゥス「フタリシズカ、二人静」も葉がギザギザしている。そして、1本の花茎に花穂が大抵は2本出る。ちなみに、ヒトリシズカ（別名ヨシノシズカ *Chloranthus japonicus*）という草もあるが、フタリシズカとはあまり似ていない。

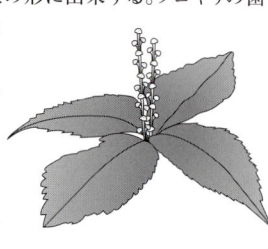

フタリシズカ *Chloranthus serratus*

◆**winged scapula** 翼状肩甲 scapula alata スキャピュラ アラータともいう。alata は、「翼」を意味するラテン語 ala の形容詞形である alatum 「翼状の」の女性形。この場合は、「翼のかたちをした」肩甲骨なので、形容詞が使われている。これが、「翼の〜」、「翼に属する」という場合なら、ala の属格 alae が使われる。例：levator alae nasi 鼻翼挙筋。この場合の alae は、「鼻翼の、鼻翼に属する」という意味なので、形容詞 alatum ではなく、名詞の属格が使われる（もちろん、このルールにも例外はある）。

◆**pectoralis minor** 小胸筋 ラテン語 pectus ペクトゥス「胸」に由来する。

◆**acromioclavicular ligament** 肩鎖靱帯 この **acromio-** とは「肩峰（**acromion**）」の造語形。ギリシャ語 ἄκρος アクロス「頂点の、先端の、とがった」＋ ὦμος オーモス「肩、上腕」。

◆**trapezoid ligament** 菱形靱帯、**trapezius** 僧帽筋 ギリシャ語 τράπεζα トラペザ「机、台形」に由来。trapezium 大菱形骨、trapezoid 小菱形骨とも同じ語源。このギリシャ語 τράπεζα トラペザ「机」は τετρα- テトラ「四」に πούς プース「足」を足したもので「四つ足」の意。防波堤の tetrapod テトラポッド も同根語。ちなみに、古代ギリシャにおいては「銀行家、両替屋」のことを τραπεζίτης トラペズィテース「机屋」と呼んだ。昔は「机」一つからでも、市の立つ広場などで商売が成り立ったことをこの語は示している。

◆**conoid ligament** 円錐靱帯 ギリシャ語の κῶνος コーノス「松かさ・松ぼっくり」に由来し「円錐形」の靱帯を表わしている。この語から、cone コウン「円錐」という語が派生した。conoid tubercle は、「円錐靱帯結節」。

◆**coracoclavicular ligament** 烏口鎖骨靱帯 **coraco-** とは、**coracoid process** 烏口（うこう）突起のこと。ギリシャ語

上肢帯は、ラテン語では cingulum pectorale **キ**ングルム ペクト**ラ**ーレ（英語読みで**ス**ィンギュラム ペクト**レ**イル）、もしくは、shoulder girdle **ショ**ウルダ **ガ**ードル、さらには thoracic girdle ソラ**ス**ィック **ガ**ードルと呼ぶこともある。cingulum とは「帯」を意味するラテン語である。

κόραξ **コ**ラクス「ワタリガラス」に、eidos（～のような）が付いたものが語源で、突起の形状がカラスのくちばしにたとえられている。

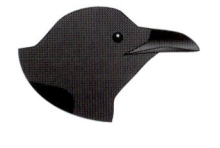

ワタリガラスの頭部

赤い部分が烏口突起

レ**ヴェ**イタ ス**キャ**ブュリー
**levator scapulae** K-12

ロン**ボ**イド **マ**イナ
**rhomboid minor**◆ K-13

## 菱形筋と独楽（こま）と菱脳
### RHOMB-「菱形」

**rhomboid** 菱形筋 は、ギリシャ語の ρόμβος **ロ**ンボス「菱形」に由来する。科学用語では種々の菱形のものにこの語が用いられる。
**rhombencephalon** ロンベン**セ**ファロン「菱脳（胎児の脳の最初の発生段階の3つの脳区画のうち一番後ろのもの。形が菱形をしている）」、
**rhombendodecahedron** ロンベンドデカ**ヒ**ードロン「斜方12面体（12の菱形の結晶面を持つ結晶体。garnet ガーネット「ザクロ石」などがある）」。

このロンボスは、さらにさかのぼると、古代ギリシャのおもちゃの独楽（こま）や、Bullroarer ブルローラー「うなり牛」など、ぐるぐる回るものを指していた。うなり牛とは、ヒモのついた笛の一種で、ぐるぐる振り回すと低いうなる音が出る。この楽器は世界中にあり、現代でもオーストラリアのアボリジニのものはお土産品として売っている。

そしてこの独楽を側面から見た形が、菱形をしているために、「菱形の」という意味に転じたと考えられている。ちなみに、英語で rhombos というように r の次にhが付くのは、古代ギリシャにおいてこの r は「強音」、ないしは「帯気音」だったため。英語では、これを表現したものが、wr- にあたる。このようにギリシャ語に由来して、語頭にくる r は大抵、rh- と綴られる（例：rheumatism リューマティズム「リウマチ」、rhino **ラ**イノ「動物のサイ」など）。逆にこの綴りを見れば、ギリシャ語に由来しているということが一目でわかる。

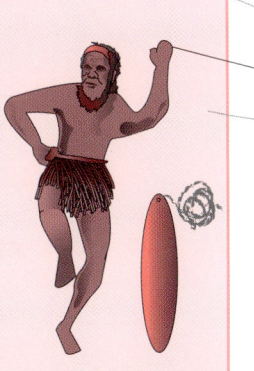

アボリジニのBullroarer

ロン**ボ**イド **メ**イジャ
**rhomboid major**◆ K-14

トランス**ヴァ**ーサス **ニュ**ーキー
*transversus nuchae* K-15

トラ**ピ**ーズィアス
*trapezius*◆ K-16

腱鏡にちょうど相当する語は英語にはない。というわけで、ここでは「腱鏡」に相当するドイツ語を示している。これをあえて英語でいうなら、aponeurosis of trapezius となる。ちなみに、ドイツ語のSpiegelは「鏡」の意。日本語の腱「鏡」はドイツ語に由来している。

**ゼ**ーネンシュ**ピ**ーゲル
*Sehnenspiegel* K-17

# L 肩関節の筋

● ここでは、体幹（脊柱、胸郭）と上腕とを結ぶ二つの筋（大胸筋、広背筋）及び、肩関節の関節包、そして肩関節の筋のうち、ローテーター カフ（回旋筋腱板）を構成する四つの筋について説明している。

## L-1 大胸筋（だいきょうきん）

※胸部表層の強力な筋。いわゆる「胸板」の筋。肩関節の内転、屈曲、水平屈曲、内旋を行ない、物を抱きかかえる時に働く。腕を用いるあらゆる競技において重要な役割を果たす。
時に先天的に全体ないし一部が欠損することがある。乳房はこの大胸筋膜の上にあり、バストアップを図ってこの筋を鍛えることもある。

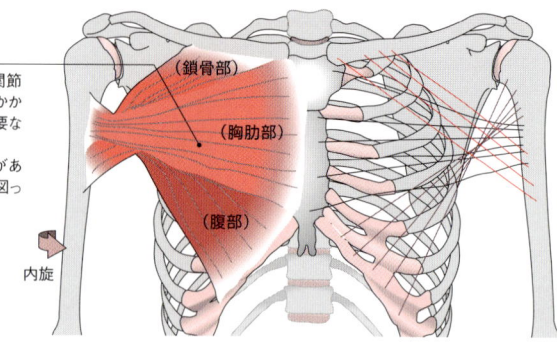

（鎖骨部）（胸肋部）（腹部）　内旋

## L-2 胸骨筋（きょうこつきん）

※胸骨付近に見られる変異。大胸筋に直交し、胸骨に平行に走る（出現率約4%）。

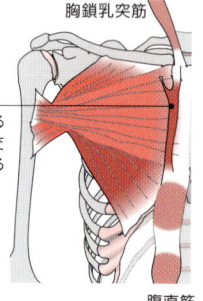

胸鎖乳突筋　腹直筋

## L-3 広背筋（こうはいきん）

※ヒトでは最も面積の「広い」筋。肩関節の伸展、内転、内旋に働く。「後ろに手を回す」筋。強制的な呼気の時にも働き、「咳（せき）の筋」とも呼ばれる。

T6 T7　内旋

## L-4 三角筋下包（さんかくきんかほう）
## L-5 関節包（かんせつほう）
## L-6 関節唇（かんせつしん）
## L-7 腋窩陥凹（えきかかんおう）
## L-8 腋窩（えきか）

※腋窩とはわきの下のくぼみのこと。前壁は「前腋窩ヒダ」といい、大胸筋からなり、後壁は「後腋窩ヒダ」で、広背筋（さらには、大円筋、肩甲下筋、上腕三頭筋長頭）からなる。上壁は上腕骨（さらには、烏口腕筋や上腕二頭筋短頭）からなる。

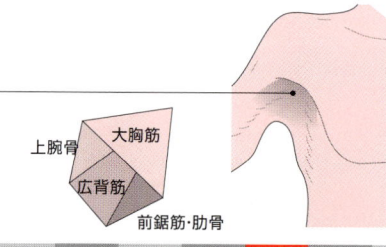

肩峰　鎖骨　棘上筋　肩甲骨関節窩　三角筋

上腕骨　大胸筋　広背筋　前鋸筋・肋骨

| A | B | C | D | E | F | G | H | I | J | K | L | M | N |
|---|---|---|---|---|---|---|---|---|---|---|---|---|---|
| 全身 | 表情筋 | 咀嚼筋 眼・耳 | 舌・咽頭 喉頭 | 頚部 | 背部 | 胸郭 | 横隔膜 | 腹部 | 骨盤 会陰 | 上肢帯 | 肩関節 | 上腕 | 前腕の回旋筋 |

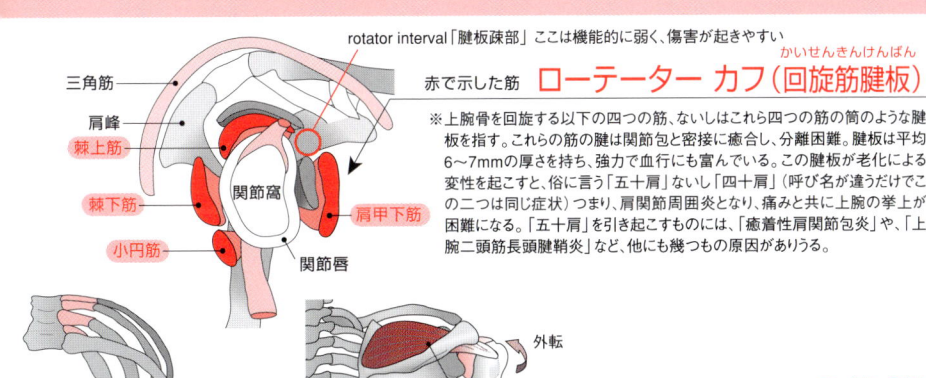

肩関節は、ヒトの関節中で最も可動範囲が大きい反面、関節窩が小さく安定性に欠け、最も脱臼を起こしやすい。そのため右ページに示すローテーター カフ（回旋筋腱板）と呼ばれる四つの筋、「肩甲下筋（内旋）」、「小円筋（外旋）」、「棘上筋（外転）」、「棘下筋（外旋）」の腱が関節包とつながり、上腕骨頭を包んで肩関節を補強している。

rotator interval「腱板疎部」ここは機能的に弱く、傷害が起きやすい

赤で示した筋 **ローテーター カフ（回旋筋腱板）** かいせんきんけんばん L-9

※上腕骨を回旋する以下の四つの筋、ないしはこれら四つの筋の筒のような腱板を指す。これらの筋の腱は関節包と密接に癒合し、分離困難。腱板は平均6〜7mmの厚さを持ち、強力で血行にも富んでいる。この腱板が老化による変性を起こすと、俗に言う「五十肩」ないし「四十肩」（呼び名が違うだけでこの二つは同じ症状）つまり、肩関節周囲炎となり、痛みと共に上肢の挙上が困難になる。「五十肩」を引き起こすものには、「癒着性肩関節包炎」や、「上腕二頭筋長頭腱鞘炎」など、他にも幾つもの原因がありうる。

**棘上筋** きょくじょうきん L-10

※棘上筋は、上腕の外転及び関節窩に上腕骨頭を引き付け、安定化させる働きがある。力を入れずに腕をだらりと垂らした時（安静下垂時）にも、この棘上筋のみが常に肩関節安定のために緊張している。また、投球時に上腕骨が引っ張られて肩甲骨から離れようとする時も、それに抵抗する。棘上筋は、ローテーター カフの中でも最も負担が大きく、損傷を受けやすい。腕を外転させる時、もし三角筋だけでは上腕骨頭が安定せずに上滑りして関節包を肩峰や烏口突起で押しつぶしかねない。しかし棘上筋だけでは停止位置が肩関節に近すぎて十分に腕を上げることができない。二つの筋が共同してはじめてスムーズな外転が可能となる。

**棘下筋** きょくかきん L-11

※上腕骨の外旋筋としては最も強力。また、肩関節の後方の安定化にとって重要。ローテーター カフの中では棘上筋に次いで、損傷を受けやすい。

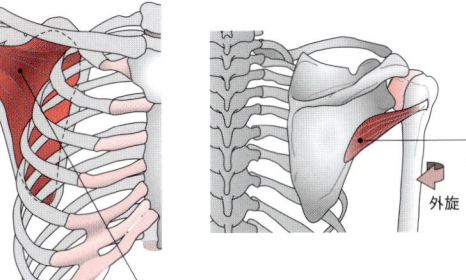

**小円筋** しょうえんきん L-12

※棘下筋と小円筋の働きは似ており、棘下筋の働きを助ける。二つの筋は同時に働いている。大円筋とは名前は似ているが、機能も支配神経も異なる（大円筋は肩甲下神経、小円筋は腋窩神経後枝）。

**肩甲下筋** けんこうかきん L-13

※上腕骨の内旋、内転、伸展時に働く。広背筋や大円筋と働きには似ているが、停止が肩関節により近いためにあまり大きな力を出すことができない。

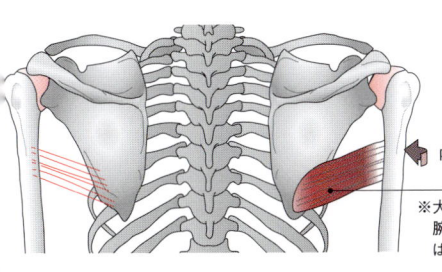

**大円筋** だいえんきん L-14

※大円筋は肩関節の伸展、内転、内旋に働く。広背筋とは、働きも停止の位置（上腕骨の小結節稜）も同じため、広背筋の「小さなヘルパー（little helper）」と呼ばれることがある。広背筋とは、発生学的に同じ起源。

# L  Muscles of Shoulder Joint

L-1 **pectoralis major**◆
ペクトレイリス（ペクトラリス）　メイジャ

L-2 *sternalis*
スターナリス（スターネイリス）

L-3 **latissimus dorsi**◆
ラティッスィマス　ドーサイ

> bursa とは「包」、滑膜で包まれた入口も出口もない袋。「滑液包」は、**synovial bursa** ともいう。

L-4 **subdeltoid bursa**◆
サブデルトイド　バーサ

L-5 **joint capsule**◆
ジョイント　キャプスール

L-6 **articular labrum**、（複）**labra**◆
アーティキュラ　レイブラム　レイブラ

L-7 **axillary arch**（*recess*）
アクスィラリ　アーチ　リセス（リーセス）

L-8 **axilla**◆
アクスィラ

---

◆**pectoralis major** 大胸筋 ラテン語 **pectus** ペクトゥス「胸」より。

◆**latissimus dorsi** 広背筋 dorsi「背側の」は、ラテン語 **dorsum** ドルスム「背」の属格。latissimusは、ラテン語 **latus** ラートゥス「広い」の最上級。latus は、**fascia lata** ファッシャ　レイタ「大腿筋膜」（字義通りには「広い筋膜」）などの「広い」という意味で解剖学用語で用いられている。英語の **latitude** ラティテュード「緯度、許容範囲」、**dilator** ダイレイタ「散大筋」も同じ語源。

◆**subdeltoid bursa** 三角筋下包　bursaの複数形は **bursae** バースィー。bursaは、ラテン語で「財布、巾着袋」の意。英語の **purse** パース「財布」も、bがpに変化した派生語。この意味からさらに、bursar バーサ「大学などの会計係、出納係」や、**purser** パーサ「（客船や旅客機の会計・手荷物・切符などの世話を司る）事務長、パーサー」という語が派生した。bursaは、さかのぼればギリシャ語 βύρσα ビュルサ「皮袋、皮袋でできたぶどう酒入れ」が起源。

◆**joint capsule** 関節包 articular capsuleともいう（p.60コラム参照）。

◆**articular labrum** 単に labrum でも「関節唇」を表わす。ラテン語 **labrum** ラーブルム「唇、縁」に由来。

◆**axilla** 腋窩 armpit アームピット、もしくは axillary fossa ともいう。ラテン語 **axilla** アークスィラ「肩、上腕、腋」から。

---

## ローテーター カフと袖口、カフスボタンと血圧計バンド
### CUFF「袖口」

**rotator cuff** ローテーター　カフ（回旋筋腱板）に使われている cuff とは、「袖口、カフス」のこと。「回旋筋腱板」が、ちょうど袖口のように上腕骨頭を包んでいる様から。cuff というこの語自体の由来はあまり定かでない。cuff link カフ リンク、ないしは cuff button カフバタンは、「カフスボタン（英語では、カフスのスはつかない）」のこと。袖口にカフス（cuffs）をつけるファッションは、17世紀フランス宮廷の貴族から始まった。装飾的なカフスの流行に伴い、カフスを留める飾りボタンが普及したという。

さらに、英語の cuff には「ズボンの折り返し、手錠、血圧計のバンド」という意味もある。ちなみに、cuffing カフィングとは、「袖口様白血球集合（感染や炎症時に、血管の周囲へ白血球が集合すること）」を指している。

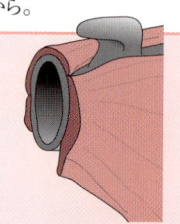

ローテーター カフ

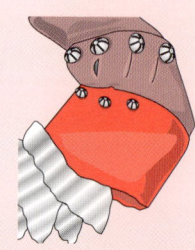

フランス貴族のカフス（フランス語では、カフスのことは manchette マンシェットという）

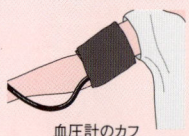

血圧計のカフ

> 肩を意味する shoulder ショウルダは、ゲルマン語系の語で、「平たいもの」、つまり「肩甲骨」に由来すると考えられている。英語のshallの過去形の should シュッドは、綴りは shoulder と似ているが発音も起源も全く違う。とはいえ should も、中英語では shoulde シュールダと発音していたが、時が経つうちに シュールド → シュルド → シュッドと発音だけが弱くなってしまい、綴りと発音のズレが生まれた。

◆**rotator cuff** ローテーター カフ（回旋筋腱板）**musculotendinous cuff** マスキュロテンディナス カフ（musculo-「筋の」+tendinous「腱の」、つまり「筋と腱の袖口」の意）ともいう。英語の rotator ロウテイタは、「回転させるもの」の意。外旋や内旋を行なう回旋筋のことを指す。英語の rotation ロウテイション「回転、交替、ローテーション」や、rotary ロウタリ「回転式、ロータリー（エンジン）」なども類語。cuff カフ ⇒左ページのコラム

◆**teres major** 大円筋、**teres minor** 小円筋 ラテン語 teres テレス「丸い、円の」に由来。とはいえ、大円筋も小円筋も外形は丸くなく、断面が丸いわけでもない。それゆえ、teres が tero テロー「滑らかにする、磨く、脱穀する」に由来することから、「滑らかな」表面の筋とする見方もある。ちなみに、成魚の体の断面が丸い「ウルメイワシ」の学名は、*Etrumeus teres* である。

**rotator cuff** (of shoulder)◆ L-9
ロウテイタ カフ オヴ ショウルダ

ウルメイワシ
*Etrumeus teres*
目が透明な膜「脂瞼（しけん）」に被われているため、潤んで見える

**supraspinatus** L-10
スープラスパイネイタス

> **supraspinatus** 棘上筋とは、肩甲棘 **spine of scapula** の上（supra-）にある筋の意。
> **infraspinatus** 棘下筋は、その下（infra-）にある筋の意。

**infraspinatus** L-11
インフラスパイネイタス

## アウターマッスルとインナーマッスル

表層にあって触れることのできる筋肉をアウターマッスル、体の深層にある筋肉をインナーマッスルという分け方がある。肩関節では、三角筋や大胸筋がアウターマッスルで、ローテーターカフがインナーマッスルに相当する。アウターマッスルが大きな動作・パワーを発揮する直線的な動きなのに対し、インナーマッスルは、ひねりの動作や、肩から腕が抜けないように支える、関節の安定装置 **stabilizer** スタビライザとして機能している。負荷の大きいアウターマッスルのトレーニングは、目に見えて筋肉が発達することによってその効果がわかりやすいが、アウターマッスルばかり鍛えると、筋のアンバランスが生じ、故障の原因となる。

さらに、肩の使い過ぎによって起こる症状の一つには、**impingement syndrome** インピンジメント スィンドロウム「インピンジメント症候群」がある。impingement とは「衝突」の意。繰り返しの動作によって、肩峰下滑液包や腱板に炎症が生じ、肥厚・変性すると、上肢を挙上した際に腱板や上腕二頭筋腱が烏口肩峰アーチと「衝突」し、肩の痛みや運動障害を起こす。いわゆる「野球肩」の原因の一つ。野球に限らずテニス、バレーなど種々の種目で起こりうる。

インナーマッスルのトレーニングは、このインピンジメント症候群の予防や、リハビリテーションのため、またバッティング・ピッチングなど回旋の動きが多い野球のような種目でのバランスの取れた筋力強化のため行なわれている。筋肉トレーニングチューブ・ゴムチューブを用いる方法や、軽いダンベルを使う方法がよく行なわれている。肩のインナーマッスルの一つである棘上筋は、加齢によって衰えやすい筋でもあるので、これを鍛えることは五十肩の予防にもなる。

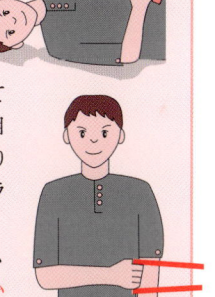

ダンベルによるインナーマッスルのエクササイズ例
（水を入れたペットボトルで行なう事も可能）

チューブを用いた
エクササイズ例

**teres minor**◆ L-12
テリーズ（ティーリーズ）マイナ

**subscapularis** L-13
サブスキャピュラリス

**teres major**◆ L-14
テリーズ（ティーリーズ）メイジャ

# M 上腕の筋

● ここでは、特に上腕の筋、及び肩関節の靭帯についても紹介する。上腕の筋は、筋間中隔によって、腹側筋群（上腕筋、上腕二頭筋）と背側（上腕三頭筋、肘筋）に分けられる。上腕筋は上腕骨のみならず、この筋間中隔からも起こっている。

## M-1 三角筋（さんかくきん）

※肩関節の中で最も強力な外転筋。物を持ち上げる運動時に重要。三角筋は、起始・機能の違いによって
- 鎖骨部（前部）…屈曲、水平屈曲、内旋
- 肩峰部（中部）…外転
- 肩甲棘部（後部）…伸展、水平伸展、外旋

に分けられる。
　この筋は腕を水平位に挙げた時には外転筋として働くが、腕を下に降ろした場合、内転筋としても働くことになる⇒p.100「筋の作用あれこれ」。
　三角筋の付着は、鎖骨から肩甲骨の肩峰、肩甲棘にわたり、ほぼ僧帽筋の付着位置と同じ。三角筋が上腕を外転する際、僧帽筋が肩甲骨を固定して重量物の持ち上げが可能になる。
　三角筋は肩関節をすっぽり覆い、衝撃を吸収する保護の役割もする。

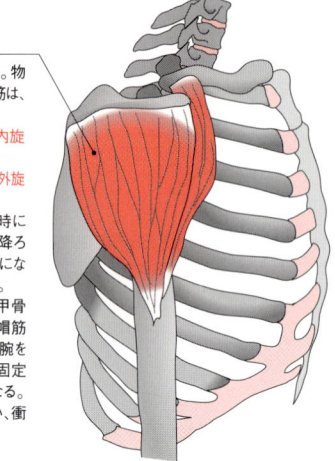

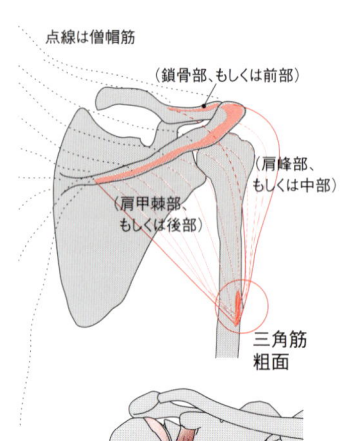

点線は僧帽筋
（鎖骨部、もしくは前部）
（肩峰部、もしくは中部）
（肩甲棘部、もしくは後部）
三角筋粗面

## M-2 烏口腕筋（うこうわんきん）

※烏口腕筋は比較的小さな筋で、肩関節の屈曲や内転を補助する。上腕を90°外転して、持ち上げている時に、腕を胸に向かって水平方向に動かす際に（＝水平屈曲）、特に働く。

## M-3 （上腕三頭筋）長頭（ちょうとう）

## M-4 （上腕三頭筋）外側頭（がいそくとう）

## M-5 （上腕三頭筋）内側頭（ないそくとう）　※やや色の濃い部分

## M-6 上腕三頭筋（じょうわんさんとうきん）

※肘関節では、主要な伸展筋として働く。三つの筋頭からなり、それらは共通の腱板を作って尺骨肘頭に停止する。長頭に関しては、肩関節と肘関節をまたぐ2関節筋。肩関節では、長頭は腕の伸展及び内転を助ける。
　上腕三頭筋は、腕立て伏せの際に腕を伸ばす時や、何かを腕で押す動作の際に強力に働く。

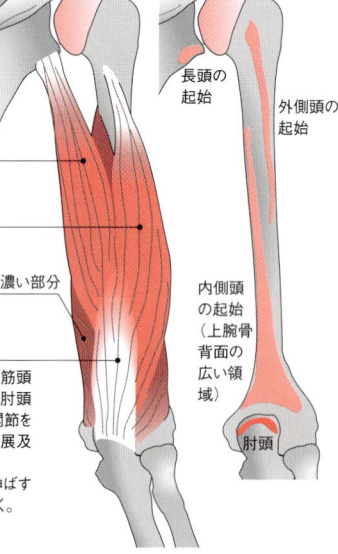

長頭の起始
外側頭の起始
内側頭の起始（上腕骨背面の広い領域）
肘頭
外側上顆

## M-7 肘筋（ちゅうきん）

※前腕の伸展を行い、上腕三頭筋を補助する。また、関節包を緊張させ、それによって伸展中に関節包が関節に引き込まれないように防いでいる。

## M-8 肘関節筋（ちゅうかんせつきん）

※上腕三頭筋から関節包に伸びる線維束。

上腕二頭筋は大腿二頭筋（ハムストリング）と並び、肉離れや断裂を起こしやすい。上腕二頭筋は肘を曲げ、上腕三頭筋は伸ばすときに使われるので、お互いの拮抗筋（きっこうきん）となっている。拮抗筋は、一方が収縮する時、完全に弛緩している訳ではなく、他方も必ず働いており、動きのバランスを保っている。しかし、拮抗筋との筋力差が大きいと、弱いほうが傷害を受けることがある。

**（上腕二頭筋）長頭** M-9

**（上腕二頭筋）短頭** M-10

**上腕二頭筋** M-11

※肘関節の中で最も強力な屈筋。「力こぶ」をつくる筋肉。肩関節と肘関節をまたぐ2関節筋。橈尺関節も加えて3関節筋ともいわれる。肘関節の屈曲時には、前腕の回外筋としても働く（上腕二頭筋に触れながら前腕を回外させると筋が働いていることがわかる）。逆に前腕回内時には、橈骨が回転して停止部の橈骨粗面がずれるために屈曲力が弱まる。上腕から始まって前腕を回旋する筋としては、上腕二頭筋のような強力な回外筋はあっても、強力な回内筋はない。上腕二頭筋はその付着位置から、上腕筋と共に速さに有利な筋 spurt muscle に分類される。

※面状の腱となり、前腕筋膜の中に分散し入り込んだもの。 **上腕二頭筋腱膜** M-12

※関節窩が小さく、上側がゆるいことを補うため、この靭帯が上腕骨頭との間で関節のような働きをしている（これを「第2肩関節」という）。 **烏口肩峰靭帯** M-13

第2肩関節

※烏口突起から始まり、関節包に癒合して大・小結節に付く。関節包上部を覆い、補強する強い靭帯。 **烏口上腕靭帯** M-14

※関節唇の上、前、下部から始まり、解剖頚に付く。関節包前面を補強する。 **関節上腕靭帯** M-15

**結節間滑液鞘（上腕二頭筋腱滑液鞘）** M-16

**上腕筋** M-17

※肘関節の屈曲。前腕を回外・回内させてもあまり動かない尺骨に付着しているので、上腕二頭筋とは異なって回内時にも屈曲力が弱まることはない。

**腕橈骨筋** M-18

※一つの骨の遠位端から始まり、他の骨の遠位端に停止する唯一の筋。上腕骨外側が起始というと大抵伸筋だが、この筋だけは例外的に屈筋という変わり者。さらに、外側上顆から橈骨に停止するという位置関係ゆえに、前腕回外位では回内運動、前腕回内位では回外運動に働く。
瞬発力に強い spurt muscle（上腕二頭筋や上腕筋が含まれる）と比べ、腕橈骨筋は、力学的に効率的に作用する、力に有利な筋 shunt muscle に分類される。また、負荷のかからない肘関節の屈曲ではほとんど働かず、むしろ負荷のかかる緊急時に活動するために、emergency muscle とも呼ばれている。

回外

切断面

右上腕断面

上腕二頭筋
（長頭）（短頭）

上腕筋

（内側頭）

（外側頭）（長頭）
上腕三頭筋

筋間中隔

上腕骨
外側上顆
橈骨
尺骨
V

# M Muscles of Arm

●arm アーム は、一般の英語では前腕も上腕も指しているが、解剖学的には肩から肘までの間を指している。

| | |
|---|---|
| M-1 | デルトイド<br>**deltoid**◆ |

◆**deltoid** 三角筋 ギリシャ語の文字 Δ デルタ に、eidos（〜のような）が付いたもの。デルタは、科学用語としては、α、β、γ、δ…のように順番に付けられた名称によく見られる。例：delta rhythm デルタ リズム「δ（デルタ）波」（脳波の一種）、delta fibers デルタ ファイバーズ「デルタ線維」（神経線維の一種）、delta cell of pancreas デルタ セル オヴ パンクリアス「膵デルタ細胞（= D cell）」などがある。

◆**coracobrachialis** 烏口腕筋、**coracoacromial ligament** 烏口肩峰靭帯 coraco- は、**coracoid process** 烏口（うこう）突起のこと。p.48「烏口鎖骨靭帯」の項を参照。

◆**triceps brachii** 上腕三頭筋、**biceps brachii** 上腕二頭筋 tri- は 3を表わし、bi- は 2 を表わす接頭辞。ceps は、ラテン語の caput カプト「頭」。brachii は、ラテン語 brachium ブラキウム「腕」の属格。

◆**anconeus** 肘筋 ギリシャ語の αγκών アンコーン「曲がったもの、肘」の意。英語の anchor アンカー「錨（いかり）」も、同根語（錨は確かに曲がっている）。

> このページのbrachialis、またcoracobrachialis、brachioradialisの、〜alis は、〜アリスとも、〜エイリスとも発音されている。

| | |
|---|---|
| M-2 | コラコブレイキアリス<br>**coracobrachialis** |
| M-3 | ロング　ヘッド<br>*long head* |
| M-4 | ラテラル　ヘッド<br>*lateral head* |
| M-5 | ミーディアル　ヘッド<br>*medial head* |
| M-6 | トライセプス　ブレイキアイ<br>**triceps brachii**◆ |

> brachii ブレイキアイ は、ブラキアイ・ブラキイー等の様々な発音が許容されており、統一されていない。

| | |
|---|---|
| M-7 | アンコウニーアス<br>**anconeus**◆ |
| M-8 | アーティキュラリス　キュービタイ<br>*articularis cubiti* |

## 上腕筋とブラキオサウルス、歯列矯正器具とブレスレット
### BRACHIO-「腕」

**brachialis** 上腕筋 は、ラテン語 brachium ブラキウム「腕」から派生した語だが、さかのぼるとギリシャ語の βραχίων ブラキーオーン「上腕、肩」にたどりつく。この語から様々な科学用語が生まれている。**brachiosaurus** ブラキオサウラス「ブラキオサウルス」は、σαῦρος サウロス「トカゲ」との合成語「腕トカゲ」の意。これは、前脚（いわば腕）が後脚より長いため。これは竜脚類（カミナリ竜）では珍しいこと。ちなみに、ギリシャ語のブラキーオーンは、ギリシャ語の βραχύς ブラキュス「短い」に由来する（なぜなら、前腕と比べて上腕の方が短いため）という説もあるが、ブラキオサウルスの命名者はその由来までは考慮には入れていなかったのであろう。

ブラキオサウルス

※最近は、ブラキオサウルスは血圧等の問題でこの図のように首を上げることは不可能だったという見解が広まっている。もっとも、心臓や頭頸部の血管の構造が不明な以上、推測の域は超えられない。

シャミセンガイ

また、**brachiopod** ブラキオポッド「腕足類」は、シャミセンガイや、ホウズキガイを指す。貝という名があるが全く異なる生き物。今は種類も少ないが古生代には二枚貝よりも栄えていた。二枚貝が体の左右に殻を持つのに対して、腕足動物の殻は体の前後（腹・背）に持ち、しかも非対称である。

ラテン語 brachium がフランス語 bras を介して英語になったものが、**brace** ブレイス「（腕で）抱く、抱き締める、しっかり支える」で、「歯列矯正器具」や「（斜に入れる補強用の）筋交い、ブレース」という意味も生じた。さらには、**bracelet** ブレイスレット「腕輪、ブレスレット」も同じ派生語である。

| 56 | A 全身 | B 表情筋 | C 咀嚼筋<br>眼・耳 | D 舌・咽頭<br>喉頭 | E 頸部 | F 背部 | G 胸郭 | H 横隔膜 | I 腹部 | J 骨盤<br>会陰 | K 上肢帯 | L 肩関節 | **M 上腕** | N 前腕の<br>回旋筋 |

● armが解剖学的には肩から肘までの間を指すため、肘から手根関節部までは解剖学的には forearm フォアアーム「前腕」という。上腕の限定的表現には、upper arm アッパ アームが、前腕は lower arm ロウア アームがある。

◆ **glenohumeral ligaments** 関節上腕靱帯　ギリシャ語の γλήνη グレーネーは「眼球」の意。転じて「浅いくぼみ」そして「関節窩」となった。

◆ **brachioradialis** 腕橈骨筋　ラテン語 radius ラディウス「一点から発する光線、放射線、車輪のスポーク」→「橈骨」から。

## 腕とスペイン無敵艦隊、警報とアルマジロとダンゴムシ ARM「腕」

**arm** 腕は、ゲルマン系の言葉、さかのぼると印欧祖語の *armo-「共に結び付ける、合わせる」に由来すると考えられている。この同じ印欧祖語から、ラテン語の armus アルムス「肩」、つまり「体のつなぎ目」が生じ、さらに、体に（保護のため）ぴったり合わせるものということで、arma アルマ「武器、鎧（よろい）」、さらに発展して「戦争」という意味が生まれた。そしてこのラテン語から、英語の armsアームズ「武器」という語が派生した。英語の arm「腕」と arms「武器」とは、経路は別だが、起源は同じ。「武器」の arms が常に複数形なのは、昔、ラテン語の arma 自体、複数中性名詞のみが使われていたことに起因するかもしれない。しかし後期ラテン語では arma は、単数女性名詞扱いになった（これは語尾が -a なので混同されたため）。英語の arms にも、単数形が18世紀頃になって現われたのだが、結局定着しなかった。

ちなみに、南米の armadillo アーマディロウ「アルマジロ」も、ラテン語 arma の縮小詞がスペイン語を経由した語。「小さな鎧で武装した」の意。さらにアルマジロのような形のダンゴムシの学名も、*Armadillidium* アルマディリディウム という。armadaアーマーダ「艦隊」もスペイン語経由の語。特に the Armada といえば、「スペインの無敵艦隊、アルマダ」を指す。また、フランス語経由で入った語には、英語の armorアーマ「武具、鎧」や、armyアーミ「陸軍」がある。また、alarmアラーム「警報、警鐘、驚き」は 元来イタリア語で、a「～へ」＋ le（定冠詞）＋ arme「武器」→ all'arme!「武器を取れ!、戦闘準備!」の意。様々な国を経て、実に様々な英単語を生んでいる。

他に、印欧祖語の *armo-から、ギリシャ語の ἁρμός ハルモス「つなぎ目、結合、関節」が生まれ、英語のharmony ハーモニー「調和、ハーモニー」という語にまで発展した。これに φιλία フィリア「愛、愛好」が付くと、philharmonicフィルハーモニック「音楽愛好の、交響楽団の」という英語になる。

ロング　ヘッド
*long head* M-9

ショート　ヘッド
*short head* M-10

バイセプス　ブレイキアイ
*biceps brachii*◆ M-11

オカダンゴムシ
*Armadillidium vulgare*

バイスィピタル　アポニューロウスィス
*bicipital aponeurosis* M-12

コラコアクロウミアル　リガメント
*coracoacromial ligament*◆ M-13

コラコヒューマラル　リガメント
*coracohumeral ligament* M-14

グリーノヒューマラル　リガメンツ
（複）*glenohumeral ligaments*◆ M-15

インターテューバキュラ　テンドン　シース
*intertubercular tendon sheath* M-16

ブレイキアリス
*brachialis*◆ M-17

ブレイキオレイディアリス
*brachioradialis*◆ M-18

## 掟破りの腕橈骨筋
**BrachioRadialis**

この筋は、前腕の屈筋なのに外側上顆が起始という、まさに Breaking Rule muscle「掟破りの筋」。また、前腕の回外・回内の中間位、つまり親指が上を向いている時に、強力に働く屈筋なので、Beer Raising muscle「ビール持ち上げ筋」という異名がある。

# N 前腕の筋〈回外・回内筋〉

ここでは、前腕の筋のうち、回外・回内に関わる筋について紹介する。また肘関節の靱帯についても図示している。

**右前腕の回外・回内筋**

回外位
回内位

### N-1 方形回内筋 (ほうけいかいないきん)
※前腕を回内させる。ネジをはずすためにドライバーを回す時に、特に方形回内筋が働く。また、ピッチャーがシュートボールを投げる時にも、この筋が活躍する。

方形回内筋
尺骨　橈骨
回内
（図は回外位、点線は回内の途中）

### N-2 回外筋 (かいがいきん)
※前腕を回外させる。ネジをしめるためにドライバーを回す時に特に使われる。肘関節が屈曲している時に前腕を回外する際には、回外筋は働かず、むしろ上腕二頭筋が働いている。

上腕二頭筋　回外筋
橈骨　尺骨
回外
（図は回内位、点線は回外位）

尺骨　橈骨
内側←　→外側
上腕骨

### N-3 円回内筋 (えんかいないきん)
※肘の屈曲と共に、前腕の回内を行なう。

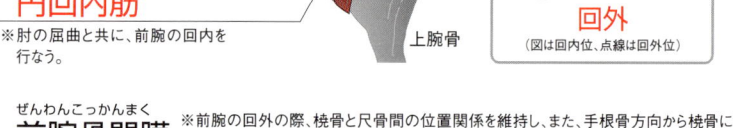

### N-4 前腕骨間膜 (ぜんわんこっかんまく)
※前腕の回外の際、橈骨と尺骨間の位置関係を維持し、また、手根骨方向から橈骨に対して軸方向に受ける圧力を、尺骨に伝え、ひいては上腕骨へ力学的に伝達する。

### N-5 斜索 (しゃさく)

尺骨　橈骨
上腕骨

## [肘関節を構成する三つの関節]

### N-6 腕尺関節 (わんしゃくかんせつ) [らせん関節]
※らせん（螺旋）関節は蝶番関節の一種。屈曲・伸展に伴って運動軸がラセン状を描く腕尺関節や距腿関節に用いられる。

### N-7 腕橈関節 (わんとうかんせつ) [球関節]

### N-8 上橈尺関節 (じょうとうしゃくかんせつ) [車軸関節]

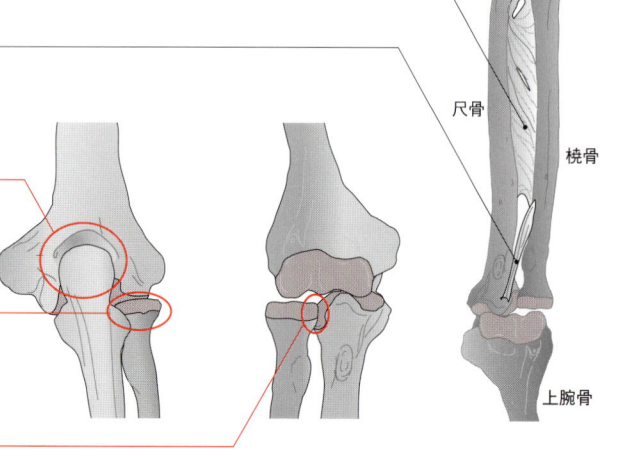

● 肘関節は「蝶番（ちょうばん・ちょうつがい）関節」で、動きは屈伸運動のみ。本来は外側へは曲がらない前腕が、外反しないように防いでいるものに、内側（尺側）側副靭帯がある。投球動作を反復するスポーツではこの靭帯に損傷が加わることがある。反対側の外側（橈側）側副靭帯は、あまり損傷を受けない。車軸関節で、橈骨頭が橈骨輪状靭帯内で回転する。

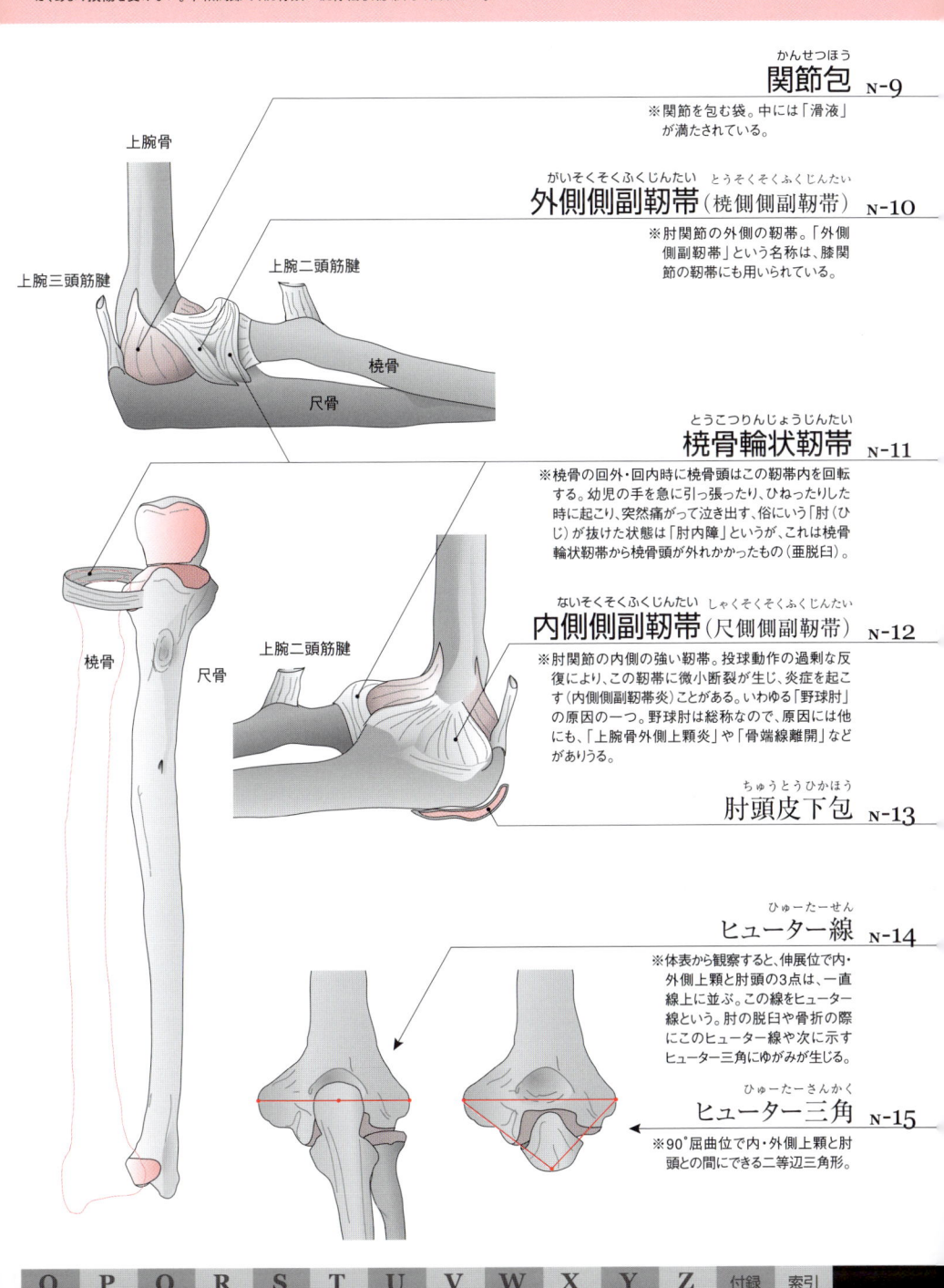

## 関節包 N-9
※関節を包む袋。中には「滑液」が満たされている。

## 外側側副靭帯（橈側側副靭帯） N-10
※肘関節の外側の靭帯。「外側側副靭帯」という名称は、膝関節の靭帯にも用いられている。

## 橈骨輪状靭帯 N-11
※橈骨の回外・回内時に橈骨頭はこの靭帯内を回転する。幼児の手を急に引っ張ったり、ひねったりした時に起こり、突然痛がって泣き出す、俗にいう「肘（ひじ）が抜けた状態」を「肘内障」というが、これは橈骨輪状靭帯から橈骨頭が外れかかったもの（亜脱臼）。

## 内側側副靭帯（尺側側副靭帯） N-12
※肘関節の内側の強い靭帯。投球動作の過剰な反復により、この靭帯に微小断裂が生じ、炎症を起こす（内側側副靭帯炎）ことがある。いわゆる「野球肘」の原因の一つ。野球肘は総称なので、原因には他にも、「上腕骨外側上顆炎」や「骨端線離開」などがありうる。

## 肘頭皮下包 N-13

## ヒューター線 N-14
※体表から観察すると、伸展位で内・外側上顆と肘頭の3点は、一直線上に並ぶ。この線をヒューター線という。肘の脱臼や骨折の際にこのヒューター線や次に示すヒューター三角にゆがみが生じる。

## ヒューター三角 N-15
※90°屈曲位で内・外側上顆と肘頭との間にできる二等辺三角形。

# N Muscles of Forearm <rotator>

**N-1** ブロウネイタ クワドラタス（クワドレイタス）
**pronator quadratus**◆

橈骨の橈の字は「たわむ」を意味する。この「たわみ」は回内時に尺骨にぶつからないために重要。もし、まっすぐだと、あまり回内はできない。

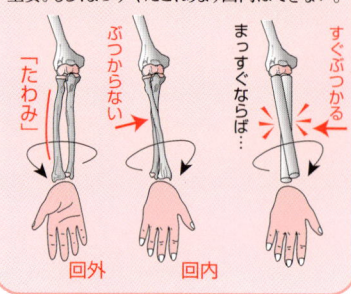

「たわみ」「ぶつからない」「まっすぐならば…」「すぐぶつかる」
回外　回内

**N-2** スーピネイタ
**supinator**◆

**N-3** ブロウネイタ ティーリーズ（テリース）
**pronator teres**
※of forearmは、antebrachial アンティブレイキアル という形容詞とも置き換えられる。

**N-4** インターロスィアス メンブレイン オヴ フォーアーム
**interosseous membrane of forearm**

**N-5** オブリーク コード
**oblique cord**◆

**N-6** ヒューメロアルナ ジョイント
**humeroulnar joint**◆

**N-7** ヒューメロレイディアル ジョイント
**humeroradial joint**

**N-8** プロクスィマル レイディオアルナ ジョイント
**proximal radioulnar joint**◆

---

◆**pronator quadratus** 方形回内筋、**pronator teres** 円回内筋　この **pronator** 回内筋は、ラテン語 prono プローノー「前に曲げる」に由来する。英語の prone プロウン「〜しがちの、〜する傾向のある、うつむきの、うつ伏せの、下り勾配の」も同根語。

◆**supinator** 回外筋　ラテン語 supino スピーノー「後ろに曲げる」。これは、sub-「下に」に由来している。英語の supine スーパイン「仰向けの、怠惰な、無気力な」も同根語。英語の spin スピン「回転させる、紡ぐ」はゲルマン語系の語で、全く由来が異なる。

◆**oblique cord** 斜索　cordは、ラテン語 chorda コルダ「線、索、ロープ」に由来。英語の chord コード「弦、和音」と cord コードはやや使われ方が異なるものの同根語である。斜索は、Weitbrecht cord「ヴァイトブレヒト索」とも呼ばれる。

◆**humeroulnar joint** 腕尺関節、**proximal radioulnar joint** 上橈尺関節　ulnar は、「尺骨(ulna)の」という意味の形容詞。ギリシャ語 ὠλένη オーレネー「肘(ひじ)、肘から手にかけての腕」に由来する。olecranon オリクレイナン「肘頭」も類語。

◆**joint capsule** 関節包　この語を関節嚢と訳すこともある。ラテン語 capsula カプスラ「小さな入れ物」に由来。

◆**lateral(radial) collateral ligament** 外側側副靭帯、**medial(ulnar) collateral ligament** 内側側副靭帯　collateralは、ラテン語 col-「共に」＋ latus ラトゥス「側面の」。解剖学用語では、「副行の」「側副の」という意味で、また副行する血管や神経の「側副枝」を指す。英語で collateral コラテラルというと、「副次的な、二次的な、間接的な、従属的な、付随する、傍系の」という形容詞や、「傍系親族、担保物件」という意味の名詞で使われている。

---

### 関節包とカプセル、キャパシタ
### CAPSA「箱」

　**joint capsule** 関節包 の capsule キャプスール「カプセル」は、ラテン語 capsula カプスラ「小さな入れ物」に由来。capsuleは、「被膜や、鞘、嚢」を指す種々の名称に使われている(Bowman capsule「ボーマン嚢」等)。
　capsule はラテン語の capsa カプサ「箱」の縮小詞。この語から、英語の case ケイス「箱、ケース」や、casement ケイスメント「枠の付いた開き窓」が生じた。また capsaは、ラテン語動詞の capio カピオー「取る」の名詞化したものだが、このcapioから、capacity キャパスィティ「余裕、容積、容量」という語や、capacitor キャパスィタ「キャパシタ（二次電池やコンデンサを含む）」が派生した。

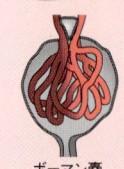

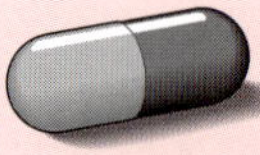

ボーマン嚢

○ elbow エルボウ「肘」の el- は、ギリシャ語のオーレネー「肘」と同じ起源。bowは「弓」だが、元々「曲げる」という意味があり、肘も腕を曲げるところ。「おじぎをする」の bow バウとも同根語。bowlボウル「どんぶり、鉢」と綴りはにているが、語根は異なり「ふくれる」という意味を持つ。bowlは、ball ボール「球」と同根語。

## テニス肘、ゴルフ肘、野球肘
### 種々の肘の傷害

腕の運動が重要な役割を果たすスポーツでは、肘の過労による傷害が起きやすい。それぞれのスポーツによってテニス肘、ゴルフ肘（ゴルファー肘）、野球肘、槍投げ肘等と呼ばれる。これらはすべて総称であって、色々な原因を含んでいる。

その原因の一つ、上腕骨内側上顆炎は、前腕の屈筋と回内筋の使い過ぎによって、肘の内側上顆付近の腱や滑膜が炎症を起こすもの。肘の内側が痛む。これは、前腕の屈筋を酷使するスポーツ活動によく生じる。別名「ゴルフ肘」や「野球肘（内側型）」、さらにフォアハンドを多用するテニスプレーヤーにもよく発生するため「フォアハンドテニス肘」ともいわれる（このケースは、テニス肘では比較的少ない）。

それに対し、バックハンドの多用によって起こる「テニス肘」は、上腕骨外側上顆炎。肘の外側が痛む。これは前腕の伸筋と回外筋の使い過ぎによって、外側上顆部で腱等が炎症を起こす疾患。手の作業を多く行なう仕事の人にも見られる。

もっとも、上腕骨内側上顆炎が「ゴルフ肘」、上腕骨外側上顆炎が「テニス肘」というのが一般的なため、ゴルフで上腕骨外側上顆炎になった人も「テニス肘」と呼ぶことがある。

これらの予防策としては、まず過労に注意すると共に、前腕のストレッチや、筋力強化、前腕へのテーピングも有効。野球肘の場合、間違ったフォームに起因することもある。またテニスの場合、自分に合わない重すぎるラケットも原因となりうる。

また、骨がまだでき上がっていない成長段階の子供が、無理なフォームで投球したり、過剰な投球を繰り返すことで、内側上顆付近の成長軟骨にヒビが入ったり、剥離骨折が生じることがある（骨端線離開）。これを一般に「リトルリーグ肘」と呼ぶ。また離開した骨のことを、「関節内遊離体」、一般に「関節ネズミ」と呼んでいる。こうした症状が出たら、無理をせず早期に治療することが大切である。

テニス肘

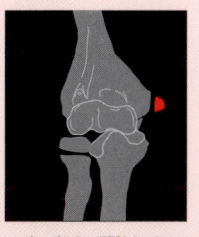

赤い部分が関節ネズミ

ジョイント キャプスール
**joint capsule**◆ N-9

※joint は、articular（アーティキュラ～）とも置き換えられる。

ラテアル コラテラル リガメント
**lateral collateral ligament** N-10

※別称 radial ～（レイディアル～）

アニュラ リガメント オヴ レイディアス
**anular ligament of radius** N-11

ミーディアル コラテラル リガメント
**medial collateral ligament**◆ N-12

※別称 ulnar ～（アルナ～）

バーサ オヴ オレクラナン（オリクレイナン）
**bursa of olecranon** N-13

ハターズ ライン
**Hüter's line** N-14

ハターズ トライアングル
**Hüter's triangle** N-15

# O 前腕の筋〈屈筋〉

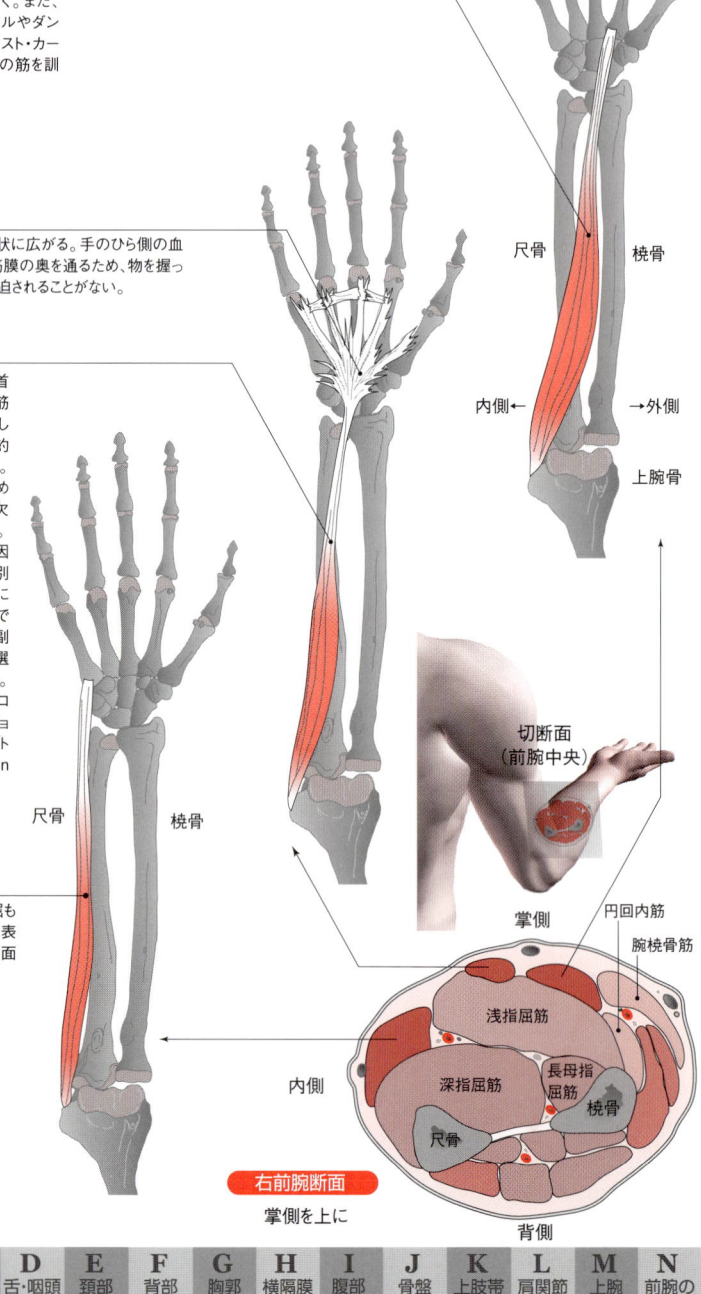

●一般の解剖図では前腕の手首は下向きだが、この掌側の前腕の図は、自分の腕と比較しやすいよう上向きにしている。

## o-1 橈側手根屈筋
とうそくしゅこんくっきん

※手首の中でも最も強力な屈筋。特に前腕が回外している時によく働く。また、手首の橈屈も行なう。バーベルやダンベルを握って屈伸を行なう「リスト・カール（手首の巻き込み）」は、この筋を訓練するのに適している。

## o-2 手掌腱膜
しゅしょうけんまく

※長掌筋の腱で、手のひらで扇状に広がる。手のひら側の血管や神経はすべてこの手掌筋膜の奥を通るため、物を握っても直接それらの血管等が圧迫されることがない。

## o-3 長掌筋
ちょうしょうきん

※握りこぶしを作ったときに、手首で最も目立つ腱が、この長掌筋の腱。長掌筋はしばしば欠如したり（日本人で約5％、白人で約20％）、逆に重複が生じたりする。欠損しても他の屈筋があるため支障はない。また、長掌筋が欠損しても手掌腱膜は存在する。

野球選手の投げ過ぎが原因で、肘関節の内側側副靱帯（別名、尺側側副靱帯⇒p.59）に断裂が生じることがある。そこで本人の長掌筋の腱を内側側副靱帯に移植する手術により、選手生活に復帰できることがある。この手術は、1974年当時のロサンゼルス・ドジャースのトミー・ジョン投手に最初に施されたため、「トミー・ジョン手術(Tommy John surgery)」と呼ばれている。

## o-4 尺側手根屈筋
しゃくそくしゅこんくっきん

※手首の屈筋、及び手首の尺屈も行なう。尺側手根屈筋は前腕表層の最内側にあり、前腕の前面からも観察できる

尺骨　橈骨
内側　→外側
上腕骨

尺骨　橈骨

切断面（前腕中央）
掌側
円回内筋
腕橈骨筋
浅指屈筋
長母指屈筋
深指屈筋
橈骨
尺骨
内側　背側
右前腕断面
掌側を上に

62 | A 全身 | B 表情筋 | C 咀嚼筋 眼・耳 | D 舌・咽頭 喉頭 | E 頚部 | F 背部 | G 胸郭 | H 横隔膜 | I 腹部 | J 骨盤 会陰 | K 上肢帯 | L 肩関節 | M 上腕 | N 前腕の回旋筋 |

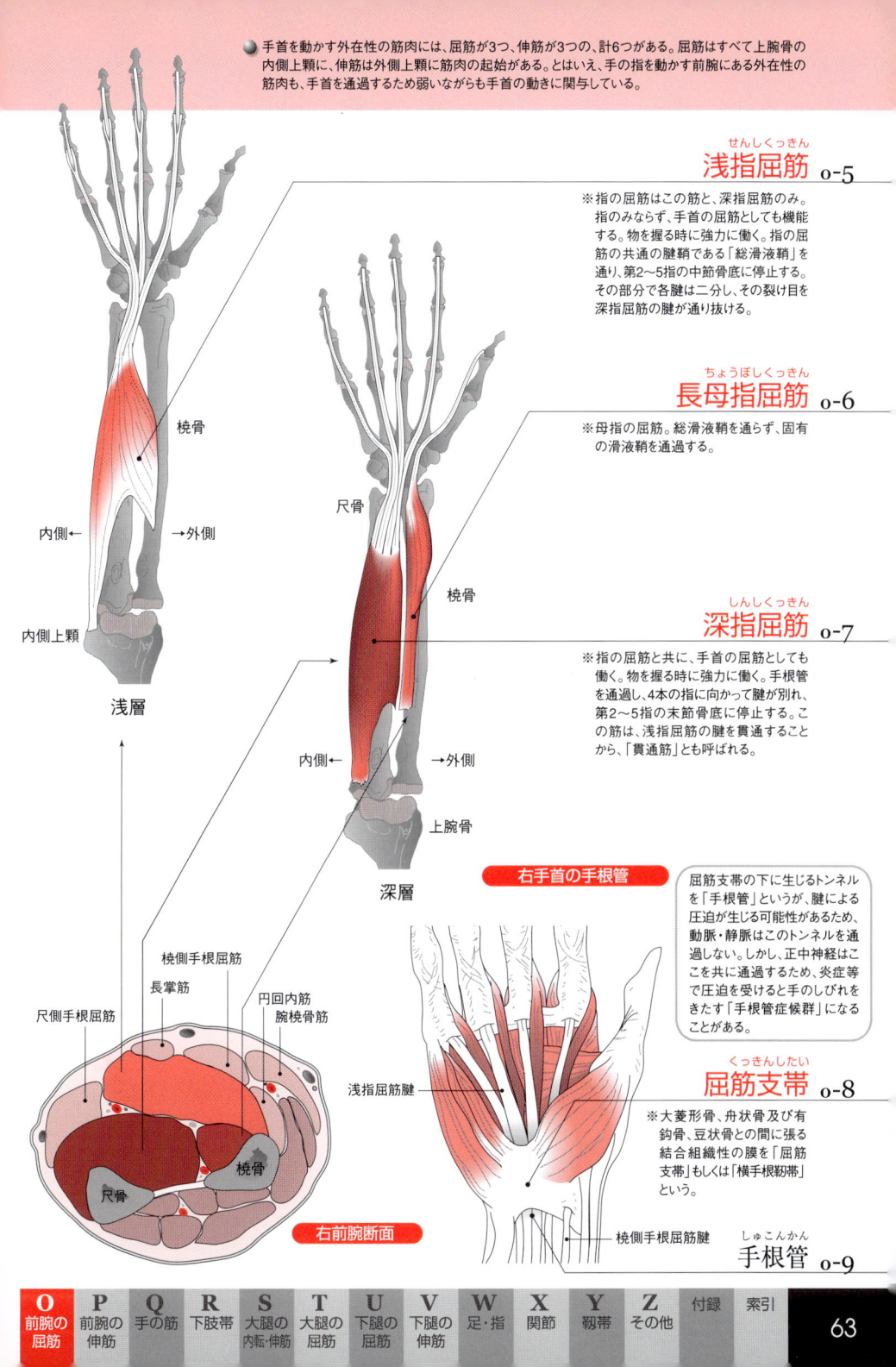

● 手首を動かす外在性の筋肉には、屈筋が3つ、伸筋が3つの、計6つがある。屈筋はすべて上腕骨の内側上顆に、伸筋は外側上顆に筋肉の起始がある。とはいえ、手の指を動かす前腕にある外在性の筋肉も、手首を通過するため弱いながらも手首の動きに関与している。

## 浅指屈筋 o-5

※指の屈筋はこの筋と、深指屈筋のみ。指のみならず、手首の屈筋としても機能する。物を握る時に強力に働く。指の屈筋の共通の腱鞘である「総滑液鞘」を通り、第2〜5指の中節骨底に停止する。その部分で各腱は二分し、その裂け目を深指屈筋の腱が通り抜ける。

## 長母指屈筋 o-6

※母指の屈筋。総滑液鞘を通らず、固有の滑液鞘を通過する。

## 深指屈筋 o-7

※指の屈筋と共に、手首の屈筋としても働く。物を握る時に強力に働く。手根管を通過し、4本の指に向かって腱が別れ、第2〜5指の末節骨底に停止する。この筋は、浅指屈筋の腱を貫通することから、「貫通筋」とも呼ばれる。

### 右手首の手根管

屈筋支帯の下に生じるトンネルを「手根管」というが、腱による圧迫が生じる可能性があるため、動脈・静脈はこのトンネルを通過しない。しかし、正中神経はここを共に通過するため、炎症等で圧迫を受けると手のしびれをきたす「手根管症候群」になることがある。

## 屈筋支帯 o-8

※大菱形骨、舟状骨及び有鈎骨、豆状骨との間に張る結合組織性の膜を「屈筋支帯」もしくは「横手根靱帯」という。

## 手根管 o-9

# Muscles of Forearm <flexor>

フレクサ　カーバイ　レイディアリス
o-1 **flexor carpi radialis**◆
※radialisは、レイディエイリスとも発音する。

パルマ　アポニューロウスィス
o-2 **palmar aponeurosis**◆

パルメイリス　ロンガス
o-3 **palmaris longus**◆

フレクサ　カーバイ　アルネイリス
o-4 **flexor carpi ulnaris**◆

◆**flexor carpi radialis 橈側手根屈筋**　flexor「屈筋」は、ラテン語 flecto フレクトー「曲げる」に由来する。carpiは、carpus カルプス「手根」の属格。これはギリシャ語 καρπός カルポス「手首、実、果実、穀物」に由来する。手根骨を小さな実に例えたという説もある。このギリシャ語から、carpel カーペル「心皮（しんぴ）」（種子植物の雌蕊（めしべ）の壁をつくっている葉のこと）という語も生じた。英語の harvest ハーヴェスト「収穫」もゲルマン語を経由した遠い同根語。さらには、carpet カーペット「絨毯」も、ラテン語のcarpo カルポー「毛をむしる、刈る、実を摘み取る」に由来する同根語。ちなみに、carpカープ「鯉（コイ）」は、やはりラテン語 carpa カルパから来ているので関連がありそうだが起源不詳で、「実」との関係があるのかないのか定かでない。

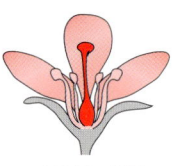

心皮（赤い部分）

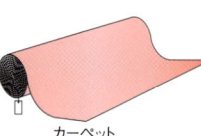

カーペット

◆**palmar aponeurosis 手掌腱膜**　aponeurosis は、ギリシャ語 νεῦρον ネウロン「腱」に接頭辞 apo-「離れた」がついたもの。つまり腱とは離れているものの、腱を被っている膜、つまり「腱膜」を意味した。palmar パルマー「手のひらの」は、右のコラム参照。形容詞の palmar では L を発音することが多い。

◆**palmaris longus 長掌筋**　ラテン語 longus ロングス「長い」から。palmaris については、右のコラム参照。

◆**flexor carpi ulnaris 尺側手根屈筋**　ulnarisは、ラテン語で「尺骨の」という意味。英語の ulnar アルナ「尺骨の、尺側の」と同じ意味。

◆**flexor digitorum superficialis 浅指屈筋**　ラテン語の別称に **flexor digitorum sublimis** がある。英語で sublime サブライム といえば、「高尚な、崇高な、高潔な」という意味だが、英語の superficial スーパーフィシャルは「うわべだけの、表面的な」という意味である。

◆**flexor digitorum profundus 深指屈筋**　profundus は、英語の profound プロファウンド「深い」と同根語。

### 屈筋とフレキシブル、反射とフレックス タイム
### FLEX-「曲げる」

　**flexor 屈筋**は、ラテン語 flecto フレクトー「曲げる」に由来するが、この語から様々な「曲った」英単語が派生している。例えば、英語の flexible フレクスィブル「曲りやすい、柔軟な、フレキシブル」や、flexion (flectionとも綴る) フレクション「屈曲」、文法用語では「活用語尾」。reflex リフレックス「反射、反映、生き写し」などがある。フレックスタイム「自由勤務時間制」も、時間的に「フレキシブル」な「柔軟な」勤務体系を指している。

flexible cord
屈伸自在のコード

- 深指屈筋は、deep flexor of fingers **ディープ フレクサ オヴ フィンガーズ** ともいう。また、長母指伸筋、短母指伸筋などの「長～」、「短～」を、それぞれ、long, short を用いて表わすこともある（例: long extensor of thumb, short extensor of thumb）。

---

- ◆**flexor retinaculum 屈筋支帯** ラテン語 retineo **レティネオー**「留める、支える」に由来。英語の retain **リテイン**「保持する、持ち続ける」と類語である。英語の retina **レティナ**「網膜」と綴りは似ているが全く別の語源。
- ◆**carpal tunnel 手根管** tunnel「トンネル」は、ラテン語 tunna **トゥンナ**「大樽」に由来。解剖学では、両端が空いた通路状の構造を指すのに用いられている（corti tunnel等）。

### フレクサ ディジトーラム スーパーフィシエイリス
**flexor digitorum superficialis**◆ o-5

### フレクサ ポリスィス ロンガス
**flexor pollicis longus** o-6

### フレクサ ディジトーラム プロファンダス
**flexor digitorum profundus**◆ o-7

**digitorum** は、digitus **ディギトゥス**「指」の複数属格で、「（幾つかの）指の」。ラテン語名詞の語尾が -orum ～オールム や -arum ～アールム の場合、「複数形属格」である。

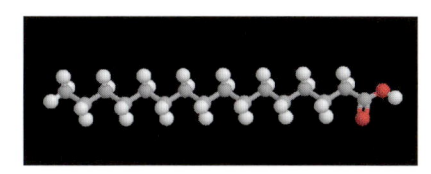

### フレクサ レティナキュラム
**flexor retinaculum**◆ o-8

パルミチン酸

### カーパル タネル
*carpal tunnel*◆ o-9

---

## 長掌筋とパームトップ、シュロとナパーム弾
### PALMA「手のひら」

**palmaris longus 長掌筋** に使われている palmaris は、ラテン語 palma **パルマ**「手のひら」の属格、つまり「手のひらの（筋）」の意。この palma から、英語 palm **パーム**「手のひら」が派生した。英語 palm tree には、「ヤシ、シュロ」の意味もあるが、これは、葉の形が手のひらに似ているため。ヤシ油に多く含まれている飽和脂肪酸の **palmitic acid パルミティックアスィッド「パルミチン酸」** も palma に由来。焼夷弾の一種 **napalm「ナパーム」** も、原料「ナフサ（naphtha）」とヤシ油を用いている。1975年以来、カンヌ映画祭の最高賞は、**パルムドール Palme d'Or** と呼ばれるが、これは、フランス語で「金のシュロ」賞の意。そのトロフィーの形にちなむ。野球の **palm ball パームボール** も、親指と手のひらで球を握る変化球。気高く教養豊かでたぐいまれな美貌とうたわれた女王ゼノビア（在位・西暦267-272年）の治める都市 **palmyra「パルミラ」**（古代ローマ帝国に対立し、最盛期にはバビロンからエジプトの広範囲を支配）も、ヤシの多い都市だったことが名前の起源。

コンピュータはデスクトップ（机の上）からラップトップ（ひざの上）と小型化が進み、「手のひら」に乗せて使える小さなコンピュータは、**palmtop パームトップ** と呼ばれている。さらに小さくなると、コンピュータを指輪に内蔵して、フィンガートップ fingertop、さらにはコンタクトレンズ内蔵の、コーニアトップ corneatop「角膜上コンピュータ」にでもなるのであろうか。

ちなみに、ラテン語ではパルマのように L の発音をしていたが、古フランス語を経由する段階で L の発音が消えて、**palm パーム** となった。

シュロの葉

# P 前腕の筋 〈伸筋〉

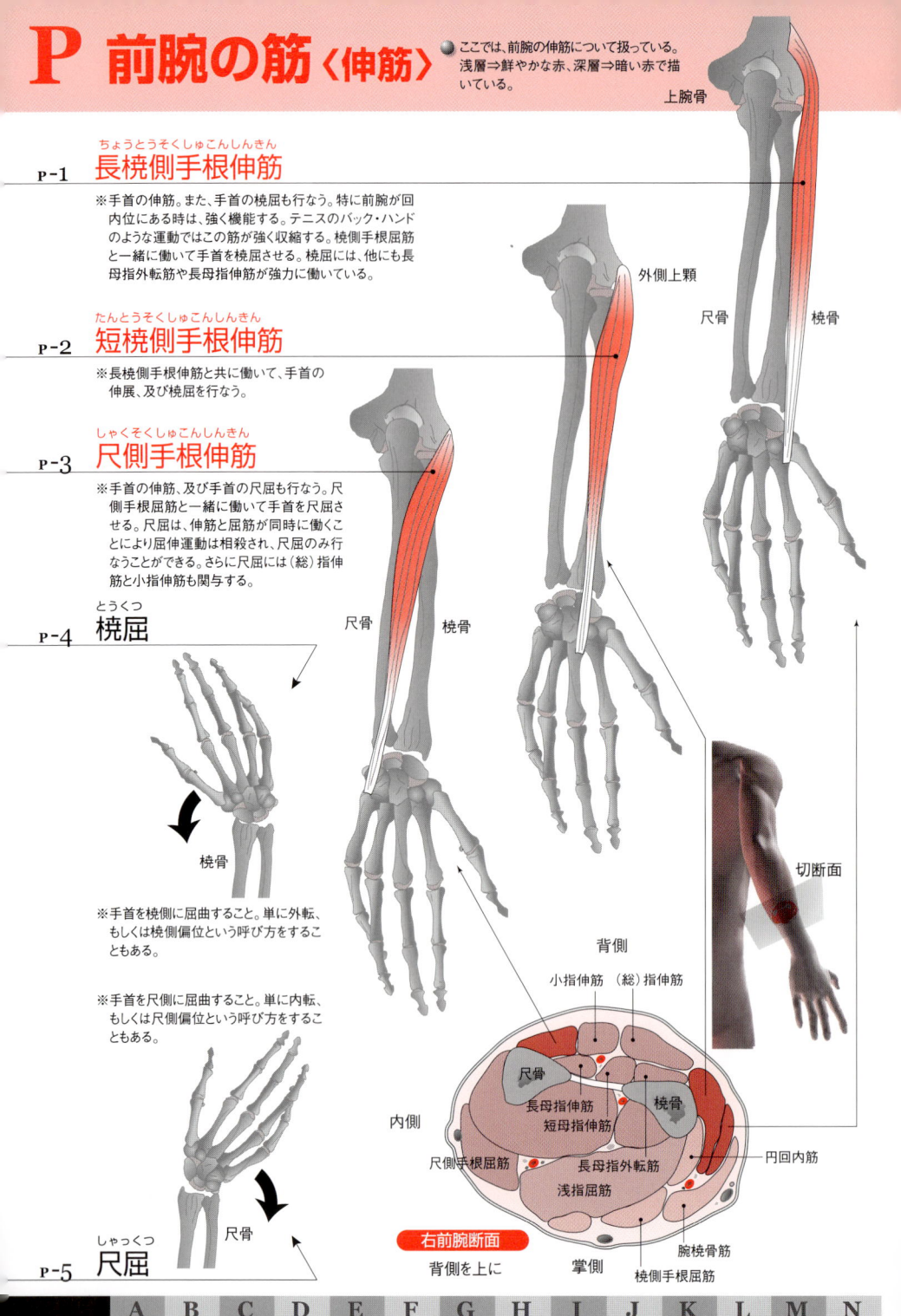

● ここでは、前腕の伸筋について扱っている。
浅層⇒鮮やかな赤、深層⇒暗い赤で描いている。

上腕骨

### P-1 長橈側手根伸筋
ちょうとうそくしゅこんしんきん

※手首の伸筋。また、手首の橈屈も行なう。特に前腕が回内位にある時は、強く機能する。テニスのバック・ハンドのような運動ではこの筋が強く収縮する。橈側手根屈筋と一緒に働いて手首を橈屈させる。橈屈には、他にも長母指外転筋や長母指伸筋が強力に働いている。

外側上顆

尺骨　橈骨

### P-2 短橈側手根伸筋
たんとうそくしゅこんしんきん

※長橈側手根伸筋と共に働いて、手首の伸展、及び橈屈を行なう。

### P-3 尺側手根伸筋
しゃくそくしゅこんしんきん

※手首の伸筋、及び手首の尺屈も行なう。尺側手根屈筋と一緒に働いて手首を尺屈させる。尺屈は、伸筋と屈筋が同時に働くことにより屈伸運動は相殺され、尺屈のみ行なうことができる。さらに尺屈には（総）指伸筋や小指伸筋も関与する。

尺骨　橈骨

### P-4 橈屈
とうくつ

橈骨

※手首を橈側に屈曲すること。単に外転、もしくは橈側偏位という呼び方をすることもある。

※手首を尺側に屈曲すること。単に内転、もしくは尺側偏位という呼び方をすることもある。

背側

小指伸筋　（総）指伸筋

尺骨

長母指伸筋
短母指伸筋　橈骨

尺側手根屈筋　長母指外転筋　円回内筋
浅指屈筋　腕橈骨筋
橈側手根屈筋

**右前腕断面**
背側を上に　掌側

切断面

内側

### P-5 尺屈
しゃっくつ

尺骨

---

| 66 | A 全身 | B 表情筋 | C 咀嚼筋 眼・耳 | D 舌・咽頭 喉頭 | E 頚部 | F 背部 | G 胸郭 | H 横隔膜 | I 腹部 | J 骨盤 会陰 | K 上肢帯 | L 肩関節 | M 上腕 | N 前腕の 回旋筋 |

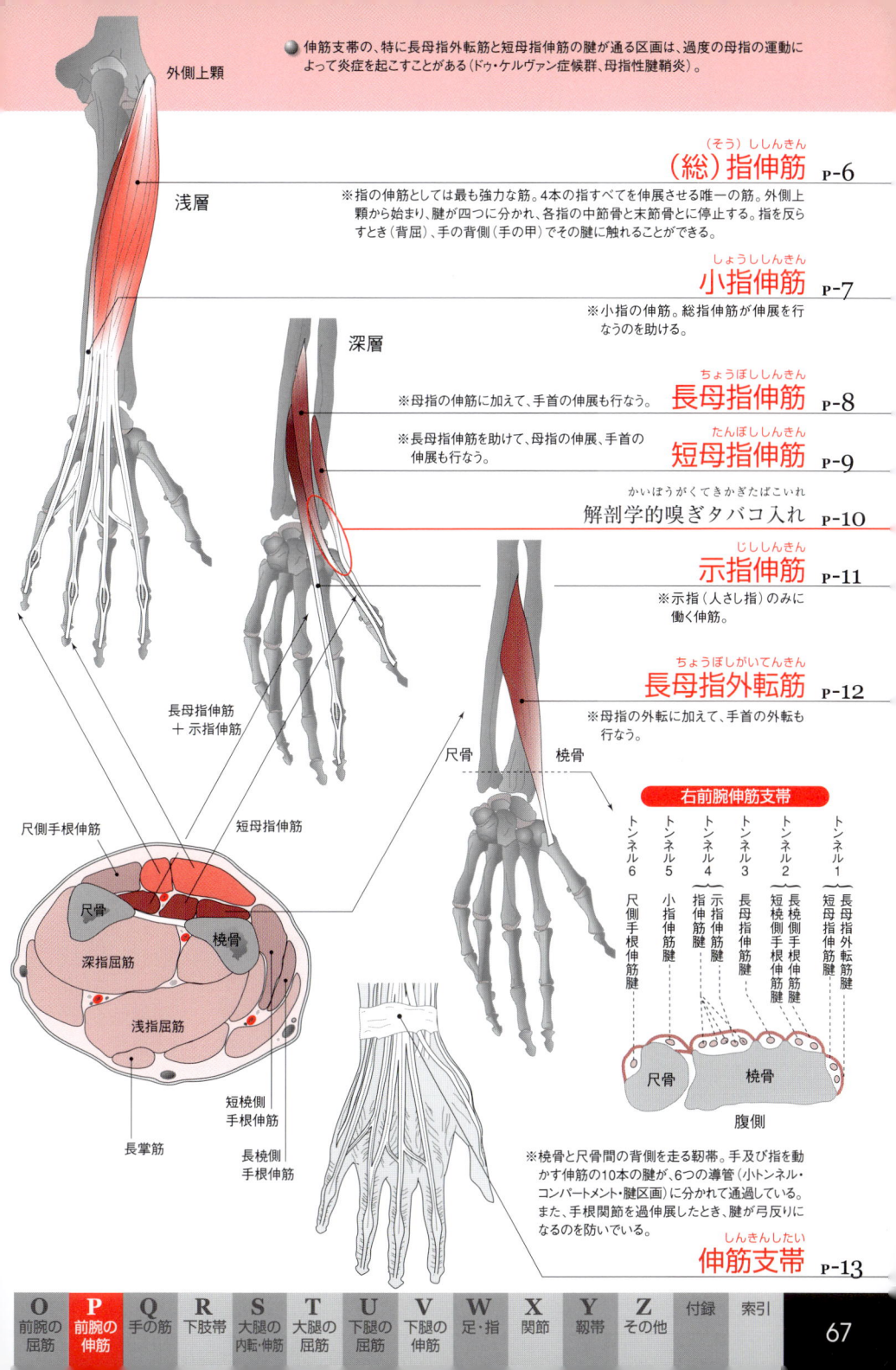

伸筋支帯の、特に長母指外転筋と短母指伸筋の腱が通る区画は、過度の母指の運動によって炎症を起こすことがある（ドゥ・ケルヴァン症候群、母指性腱鞘炎）。

外側上顆

浅層

深層

### （総）指伸筋 p-6
※指の伸筋としては最も強力な筋。4本の指すべてを伸展させる唯一の筋。外側上顆から始まり、腱が四つに分かれ、各指の中節骨と末節骨とに停止する。指を反らすとき（背屈）、手の背側（手の甲）でその腱に触れることができる。

### 小指伸筋 p-7
※小指の伸筋。総指伸筋が伸展を行なうのを助ける。

### 長母指伸筋 p-8
※母指の伸筋に加えて、手首の伸展も行なう。

### 短母指伸筋 p-9
※長母指伸筋を助けて、母指の伸展、手首の伸展も行なう。

### 解剖学的嗅ぎタバコ入れ p-10

### 示指伸筋 p-11
※示指（人さし指）のみに働く筋。

### 長母指外転筋 p-12
※母指の外転に加えて、手首の外転も行なう。

尺骨　橈骨

長母指伸筋＋示指伸筋
長母指伸筋
短母指伸筋
尺側手根伸筋

尺骨
橈骨
深指屈筋
浅指屈筋
短橈側手根伸筋
長橈側手根伸筋
長掌筋

**右前腕伸筋支帯**

トンネル6：尺側手根伸筋腱
トンネル5：小指伸筋腱
トンネル4：示指伸筋腱・指伸筋腱
トンネル3：長母指伸筋腱
トンネル2：長橈側手根伸筋腱・短橈側手根伸筋腱
トンネル1：長母指外転筋腱・短母指伸筋腱

尺骨　橈骨
腹側

※橈骨と尺骨間の背側を走る靭帯。手及び指を動かす伸筋の10本の腱が、6つの導管（小トンネル・コンパートメント・腱区画）に分かれて通過している。また、手根関節を過伸展したとき、腱が弓反りになるのを防いでいる。

### 伸筋支帯 p-13

# P Muscles of Forearm <extensor>

**P-1** イクステンサ カーパイ レイディアリス ロンガス
**extensor carpi radialis longus**

carpi カーパイ は carpus カーパス「手根」の単数属格。カービ とも発音する。wrist リスト「手首」と置き換え可能。long radial extensor muscle of wrist となる。

**P-2** イクステンサ カーパイ レイディアリス ブレヴィス
**extensor carpi radialis brevis**

**P-3** イクステンサ カーパイ アルネイリス
**extensor carpi ulnaris**◆

◆**extensor carpi ulnaris 尺側手根伸筋** ulnaris アルネイリス は、「尺骨（ulnaアルナ）の」という意味のラテン語由来の語。「尺骨の」を意味するより英語的な形容詞には、ulnar アルナ もあり、こちらを使えば、尺側手根伸筋は ulnar extensor of wrist になる。

◆**radial deviation 橈屈、ulnar deviation 尺屈** radial flexion、ulnar flexionということもある。deviation⇒右のコラム参照。

◆**anatomical snuffbox 解剖学的嗅ぎタバコ入れ** 親指を伸展した時にできる長母指伸筋腱（後方）と、長母指外転筋腱と短母指伸筋腱（前方）の間のくぼみ。ここを橈骨動脈が通り、その底には大菱形骨と舟状骨がある。「タバコ窩」や、tabatière タバチエール（フランス語で「嗅ぎタバコ入れ」の意）ともいう。嗅ぎタバコ（英語 snuff スナッフ）とは、粉末にしたタバコの葉を鼻孔から直接吸入するもの。そのためには、まず「嗅ぎタバコ入れ」のくぼみに粉を置き、それをつまんで鼻から吸い込んだ。近世フランスの宮廷に最初に伝わり、流行したのは、煙を吸い込む「喫煙」ではなく、この「嗅ぎタバコ」だった。臨床

解剖学的嗅ぎタバコ入れ

**P-4** レイディアル ディーヴィエイション
**radial deviation**◆

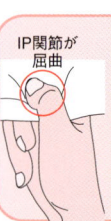

**フロマン徴候** 尺骨神経傷害により母指内転筋が麻痺すると、母指と示指で物をうまくはさめなくなる。その際、代償的に長母指屈筋が働くが、母指のIP関節が屈曲してしまう。

IP関節が屈曲

### 母指の運動

| | | IP（指節間）関節 | MP（中手指節）関節 | CMC（手根中手）関節 | 複数の関節の複合運動 | 神経支配 |
|---|---|---|---|---|---|---|
| | | 伸展 | | 外転 | | |
| 伸筋 | 長母指伸筋 | ● | ● | | 母指対立 | 橈骨神経 |
| | 短母指伸筋 | | ● | ● | | |
| 外転筋 | 長母指外転筋 | | | ● | | |
| | 短母指外転筋 | | ● | ● | | 正中神経 |
| 対立筋 | 母指対立筋 | | | ● | | |
| 屈筋 | 長母指屈筋 | ● | ● | | 内転 | 浅頭深頭 |
| | 短母指屈筋 | | ● | ● | | |
| 内転 | 母指内転筋 | | ● | ● | | 尺骨神経 |
| その他 | 第一背側骨間筋 | | | | 屈曲 | |

IP関節 MP関節 CMC関節 短母指伸筋 短母指伸筋はIP関節をまたがず、その伸展に関与しない。長母指伸筋（背側）

### 小指の運動

ここに挙げた以外に、短掌筋は、小指球を盛り上げ、掌の内側にシワを寄せる。

| | | DIP（遠位指節間）関節 | PIP（近位指節間）関節 | MP（中手指節）関節 | CMC（手根中手）関節 | 複数の関節の複合運動 | 神経支配 |
|---|---|---|---|---|---|---|---|
| | | | | 伸展 | | | |
| 伸筋 | 小指伸筋 | ● | ● | ● | | 小指対立 | 橈骨神経 |
| | 指伸筋 | ● | ● | ● | | | |
| 外転筋 | 小指外転筋 | | | | | 外転 | 尺骨神経 |
| 対立筋 | 小指対立筋 | | | | ● | | |
| 屈筋 | 浅指屈筋 | | ● | ● | | | 正中神経 |
| | 深指屈筋 | ● | ● | ● | | | |
| | 短小指屈筋 | | | ● | | 屈曲 | 尺骨神経 |
| その他 | 第4虫様筋 | ● | ● | | | 内転 | |
| | 第3掌側骨間筋 | | | ● | | | |

**P-5** アルナ ディーヴィエイション
**ulnar deviation**◆

※母指には他にも、短母指外転筋等による掌側外転という運動もある。

| A | B | C | D | E | F | G | H | I | J | K | L | M | N |
|---|---|---|---|---|---|---|---|---|---|---|---|---|---|
| 全身 | 表情筋 | 咀嚼筋眼・耳 | 舌・咽頭喉頭 | 頚部 | 背部 | 胸郭 | 横隔膜 | 腹部 | 骨盤会陰 | 上肢帯 | 肩関節 | 上腕 | 前腕の回旋筋 |

**extensor digitorum muscle 指伸筋** ラテン語の別称に、musculus extensor digitorum communis もあり、総指伸筋とも訳す。ラテン語 communis コンムーニスは「共通の、日常の」、医学用語では「総〜」の意。英語 common コモンの語源でもある。**extensor indicis 示指伸筋**の indicis は、ラテン語 index インデックス「示指」の単数属格。indico インディーコー「示す、指示する」から。英語 index「索引」も類語。

的には、血液透析の際のシャントを、この「嗅ぎタバコ入れ」の橈骨動脈で造ることがある(タバチエール・シャント)。その近くに神経がなく、比較的表層を走っているため。

イクステンサ ディジトーラム (コミュニス)
**extensor digitorum (communis)** p-6
※communisは、コミューナスとも発音する。

### 尺屈と標準偏差、ボイジャーと送り状
### DEVIUS「道からはずれた」

radial deviation 橈屈 や、ulnar deviation 尺屈 に使われている deviation は、ラテン語の de-(離れて) + via ウィア「道」、つまり「道からはずれた、逸脱、脱線」に由来。数学・統計用語 standard deviation スタンダード ディーヴィエイション「標準偏差(SD)」や、deviation of nasal septum「鼻中隔彎曲症」、skew deviation スキュー 〜「斜偏視(両眼が反対方向に等しく動く斜視)」などに使われる。また sexual deviation は、「性倒錯」と訳される。

さらにラテン語 via「道」は、フランス語に入って voyage ボワヤージュ「旅、旅行」となり、英語に取り入れられて、voyage ヴォイッジ「航海、船旅」となる。惑星探査機の Voyager ボイジャーもまさに「宇宙を航海するもの」である。他に、invoice インヴォイス「送り状、インボイス」も類語。元は envoy「道に送るもの」で、複数形 envoys が間違われて単数形の扱いになった(つまり voice ヴォイス「声」が語源ではない)。また、via ヴァイア「〜経由」も、ラテン語 via そのものから由来。

ボイジャー2号

イクステンサ ディジタイ ミニマイ
**extensor digiti minimi** p-7

イクステンサ ポリシィス ロンガス
**extensor pollicis longus** p-8

イクステンサ ポリシィス ブレヴィス
**extensor pollicis brevis** p-9

アナトミカル スナッフボックス
*anatomical snuffbox*◆ p-10

イクステンサ インディシィス
**extensor indicis** p-11

アブダクタ ポリシィス ロンガス
**abductor pollicis longus** p-12

下垂手(wrist drop)　猿手(ape hand)　鷲手(claw hand)

| 第2〜4指の運動 | | DIP (遠位指節間)関節 | PIP (近位指節間)関節 | MP (中手指節)関節 | MP (中手指節)関節 | 神経支配 (第2〜3指) | 神経支配 (第4〜5指) | | |
|---|---|---|---|---|---|---|---|---|---|
| | 第2〜4指のDIP関節とPIP関節は、別々に伸展することができないが、屈曲はできる。 | | | **伸展** | | 橈骨神経 | | 橈骨神経麻痺の原因<br>●松葉杖麻痺(腋窩圧迫)<br>●上腕骨骨折　●上腕の圧迫 | 橈骨神経麻痺の症状<br>●下垂手(wrist drop)<br>橈骨神経は伸筋全てを支配 |
| 伸筋 | 示指伸筋 | | | | | | | | |
| | 指伸筋 | | | | | | | | |
| 屈筋 | 浅指屈筋 | | | | **外転** | 正中神経 | | 正中神経麻痺の原因<br>●手根管症候群<br>●回内筋症候群 | 正中神経麻痺の症状<br>●猿手(ape hand)<br>●回内障害、橈屈障害 |
| | 深指屈筋 | | | | | | | | |
| その他 | 虫様筋 | | | | **外転** | | 尺骨神経 | 尺骨神経麻痺の原因<br>●ギヨン管症候群<br>●肘部管症候群<br>●肘関節の外側への脱臼 | 尺骨神経麻痺の症状<br>●鷲手(claw hand)、もしくは鉤爪指(clawfinger)<br>骨間筋麻痺のため<br>●フロマン徴候(Froment sign) |
| | 背側骨間筋 | | | | | | | | |
| | 掌側骨間筋 | | | | | | | | |
| | | **屈曲** | | | **内転** | | | | |

※伸展、外転は赤、ピンクで、屈曲、内転は黒、グレーで示す。
黒・赤は強力に働く筋を示す。

イクステンサ レティナキュラム
**extensor retinaculum** p-13

# Q 手の筋

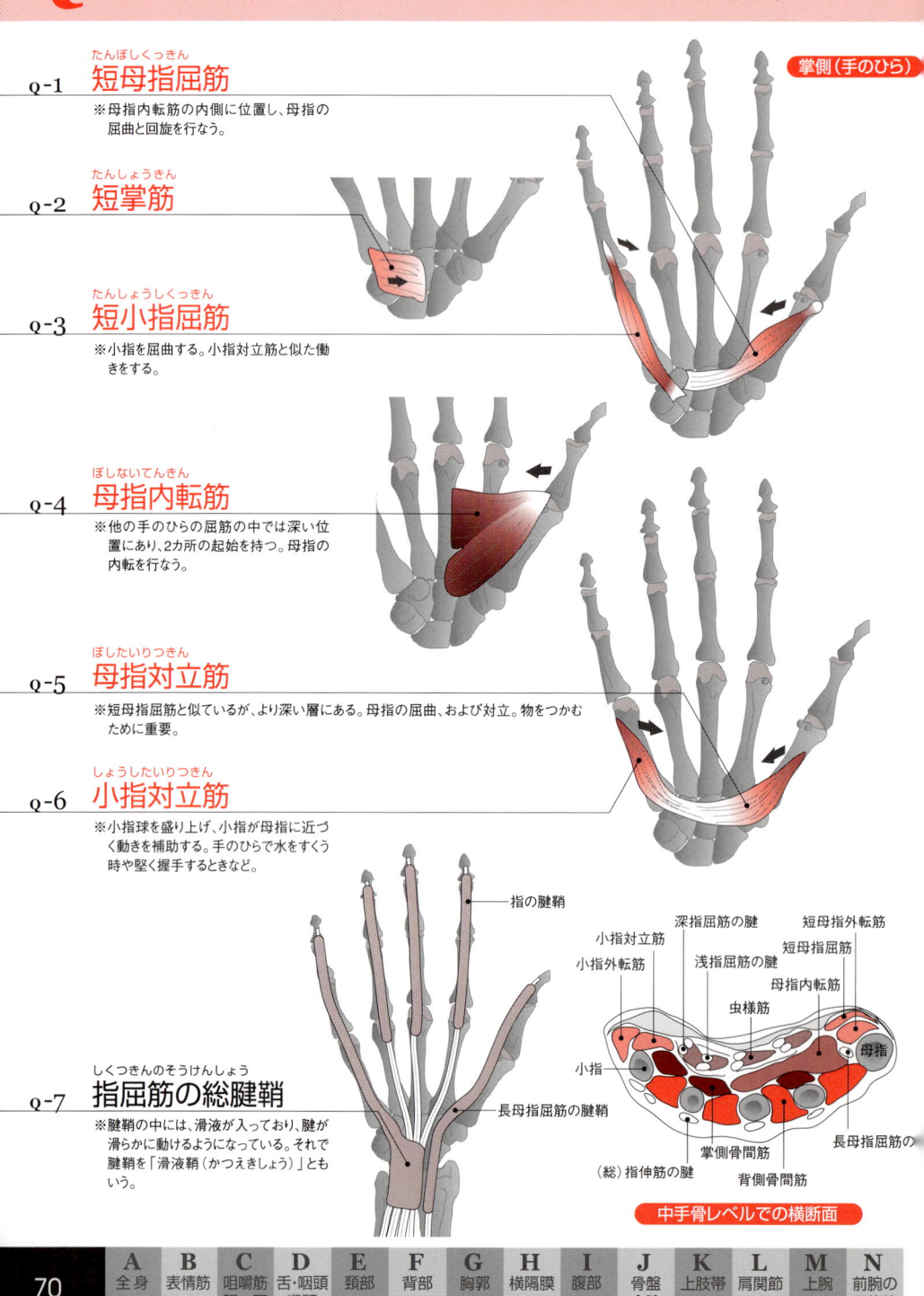

ここでは、手の固有筋（内在筋）を取り上げている。これらの筋は、大きく三つに分類される。①中手の筋、②母指球の筋、③小指球の筋。手の固有筋はすべて屈筋（ないしは外転）であり、指の伸展を行なっているのは、前のページで取り上げた外在筋である。

掌側（手のひら）

## Q-1 短母指屈筋（たんぼしくっきん）
※母指内転筋の内側に位置し、母指の屈曲と回旋を行なう。

## Q-2 短掌筋（たんしょうきん）

## Q-3 短小指屈筋（たんしょうしくっきん）
※小指を屈曲する。小指対立筋と似た働きをする。

## Q-4 母指内転筋（ぼしないてんきん）
※他の手のひらの屈筋の中では深い位置にあり、2カ所の起始を持つ。母指の内転を行なう。

## Q-5 母指対立筋（ぼしたいりつきん）
※短母指屈筋と似ているが、より深い層にある。母指の屈曲、および対立。物をつかむために重要。

## Q-6 小指対立筋（しょうしたいりつきん）
※小指球を盛り上げ、小指が母指に近づく動きを補助する。手のひらで水をすくう時や堅く握手するときなど。

## Q-7 指屈筋の総腱鞘（しくっきんのそうけんしょう）
※腱鞘の中には、滑液が入っており、腱が滑らかに動けるようになっている。それで腱鞘を「滑液鞘（かつえきしょう）」ともいう。

指の腱鞘 / 小指対立筋 / 小指外転筋 / 深指屈筋の腱 / 浅指屈筋の腱 / 短母指外転筋 / 短母指屈筋 / 母指内転筋 / 虫様筋 / 小指 / 母指 / 長母指屈筋の腱鞘 / 掌側骨間筋 / 背側骨間筋 / （総）指伸筋の腱 / 長母指屈筋の

中手骨レベルでの横断面

| A 全身 | B 表情筋 | C 咀嚼筋 眼・耳 | D 舌・咽頭 喉頭 | E 頚部 | F 背部 | G 胸郭 | H 横隔膜 | I 腹部 | J 骨盤 会陰 | K 上肢帯 | L 肩関節 | M 上腕 | N 前腕筋の回旋筋 |

手と足の骨格との間に相同関係があるように、手と足の筋肉の間にも、相同関係がある。
骨間筋は、中手骨を起始とする小さな筋群。

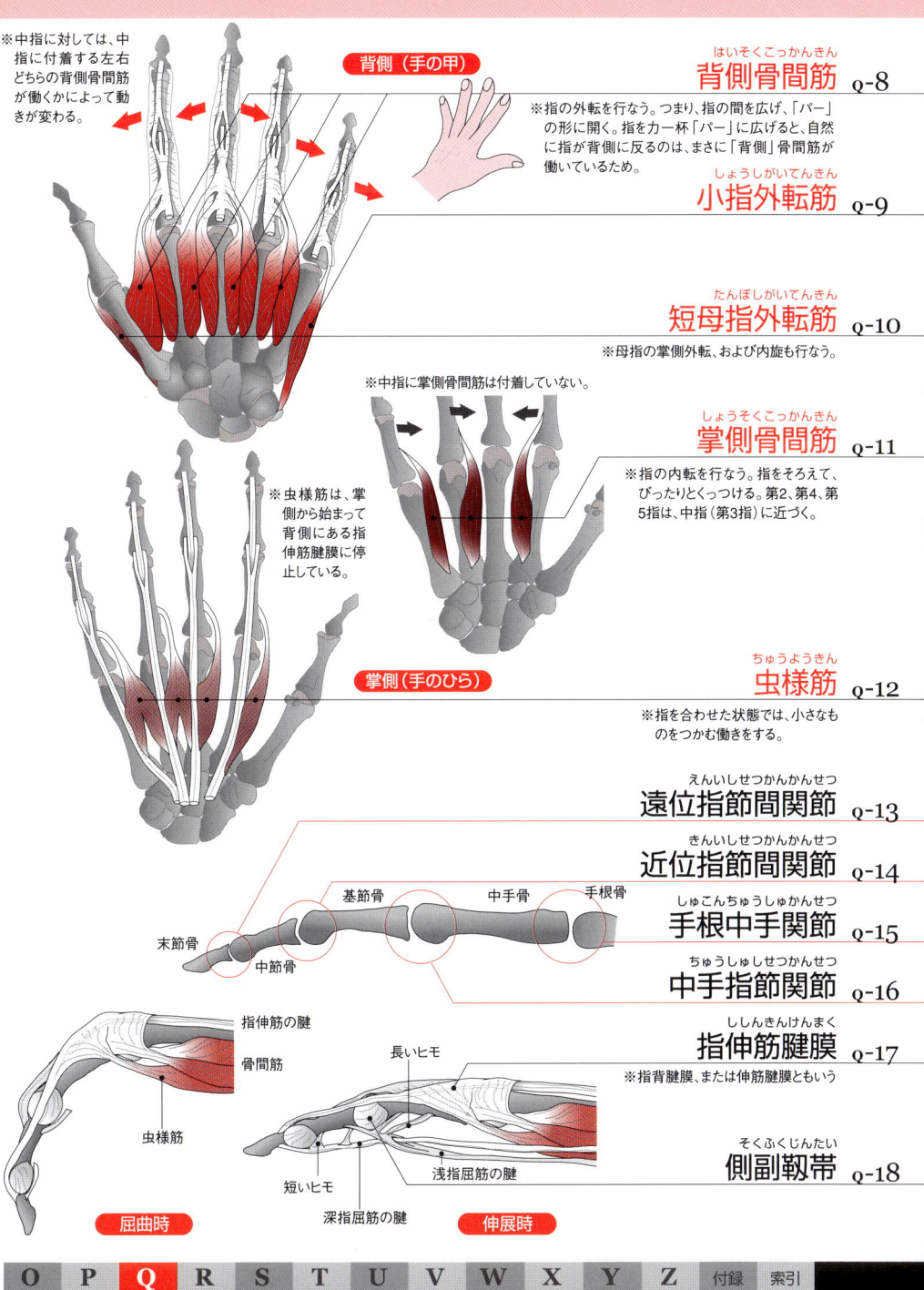

※中指に対しては、中指に付着する左右どちらの背側骨間筋が働くかによって動きが変わる。

背側（手の甲）

**背側骨間筋** Q-8
※指の外転を行なう。つまり、指の間を広げ、「パー」の形に開く。指をカー杯「パー」に広げると、自然に指が背側に反るのは、まさに「背側」骨間筋が働いているため。

**小指外転筋** Q-9

**短母指外転筋** Q-10
※母指の掌側外転、および内旋も行なう。

※中指に掌側骨間筋は付着していない。

**掌側骨間筋** Q-11
※指の内転を行なう。指をそろえて、ぴったりとくっつける。第2、第4、第5指は、中指（第3指）に近づく。

※虫様筋は、掌側から始まって背側にある指伸筋腱膜に停止している。

掌側（手のひら）

**虫様筋** Q-12
※指を合わせた状態では、小さなものをつかむ働きをする。

**遠位指節間関節** Q-13

**近位指節間関節** Q-14

基節骨　中手骨　手根骨

**手根中手関節** Q-15

末節骨　中節骨

**中手指節関節** Q-16

指伸筋の腱
骨間筋
長いヒモ

**指伸筋腱膜** Q-17
※指背腱膜、または伸筋腱膜ともいう

虫様筋
短いヒモ
浅指屈筋の腱
深指屈筋の腱

**側副靱帯** Q-18

屈曲時　伸展時

| O | P | Q | R | S | T | U | V | W | X | Y | Z | 付録 | 索引 |
|---|---|---|---|---|---|---|---|---|---|---|---|---|---|
| 前腕の屈筋 | 前腕の伸筋 | 手の筋 | 下肢帯 | 大腿の内転・伸筋 | 大腿の屈筋 | 下腿の屈筋 | 下腿の伸筋 | 足・指 | 関節 | 靱帯 | その他 | | |

# Q Muscles of hand

**Q-1** フレクサ ポリスィス ブレヴィス
**flexor pollicis brevis**◆

**Q-2** パルメイリス ブレヴィス
**palmaris brevis**◆

**Q-3** フレクサ ディジタイ ミニマイ ブレヴィス
**flexor digiti minimi brevis** (of hand)

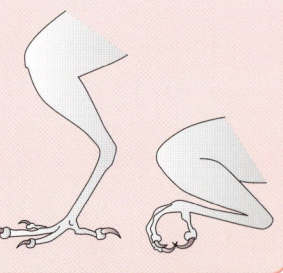

**Q-4** アダクタ ポリスィス
**adductor pollicis**

**Q-5** オポウネンス ポリスィス
**opponens pollicis**

**Q-6** オポウネンス ディジタイ ミニマイ
**opponens digiti minimi** (of hand)◆

**opponens**「対立筋」の「対立(もしくは対向)」とは、母指の先を他の指に付ける動作のこと。ラテン語 oppono オポーノー「反対に置く」に由来し、opponent オポウネント「敵対者」、opposition オポズィション「反対」とも類語。

**Q-7** コモン テンディナス シース フォー フレクサ マッスルズ
**common tendinous sheath for flexor muscles**

◆**flexor pollicis brevis 短母指屈筋** pollicis は、ラテン語 pollex ポッレックス「親指」の属格。これは、polleo ポッレオー「強い」に由来。親指は他の指より強いため。pollexは、手足両方の母指を指すが、足の親指には hallux ハラクス(英語読み)という語がある。

◆**palmaris brevis 短掌筋** ラテン語の brevis ブレヴィス「短い」に由来。英語の brevity ブレヴィティ「簡潔さ」や、brief ブリーフ「手短な、短時間の」も brevis の派生語(英語では v は f に頻繁に変化している)。短い集まりの briefing「ブリーフィング、説明会」や、短い下着のブリーフも類語。さらにbrevisは、「短い」→「要約、概要」→「要約された文、勅書、勅許状、手紙」の意味が生じ、それを入れる書類かばんが briefcase ブリーフケースとなる。ちなみに、現代でもドイツ語では手紙のことを Brief ブリーフという。

## 腱固定効果(テノデーシス・アクション)について

手関節を背屈すると、長指屈筋の長さが相対的に不充分なために、IP関節が屈筋の収縮を伴わなくとも屈曲してしまう。これを、**手関節の tenodesisaction「テノデーシス・アクション、腱固定効果、腱固定作用」**と呼ぶ。英語の tenodesis の発音は、テノディスィスまたは、テノゥディースィス。

脊髄損傷で指屈筋が麻痺しても、手関節を背屈させ、テノデーシス・アクションを利用すれば、軽いものをつかむことができ、ある範囲で手の機能を代償させることができる。脊髄損傷において、手関節背屈可能な機能残存髄節レベルはC6-7。損傷がC5とC6のどちらのレベルかということが、この機能が使えるか否かの境目となる。

実は鳥も、この腱固定効果を利用している。止り木に乗るときに足を屈曲すると、自動的に指が木をにぎるので、あえて強く筋収縮を行なわなくとも、睡眠中落ちることはない。

テノデーシス・アクションによるIP関節の屈曲

背屈

● 指を意味するラテン語 digitus ディギトゥスから、英語 digit ディジット「指」や、digital ディジタル「指の、デジタルの」、指ぬきのような花をつける草の digitalis ディジテイリス（ディジタリス）「ジギタリス」が派生した。

## 虫様筋と自動制御装置

**lumbricals 虫様筋**は、掌側の深指屈筋腱に起始があり、背側の指伸筋腱膜に停止している（とはいえ、付着位置や形状については、人によって変異が大きく、そのため文献の記述もまちまちである）。その付着位置ゆえに、MP関節には屈曲、IP関節には伸展という、相反する作用に関わる特殊な筋である。

この虫様筋には、固有受容器、つまり筋紡錘が豊富に存在している。1グラムの筋肉に対して、上腕二頭筋では筋紡錘が2個程度だが、手の虫様筋ではおよそ20個もあるという。虫様筋自体は決して大きな力を発する筋ではないが、指の筋収縮の緊張状況、また握ったものの抵抗具合といった情報を中枢神経にフィードバックするための「自動制御装置」として機能している。手指が繊細かつ微妙な動きをすることのできる理由の一つとなっている。

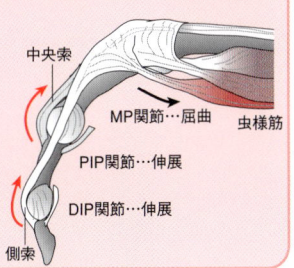

中央索
MP関節…屈曲
虫様筋
PIP関節…伸展
DIP関節…伸展
側索

◆**opponens digiti minimi 小指対立筋** ラテン語 minimi は、ラテン語 minimus「最も小さい」の単数男性形属格。小指の主格は、digitus minimus。ラテン語では、digitus が属格になると digiti minimi のように形容詞 minimus も変化する（ラテン語やギリシャ語の形容詞は性・数・格によって変化するので大変に思うかも知れないが、ほぼ規則的に変化するのがせめてもの救いである）。こうして**ラテン語の形容詞は、修飾する語に性・数・格とも一致**させなければならない。

◆**dorsal interossei（of hand）背側骨間筋、palmar interossei 掌側骨間筋** interossei は、接頭辞 inter-「〜の間」＋ラテン語 os オス「骨」。文字通り「骨の間」の意。dorsal「背側」は、ラテン語 dorsum ドルスム「背」に由来。palmar パルマー「手のひらの」は、p.65のコラム参照。形容詞の palmar では L を発音する。

◆**lumbricals of hand 虫様筋** ラテン語 lumbricus ルンブリークス「ミミズ、回虫」に由来。「腰の」を意味する英語の lumbar ランバーと綴りは似ているが類縁関係はおそらくない。現代スペイン語の lombriz ロンブリス「ミミズ」は同根語である。

ドーサル インターロスィアイ オヴ ハンド
（複）**dorsal interossei**（of hand）◆ Q-8

アブダクタ ディジタイ ミニマイ オヴ ハンド
**abductor digiti minimi**（of hand） Q-9

アブダクタ ポリスィス ブレヴィス
**abductor pollicis brevis** Q-10

パルマー インターロスィアイ
（複）**palmar interossei**◆ Q-11

interossei インターロスィアイ は複数形で、単数形の場合、interosseus インターロスィアス「一つの骨間筋」となる。形容詞形も、interosseous インターロスィアス「骨間の」で、単数形と同じ発音。interosseous fascia「骨間筋膜」など。

ランブリカルズ オヴ ハンド
（複）**lumbricals**（of hand）◆ Q-12

※lumbricalis ランブリケイリスともいう。

ディップ ジョイント　ディスタル インターファランジーアル ジョイント
**DIP Joint**　（**d**istal **i**nter**p**halangeal joint） Q-13

ピップ ジョイント　プロクスィマル インターファランジーアル ジョイント
**PIP Joint**　（**p**roximal **i**nter**p**halangeal joint） Q-14

スィーエムスィー ジョイント　カーポメタカーパル ジョイント
**CMC Joint**※　（**c**arpo**m**eta**c**arpal joint） Q-15

エムピー ジョイント　メタカーポファランジーアル ジョイント
**MP Joint**　（**m**etacarpo**p**halangeal joint） Q-16

イクステンサ ディジタル イクスパンション
**extensor digital expansion** Q-17

※CMC joint は、CM jointともいう。

コラテラル リガメント
**collateral ligament** Q-18

## 何がヒトの二足歩行を可能にしているのか？

　類人猿とヒトとは、よく類似した骨格・筋を有している。とはいえ、類人猿はヒトのようには敏捷かつ安定した歩行を行なうことが出来ない。それは足の筋肉が弱いからなどでは決してない。左下に示した比較図を見て明らかな通り、ゴリラにはヒトとは比較にならないほど強力な大腿四頭筋や、ハムストリングスが備わっている。しかし、ヒトには発達した大殿筋がある。それに対し、ゴリラの大殿筋は弱く、ヒトに比べてノロノロと足を引きずったような二足歩行しかできない。そして安定のために、補助的に手を地面に付けて四足歩行しなければならない（いわゆる、knuckle walk ナックル ウォーク）。類人猿やサルがヒトと比べて貧相なお尻なのは、この大殿筋が発達していないためである。

　下図は、ビデオ撮影した実際の歩行を、筋力・消費カロリーを、演算・色分けして表示するシミュレータソフトにより、どの筋が歩行のどの段階で機能しているかを示したものである。大殿筋はちょうど中央の図のように、支持脚に体重がかかるときに、股関節を安定させ、かつ体幹が前へ倒れないように支持している。

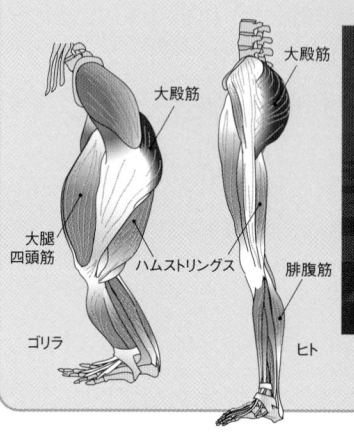

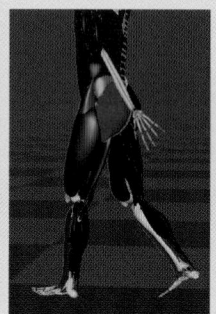

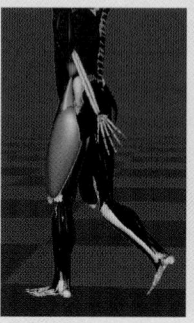

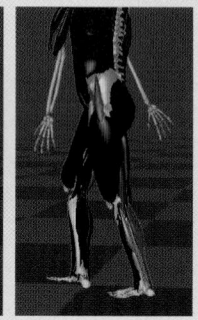

3Dマッスルシミュレータ ARMO（アルモ）による（実際のものはフルカラー表示）
画像提供：株式会社ジースポート（www.gsport.co.jp/）

## 筋肉痛があとからやって来るのはなぜ？

　筋肉痛を英語で muscle pain マッスル ペイン、もしくは、myalgia マイアルジア（myo- マイオ〜「筋肉の」＋ギリシャ語 αλγος アルゴス「痛み」）という。この筋肉痛、運動をした翌日に、さらには翌々日にやって来る。いわゆる「遅発性筋肉痛」である。それに対し、運動中や直後に起こるものは、「現発性筋肉痛」ともいい、大抵は1〜2時間でおさまる。もちろん、肉離れや断裂などの傷害による激しい痛みも、運動中生ずるが、それは筋肉痛とは異なる。

　筋肉痛の原因には幾つもの仮説があり、実際に正確なところはまだ明らかになっていない。しばしば、「筋に乳酸が蓄積するのが筋肉痛の原因」といわれるが、乳酸濃度が運動後短期間に回復してしまうため、乳酸は「現発性筋肉痛」には関与しても、「遅発性筋肉痛」には関係しない。むしろ、筋線維や筋周囲の結合組織に損傷が生じ、炎症が起こることで筋肉痛が起きる、ないしは代謝の他の副産物の影響と推測されている。以前は、筋肉痛なしには筋肥大はないと言われたが、今では、筋肉痛そのものは筋肥大に不可欠とはみなされていない。もっとも筋肉痛が出る程度のトレーニングは必要であり、訓練量の目安になる。その後の休養と栄養補給は筋肥大には不可欠。

　年を取ると遅発性筋肉痛が若い人より遅れて出るとよくいわれるが、統計的調査では、年齢と痛みの遅れとの間にはっきりした因果関係が見い出されていない。むしろ、運動が軽い時は、筋肉痛も軽いが出るのが遅く、逆に運動が激しい時ほど、激しい筋肉痛が早く出る、という傾向が認められている。年配者の場合、若者ほど無茶な激しい運動をしないため、筋肉痛が遅く発現するという可能性もある。

　いずれにせよ、日頃から訓練の積み重ねは、年齢を問わず遅発性筋肉痛の予防効果が期待できる。

# — Chapter 4 —

## 下肢の筋
## Muscles of Lower Limb

s-9 *rectus femoris*

s-12 *vastus lateralis*

t-2 *(tendon of) biceps femoris*

t-4 *semitendinosus*

v-3 *(tendon of) fibularis brevis*

u-4 *Achilles tendon*

u-2 *gastrocnemius*

u-3 *soleus*

# R 下肢帯の筋〈骨盤筋〉

● ここでは、骨盤筋（寛骨筋ともいう）について扱う。骨盤筋はさらに、内寛骨筋（腸腰筋）と、外寛骨筋（大～小殿筋、梨状筋等）に分けられる。

### R-1 腸腰筋
※以下に示す腸骨筋と大腰筋、小腰筋の総称。

### R-2 大腰筋
※股関節の屈曲。大腿骨が固定されていれば、体幹を屈曲する。腸腰筋と共に姿勢維持、歩行のために極めて重要。股関節屈曲の中で最も強力な筋。虫垂炎の際に、大腿を過伸展すると激しい痛みを訴えるのは、虫垂が大腰筋の上に位置するため。大腰筋は横隔膜の後ろを通り胸腔へ達しているため、肺結核のような胸腔の感染症がまれに大腰筋に沿って広がり、鼠径リンパ腺の腫れが生じることがある。

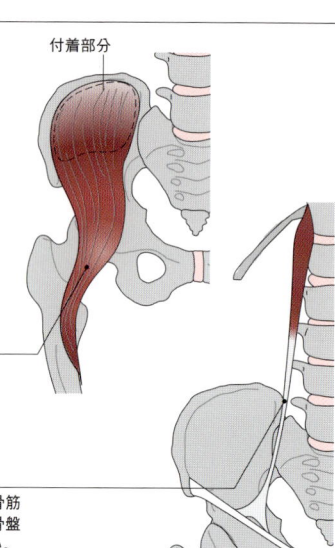

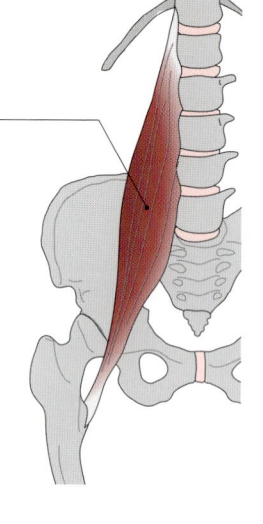

付着部分

### R-3 腸骨筋
※大腰筋と共に大腿の屈曲。姿勢の維持を行なう。

### R-4 小腰筋
※小腰筋は約50％のヒトに欠如する。腸骨筋膜を経て腸恥隆起に停止。したがって骨盤の外に出ず、大腿の屈曲には関与しない。

### R-5 腸脛靭帯

### R-6 大腿筋膜張筋
※股関節の外転、屈曲。他の股関節の屈曲が働く際に、この筋は股関節が外旋するのを防ぐ。歩行や走る際にまっすぐ前に足が出るようにするために重要。

### R-7 大殿筋
※殿筋群の中で最も大きく力強く、最も表層にある。大腿の伸展、外旋。この筋は、股関節の屈曲位から伸展した時によく働く。通常の歩行ではあまり使われず、座った状態から立ち上がる時、階段を昇る時、ランニング、スキップ、ジャンプなどの運動時に、またバーベルを担ぐスクワットではよく使われる。大殿筋の深部に中殿筋が、さらに奥に小殿筋がある。

> 臀？殿？ 大殿筋・中殿筋は、旧来は臀だが、現在では略字の「殿」が使われている。

### R-8 中殿筋
※前部は内旋・屈筋、後部は外旋・伸筋、全体として外転。歩行中に、地につかない側の殿部が下がらないよう支える。

### R-9 小殿筋
※中殿筋と同じ働き。

中殿筋が弱化すると、大腿骨を骨盤に固定できず、片脚起立時に、反対側の骨盤が下に傾く。また歩行時に腰を振るように歩く。これをトレンデレンブルグ徴候（Trendelenburg's sign）という。

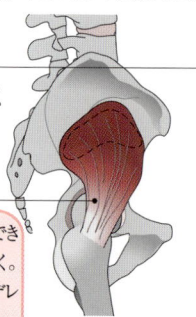

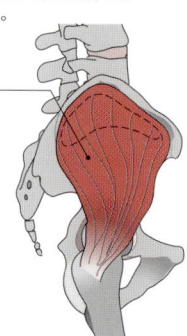

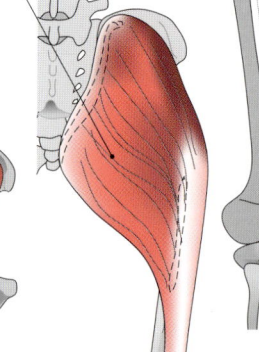

| A | B | C | D | E | F | G | H | I | J | K | L | M | N |
|---|---|---|---|---|---|---|---|---|---|---|---|---|---|
| 全身 | 表情筋 | 咀嚼筋 眼・耳 | 舌・咽頭 喉頭 | 頚部 | 背部 | 胸郭 | 横隔膜 | 腹部 | 骨盤 会陰 | 上肢帯 | 肩関節 | 上腕 | 前腕の 回旋筋 |

外骨盤筋の中の、深層にある六つの筋（このページに示している）は「深層外旋六筋」とも呼ばれる。野球の投球時や、打撃時に起こる股関節外旋などでもこれらの筋はよく働く。閉鎖筋群と双子筋群が同時に働くと、もし骨盤が固定されていれば、大腿骨を骨盤から下へ引き離すし、大腿が固定されていれば、骨盤を大腿骨から持ち上げる。ちょうどハンモックのように両側から骨盤を支えている状態である。

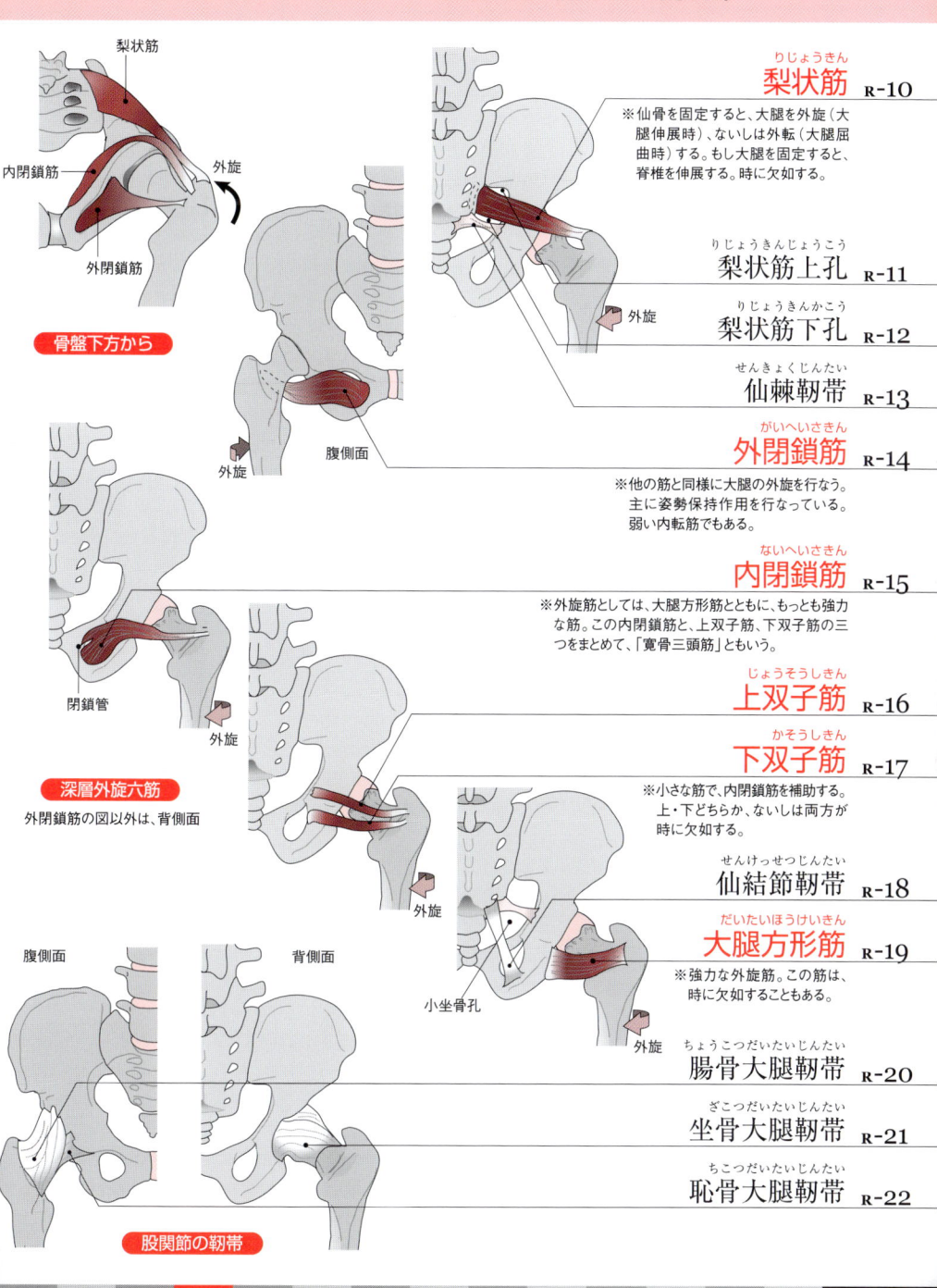

### りじょうきん
**梨状筋** R-10

※仙骨を固定すると、大腿を外旋（大腿伸展時）、ないしは外転（大腿屈曲時）する。もし大腿を固定すると、脊椎を伸展する。時に欠如する。

### りじょうきんじょうこう
**梨状筋上孔** R-11

### りじょうきんかこう
**梨状筋下孔** R-12

### せんきょくじんたい
**仙棘靱帯** R-13

### がいへいさきん
**外閉鎖筋** R-14

※他の筋と同様に大腿の外旋を行なう。主に姿勢保持作用を行なっている。弱い内転筋でもある。

### ないへいさきん
**内閉鎖筋** R-15

※外旋筋としては、大腿方形筋とともに、もっとも強力な筋。この内閉鎖筋と、上双子筋、下双子筋の三つをまとめて、「寛骨三頭筋」ともいう。

### じょうそうしきん
**上双子筋** R-16

### かそうしきん
**下双子筋** R-17

※小さな筋で、内閉鎖筋を補助する。上・下どちらか、ないしは両方が時に欠如する。

### せんけっせつじんたい
**仙結節靱帯** R-18

### だいたいほうけいきん
**大腿方形筋** R-19

※強力な外旋筋。この筋は、時に欠如することもある。

### ちょうこつだいたいじんたい
**腸骨大腿靱帯** R-20

### ざこつだいたいじんたい
**坐骨大腿靱帯** R-21

### ちこつだいたいじんたい
**恥骨大腿靱帯** R-22

# R Muscles of Pelvic Girdle

イリオソウアス
R-1 **iliopsoas**◆

ソウアス　メイジャ
R-2 **psoas major**◆

イライアカス
R-3 **iliacus**◆

※イリアカス、イリアカスとも発音する。

ソウアス　マイナ
R-4 *psoas minor*

イリオティビアル　トラクト
R-5 **iliotibial tract**◆

テンサー　ファッシイー　ラティー
R-6 **tensor fasciae latae**◆

グルーティーアス（グルーティアス）マクシマス
R-7 **gluteus maximus**◆

グルーティーアス（グルーティアス）ミーディアス
R-8 **gluteus medius**

グルーティーアス（グルーティアス）ミニマス
R-9 **gluteus minimus**

◆**iliopsoas** 腸腰筋、**iliacus** 腸骨筋 ilio- は、ilium イリアム「腸骨」に由来。さかのぼると、ギリシャ語 ἰξύς イクシュス「脇腹、腰」からラテン語 ilium「腸骨」になったとする説と、ラテン語 ileum イーレウム「腸」が起源とする説がある。ilio-、ili-「腸骨の」から派生した解剖学用語は多い（iliocostalis「腸肋筋」、iliac fascia「腸骨筋膜」など）。

◆**psoas major** 大腰筋 最初の psoas の p は黙字なので発音しない。ギリシャ語 ψόα プソアー「腰の筋肉」に由来する。

◆**iliotibial tract** 腸脛靭帯 iliotibial band イリオティビアル バンド ともいう。tract は、ラテン語の tractus トラクトゥス「引くこと、進路、コース」に由来する。tract トラクトは、解剖学用語としては「（中枢神経に関する）路、索、束」という意味で頻繁に用いられている。靭帯というと普通は ligament だが、腸脛靭帯の場合は「引っ張るもの、牽引するもの」という意味で tract が使われている。英語の tractor トラクター「耕運機、小型牽引車」も類語。

◆**tensor fasciae latae** 大腿筋膜張筋　fascia lata「大腿筋膜」の属格が、faciae latae。latae は、レイティーとも発音する。単数主格 -a が単数属格 -ae（発音はイー）となるケースは、女性名詞に多い。

**gluteus maximus** 大殿筋　ギリシャ語 γλουτός グルートス「尻、殿部」から。印欧祖語の *gel-「丸い形にする、丸める」に起源がある

## 腸腰筋とヒレ肉、最長筋とロース

牛肉のヒレは、フランス語の filet フィレ「薄切れ、ヒレ肉」で、英語では tenderloin テンダーロインという（tender は「軟らかい」の意味で使われている）。このヒレは、牛の「腸腰筋」または「腰方形筋」。ヒトの場合、二足歩行のためこの腸腰筋は極めて発達しているが、四足獣の場合、普段あまり使用しない（後ろ脚を持ち上げて、後ろにいる人を蹴飛ばすような動作には使われる）。そのため肉が軟らかく、量も少ないため高級品。

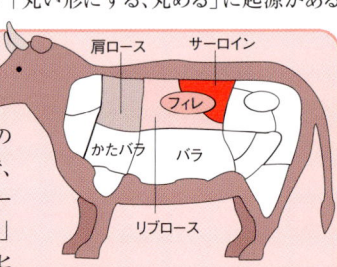

それに対して rib roll「リブロース」は、胸最長筋に相当。ロースは、英語で roll ロウルといい、日本語のロースは roast ロースト「肉を焼く、あぶる」がなまったものと考えられている。この部分はステーキや焼肉に適している。sirloin サーロインは、sir-「上の」＋ loin「腰肉」の意で、やわらかく霜降りが多い最高の肉。腰最長筋に相当する。イギリスのチャールズ2世（ヘンリー8世版もある）が、このサーロインの味を愛でて sir サー、つまり貴族の称号を贈ったという民間伝承があるが、実際には王の生まれる、はるか前から sirloin という語は使われていた。

豚肉の場合、豚では「リブロース」と「サーロイン」の区別はなく、一般的に「ロース」という。ヒレカツ、ロースカツの名称もここから来ている。

梨状筋上孔には上殿神経が、下孔は坐骨神経が通っているが（位置に関しては個人差がある）、これが梨状筋硬直によって圧迫されるものを、piriformis syndrome **ピ**リフォーミス **ス**ィンドローム「梨状筋症候群」という。腰の打撲や捻挫などによる場合と、スポーツによって発生する場合がある。椎間板ヘルニアの場合、仰向けで股関節を屈曲し持ち上げると痛みが強くなる（ラセーグ徴候）が、梨状筋症候群ではそうならない。

とされており、glue **グ**ルー「にかわで付ける、糊」、gluten **グ**ルーテン「グルテン（穀物に含まれるタンパク質）」、globe **グ**ロウブ「球、球体、地球」なども遠い関連語である。

**piriformis 梨状筋** ラテン語 pirum **ピ**ルム「梨（なし）」に forma **フォ**ールマ「形、品種」が付いたもの。「梨の形をした」の意。英語 pear **ペ**ア「西洋梨」も pirum が語源。

◆**obturator externus 外閉鎖筋** ラテン語 opturo オプ**トゥー**ロー「閉鎖する、閉じる、詰める」に由来。この閉鎖孔は閉鎖膜によって閉じられ、さらに外側をこの外閉鎖筋が、内側を内閉鎖筋が閉じている。

ピリフォーミス（パイリーフォーミス）
*piriformis*◆ R-10

スープラピリフォーム　フォ**レ**イメン
*suprapiriform foramen* R-11

インフラピリフォーム　フォ**レ**イメン
*infrapiriform foramen* R-12

セイクロス**パ**イナス　**リ**ガメント
*sacrospinous ligament* R-13

オプテュレイタ　イクス**ター**ナス
*obturator externus*◆ R-14

オプテュレイタ　イン**ター**ナス
*obturator internus* R-15

スー**ピ**アリア　ジェ**メ**ラス
*superior gemellus*◆ R-16

インフィアリア　ジェ**メ**ラス
*inferior gemellus* R-17

---

## 双子筋とジェミニ宇宙船、双子座と二重子音
### GEMINUS「双子」

**superior gemellus 上双子筋** に使われる gemellus とは、ラテン語 geminus **ゲ**ミヌス「双子の」の縮小詞、「小さな双子」の意。この geminus から、英語の gemini **ジェ**ミナイ「双子座」が派生した。この双子とは、ギリシャ神話の白鳥に化けたゼウス神とスパルタ王妃レダとの間の双子（トロイ戦争の原因となった美女ヘレネーの弟達でもある）。Castor **キャ**スタ「カストル」が兄で、Pollux **ポ**ラックス「ポルックス」が弟。この Pollux は、flexor pollicis longus「長母指屈筋」の pollicis の主格 pollex「母指」とよく似ている。これはポルックスが拳闘家（ボクサー）として強かったことと結び付けられている（もっとも、Pollux はギリシャ語のポリデウケスがラテン語化したものではあるが）。アルゴ船遠征隊の途上、二人が嵐の船の舳先に立って安全に導いたという話に基づき、西暦前の時代から中世に至るまで船乗りの守護神として崇められた。弟のポルックスは不死身だったが、不死身ではない兄のカストルが、仲間の裏切り者と戦って死んだ時、父のゼウスに頼んで自分も死ぬことを願い出た。双子座の星座の最も明るい星二つにも同じ名前が付けられている（ポルックスの方がやや明るい）。

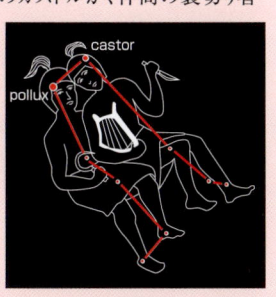

ちなみに、NASA の2人乗り宇宙船もジェミニという（別に双子座の方向に飛んでいった訳ではない）。ジェミニ計画は、月へのアポロ計画の実現に向けて、長期航行や船外活動、ランデブーなどの技術の完成を意図したものであった。

また、言語学では、二重子音のことを geminate consonant **ジェ**ミニット **コ**ンソナントという。

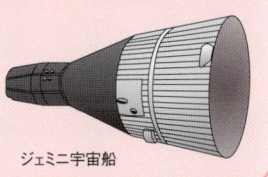

双子座

ジェミニ宇宙船

---

セイクロ**テュー**バラス　**リ**ガメント
*sacrotuberous ligament* R-18

クワドラタス　**フェ**モリス
*quadratus femoris* R-19
※クワド**レ**イタスとも発音する。

イリオ**フェ**モラル　**リ**ガメント
*iliofemoral ligament* R-20

イスキオ**フェ**モラル　**リ**ガメント
*ischiofemoral ligament* R-21

ピューボ**フェ**モラル　**リ**ガメント
*pubofemoral ligament* R-22

# S 大腿の筋 〈内転筋・伸筋〉

● ここでは、大腿の内転筋及び伸筋について扱う。上腕と比べて筋の数も多いが、個々の筋も強大である。

### s-1 長内転筋（ちょうないてんきん）
※股関節の内転。(両方の)大腿を引き付けて閉じる運動に働く。起始が骨盤の前面(恥骨枝)で、停止は大腿骨背面(粗線内側唇)で終わるため大腿の外旋も行なう(他の内転筋群も同様)。さらに、長内転筋は停止が股関節と離れた位置(大腿骨の中1/3あたり)のため、屈曲も助けている。

### s-2 短内転筋（たんないてんきん）
※股関節の内転。長内転筋と共に働く。

### s-3 大内転筋（だいないてんきん）
※内転筋群中、最も強大な筋。女性が立って足を交叉させる姿勢をする時にも強力に働く。大腿骨粗線に停止する部分は、外旋筋としても働く。内転筋結節に停止する部分は内旋筋として作用する。この部分の腱は、膝窩の内側部で皮膚下に触れることができる。内転筋群は、日常の動きではあまり使われず、乗馬や水泳の平泳ぎでよく用いられる。

### s-4 小内転筋（しょうないてんきん）
※大内転筋の不完全に分かれた筋。大内転筋と区別できないこともある。

### s-5 内転筋腱裂孔（ないてんきんけんれっこう）

内転筋結節

### s-6 恥骨筋（ちこつきん）
※股関節の屈曲、内転。

### s-7 薄筋（はっきん）
※股関節の内転、膝関節内旋、および屈曲の補助。大腿の最も内側で体表の直下にある。大腿を外転すると、この筋の起始が皮膚下にはっきりと見える。内転筋群で唯一の2関節筋。停止は、半腱様筋及び縫工筋と共に鵞足となって停止する。

| | A | B | C | D | E | F | G | H | I | J | K | L | M | N |
|---|---|---|---|---|---|---|---|---|---|---|---|---|---|---|
| 80 | 全身 | 表情筋 | 咀嚼筋 眼・耳 | 舌・咽頭 喉頭 | 頚部 | 背部 | 胸郭 | 横隔膜 | 腹部 | 骨盤 会陰 | 上肢帯 | 肩関節 | 上腕 | 前腕の 回旋筋 |

※スポーツ時に、肉離れはハムストリングスで最も発生するのに対し、打撲、挫傷は大腿四頭筋が最も多い（サッカー、ラグビー、バスケットボール等で）。うつぶせになって膝関節を90°以上曲げられれば軽症だが、45°も曲げられないと重症。重傷のまま放置すると、骨化性筋炎になりかねない。大腿四頭筋はハムストリングスに比較して衰えやすいといわれ、この筋力が弱まると歩幅の短い、トボトボとした歩き方になる。

## 大腿四頭筋　s-8

※以下に示す大腿直筋、中間広筋、外側広筋、内側広筋の四つの筋の総称。全部で4つの筋頭となる。

## 大腿直筋　s-9

※股関節の屈曲、膝関節の伸展を行なう。大腿四頭筋で唯一の2関節筋。大腿直筋は強力な筋の一つで、歩行の際、足を上げるために重要。他の大腿四頭筋の筋とまとまって一つの腱をつくり、膝蓋骨に停止する。そこからさらに、膝蓋靭帯に続き、脛骨粗面に停止する。

## 膝蓋靭帯（膝蓋腱）　s-10

※膝蓋骨から脛骨の上前面（脛骨粗面）に付着する非常に強靭な靭帯。膝蓋腱とは、これを大腿四頭筋の腱とみなした場合の名称。

## 中間広筋　s-11

※膝関節の伸展。股関節屈曲時には、大腿直筋の長さが短くなるため膝関節の伸筋としての働きは弱る。そのため、股関節をまたいでいない中間広筋や、外側広筋、内側広筋が、股関節屈曲時の膝関節の伸筋として機能している。

## 外側広筋　s-12

※膝関節の伸展。粗線の外側唇と大転子外側面、転子間線、殿筋粗面を起始とする。

## 内側広筋　s-13

※膝関節の伸展。粗線の内側唇を起始とする。

## 縫工筋　s-14

※股関節及び膝関節の屈曲。股関節の外旋。ヒトの中でも最も長い筋。大腿前面で最も浅層の筋。

## 鵞足　s-15

※縫工筋、薄筋及び半腱様筋がつくる共通の腱。脛骨粗面内側に停止。

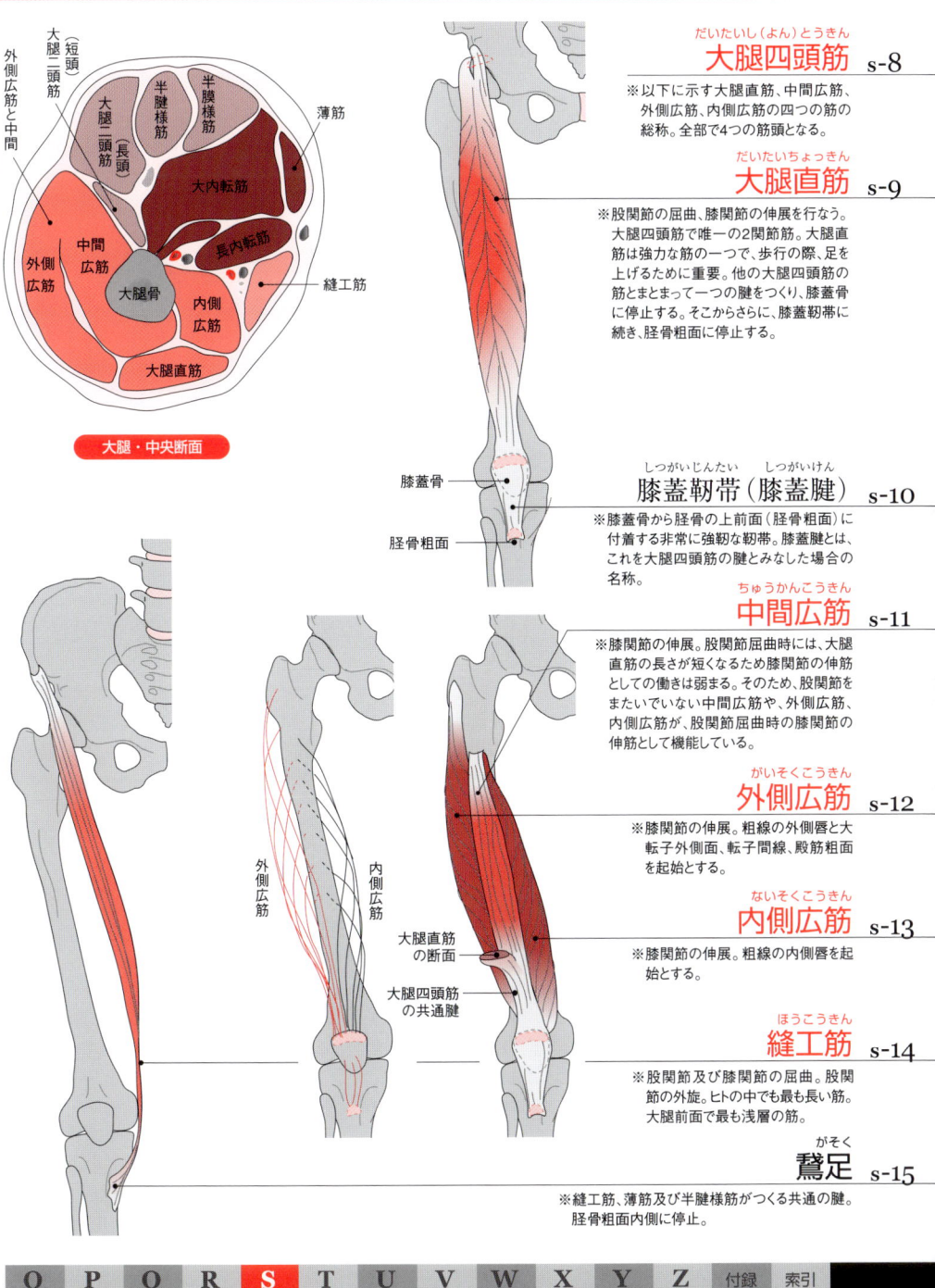

# S Muscles of Thigh <adductor, extensor>

| | |
|---|---|
| s-1 | アダクタ ロンガス<br>**adductor longus**◆ |
| s-2 | アダクタ ブレヴィス<br>**adductor brevis** |
| s-3 | アダクタ マグナス<br>**adductor magnus**◆ |
| s-4 | アダクタ ミニマス<br>**adductor minimus**◆ |
| s-5 | アダクタ ハイエイタス<br>**adductor hiatus**◆ |
| s-6 | ペクティニーアス<br>**pectineus**◆ |
| s-7 | グラスィリス<br>**gracilis**◆ |

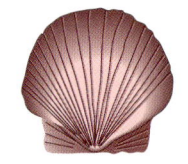

*Patinopecten yessoensis*
ホタテガイ

◆**adductor longus 長内転筋** ラテン語動詞 adduco アドゥーコー「〜へ導く、引く」。ラテン語 longus ロングス「長い」から。

◆**adductor magnus 大内転筋** magnus は、ラテン語で「大きい」を意味する形容詞の男性形 magnus マーグヌス から。地震の尺度の magnitude マグニテュード「マグニチュード、M」や、magnification マグニフィケイション「拡大」も類語。

◆**adductor minimus 小内転筋** ラテン語「小さい」の最上級 minimus ミニムスに由来する。この原形は、parvus パルウスで、比較級が minor ミノル。原形と、比較級、最上級とは、別系統の語なので綴りが全く違う。

◆**adductor hiatus 内転筋腱裂孔** ラテン語 hiatus ヒアートゥス「口を大きく開けること、あくび、割れ目、裂孔」より。解剖学用語では、esophageal hiatus イーソファジーアル ハイエイタス「食道裂孔」や、sacral hiatus セイクラル 〜「仙骨裂孔」、maxillary hiatus マクスィラリ「上顎洞裂孔」など様々な裂け目を表わすのに用いられている。

◆**pectineus 恥骨筋** ラテン語 pecten ペクテン「櫛(くし)」に由来。さかのぼれば、ギリシャ語 πεκτέω ペクテオー「櫛を入れる、毛を刈る」が起源。恥毛が、家畜の手入れに使う鉄の櫛に残る獣毛を連想させることから命名された。pectenは、解剖学用語では、恥骨に関わる部分や、櫛のような形をした部分に用いられている。。iliopectineal fossa イリオペクティニーアル フォッサ「腸恥窩、腸骨恥骨窩」や、pecten analis ペクテン アナリス「肛門櫛(こうもんしつ)」などがある。pecten「櫛」の派生語には、貝殻が櫛のような形の「ホタテガイ」の学名 *Patinopecten yessoensis* ペクテン エッソエンシスがある(*yessoensis* は、エッソエンシスは蝦夷(エゾ)すなわちこの場合は北海道の意味。1854年、ペリーが黒船で来航した際、函館からアメリカへ持ち帰ったものから命名された)。patino- は、「皿」の意味(patella パテラ「膝蓋骨」も類語)。「蝦夷産の櫛状の皿」になる。

◆**gracilis 薄筋** ラテン語 gracilis グラキリス「細長い」に由来。様々な細長い植物や動物の種名として用いられている。

◆**quadriceps femoris 大腿四頭筋** quadratus femoris「大腿方形筋」と似ていて極めて紛らわしい。ラテン語接頭辞の quadri- は「四つの」の意。quadratus クワドラトス(英語読み)は、ラテン語では「正方形」を指すが、解剖学では、正方形の形をした筋肉「方形筋」に用いられている。

◆**rectus femoris 大腿直筋** ラテン語 femur フェムル「大腿」。

◆**patellar ligament 膝蓋靭帯** ラテン語 patella パテッラは patina パティナ「皿」の縮小詞。

◆**vastus lateralis 外側広筋** ラテン語 vastus ヴァーストゥス「空の、荒漠とした、広大な」から。この vastus は、英語の vast ヴァスト「広い、広大な、莫大な」や、waste ウェイスト「荒漠とした、不毛の、不用の、廃物の」と類

直腸

肛門櫛

英語の thigh「大腿、ふともも」は、古英語の theoh、ないしは thioh に由来。足の「ふくらんだところ、太ったところ」に由来するという。

縁関係にある。lateralis は、ラテン語 lateralis ラテラーリス「側面の、外側の」という形容詞。

◆**sartorius 縫工筋**　ラテン語 sartor「仕立屋（tailor）、洋服屋、裁縫師」のこと。仕立屋が、足を組んで仕事をしたため、この筋がちょうど働くことに由来するという（股関節の屈曲・外旋・外転、膝関節屈曲という状態）。人体中最も長い筋といわれる。

◆**pes anserinus 鵞足**　pes（英語読みでペス、ないしはピーズ）は、ラテン語で「足」のこと。解剖学用語では、pes planus ペースプラーヌス（英語読みでペス プラナス）「扁平足（flat foot）」や、pes hippocampi ペス ヒポキャンパイ（ヒポキャンピ）「海馬足」などに使われる。

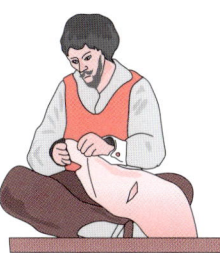

足を組んだ「縫工」

## 鵞足とハイイロガン、マザーグース
### ANSER「ガチョウ」

**pes anserinus 鵞足** anserinus は、ラテン語の anser アーンセル「鵞鳥（ガチョウ）」に由来する。大腿部内側の縫工筋、薄筋、半腱様筋の三つの筋腱の停止部で、ガチョウの足のような形から。陸上競技やサッカーの選手、またランナーにしばしば生ずる膝の内側の痛みを pes anserinus bursitis バーサイティス「鵞足滑液包炎、鵞足炎」という。ランニングのやりすぎが原因となる。

学名でハイイロガン（ガチョウはこれの家畜化したもの）のことを、Anser anser という。英語の gander ギャンダー「ガンやガチョウの雌鳥」や、goose グース「ガチョウ」も、ラテン語の anser と類縁関係がある。

ちなみに、マザーグースという言葉は、フランスのペロー（Perrault）の童話集（民間説話を基にした創作童話集）が、1729年にイギリスで出版された時に、Mother Goose's Tales という副題をつけた事に始まる。とはいえ、その童話集にはガチョウの話など出ていない。これは、ガチョウという語が、「おしゃべりオバサン」という含みを持っていたため。後に英国の説話も加えたマザーグース本が流布することになる。

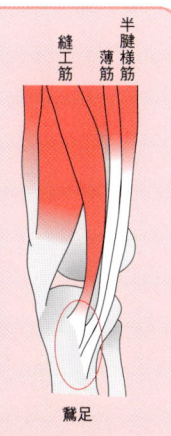

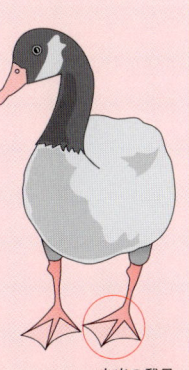

縫工筋　半腱様筋　薄筋

鵞足

本当の鵞足

クワドリセプス　フェモリス
**quadriceps femoris**◆　s-8

レクタス　フェモリス（フェモーリス）
**rectus femoris**◆　s-9

**femoris**は、ラテン語 femur フェムル「大腿」の属格。大腿骨のfemurとしても用いられている。

パテラ　リガメント
*patellar ligament*　s-10
※patellar tendon ともいう。

ヴァスタス　インターミーディアス
**vastus intermedius**　s-11

ヴァスタス　ラテラリス
**vastus lateralis**◆　s-12

ヴァスタス　ミーディアリス
**vastus medialis**　s-13

サートウリアス（サートーリアス）
**sartorius**◆　s-14

ペス（ピーズ）　アンセライナス
**pes anserinus**◆　s-15
※アンセリナスとも発音する。

# T 大腿の筋〈屈筋〉

● ここでは、大腿の屈筋に加えて、大腿の局所構造についても一部紹介している。

### T-1 ハムストリングス

※大腿の後方筋である「大腿二頭筋、半腱様筋、半膜様筋」の総称(単に「ハムストリング」と表記することもある)。元々ハムストリングとは膝窩腱のことだが、筋そのものを呼ぶために用いられることが多い。走る際、特に加速してダッシュする時に活躍するため、「ランニング筋」とも呼ばれる。膝を伸ばして立って前屈し、指先が床に届かないのは、このハムストリングが柔軟性に欠けているため。

### T-2 大腿二頭筋 (だいたいにとうきん)

※外側ハムストリングスともいう。二つの筋頭を持ち、長頭は坐骨結節から始まり、短頭は、大腿骨後方の外側唇と外側筋間中隔から始まる。共に腓骨頭に停止する。ハムストリングスの筋は、みな坐骨結節が起始で、下腿が停止のため2関節筋だが、大腿二頭筋の短頭だけが、一つの関節(膝関節)の屈曲にのみ関与する。短頭は時に欠如することもある。長頭は脛骨神経(つまり、坐骨神経脛側部)、短頭は総腓骨神経(坐骨神経腓側部)によって支配を受けている。

長頭　短頭

灰色の線が長頭
赤色の線が短頭

### T-3 半膜様筋 (はんまくようきん)

※半膜様筋と半腱様筋とで、内側ハムストリングスともいう。膝関節を屈曲、内旋させる。膝関節を膜で包み、伸ばした膝を安定させる役割も果たす。この腱は半腱様筋と密接に関わって働く。脛骨内側顆に停止する。

腱画が入る変異

腱画

### T-4 半腱様筋 (はんけんようきん)

※股関節を伸展させ、膝関節を屈曲させる。長く、細い腱が縫工筋と薄筋と共に鵞足となって停止する。この筋の筋腹に、腱画が斜めに走る場合がある。

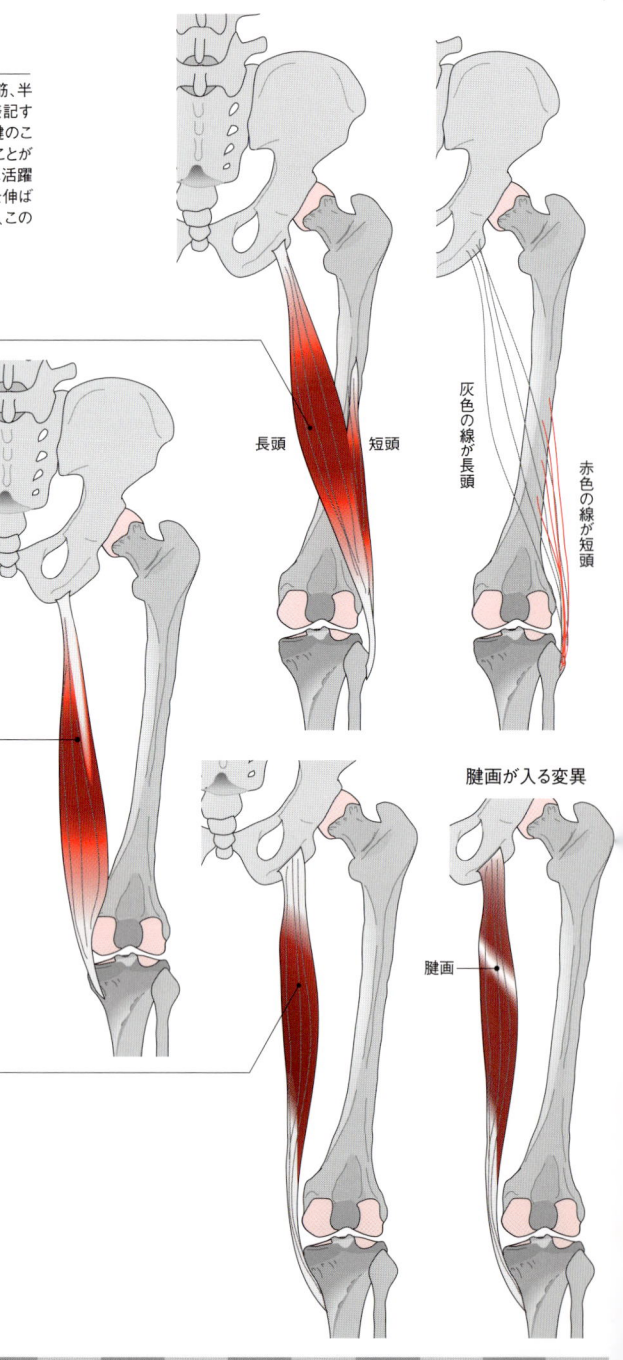

● ハムストリングスは、最も肉離れの生じやすい箇所。ダッシュやジャンプなどの急激な運動中に、また筋の酷使により、筋線維の一部に損傷ないしは断裂が生じ、その結果急激な痛みを感じる。大腿四頭筋の筋力がハムストリングスより大きく、筋力差があるとき、ハムストリングスの肉離れが生じやすいといわれる。バランスの取れた筋力をつけることが必要。

> **大腿三角** 皮下には、リンパ節（浅鼠径リンパ節群）とリンパ管が発達している。ここには大腿神経、大腿動脈、大腿静脈が上下に走る。それゆえ、大腿三角の中央を指で軽く触れると脈を取ることができる。大腿三角の底には、腸腰筋・恥骨筋の筋膜がある。この奥には、大腿骨頭が位置している。

腸腰筋 { 大腰筋（及び小腰筋） / 腸骨筋 }

## 大腿三角（スカルパ三角） T-5
※縫工筋、長内転筋の内側縁（外側縁とする文献もある）、鼠径靱帯で囲まれる領域。

鼠径靱帯
腸恥筋膜弓
縫工筋
大腿静脈
大伏在静脈
長内転筋

## 伏在裂孔 T-6
※大腿筋膜の卵形の孔。痩せた男性が立った状態ではここを通る大伏在静脈を見ることができる。

## 筋裂孔 T-7
※ここを腸腰筋・大腿神経が通る。

## 腸恥筋膜弓 T-8

## 血管裂孔 T-9
※鼠径靱帯と腸恥筋膜弓、骨盤との間にできる孔。ここを大腿動脈・大腿静脈が通る。

## 裂孔靱帯 T-10

## 大腿輪 T-11
※血管裂孔の外側は大腿動脈・大腿静脈が通るが、内側は脂肪組織の中をリンパ管が通る。この内側の部分を大腿輪という。

半腱様筋
半膜様筋
大腿三頭筋（長頭）
薄筋
大内転筋
中間広筋
外側広筋
長内転筋
縫工筋
大腿骨
内側広筋
大腿直筋

## 外側大腿筋間中隔 T-12

## 内側大腿筋間中隔 T-13

## 後大腿筋間中隔 T-14
※前内側大腿筋間中隔ともいう。縫工筋だけは、固有の筋膜鞘に入っている。

## 内転筋管 T-15
※ハンター管、ないしは縫工筋下管ともいう。内転筋、内側広筋、広筋内転筋膜に囲まれた部分。大腿動脈、大腿静脈・伏在神経が通る。大内転筋の腱裂孔に至る。

大腿・中央断面

# T  Muscles of Thigh <flexor>

**T-1 hamstring muscles**◆
ハムストリング マッスルズ

hamstring の string は「ひも、すじ」。よって hamstringは元々は大腿二頭筋、半膜様筋、半腱様筋の腱を指していた。古代・中世には、家畜の腱を切って、飼いやすくした。また古代の戦争では、捕虜が逃げないように、この腱を切断することもあった。

**T-2 biceps femoris**◆
バイセプス フェモリス

**T-3 semimembranosus**◆
セミメンブラノウサス

**T-4 semitendinosus**◆
セミテンディノウサス

◆**biceps femoris 大腿二頭筋** bi- は 2 を表わす接頭辞。ceps は、ラテン語の caput カプト「頭」。biceps と単独で述べると、より有名な上腕二頭筋の方を指してしまう。

◆**semimembranosus 半膜様筋、semitendinosus 半腱様筋** それぞれの名称の接頭辞は、semi-「半分」の意味。半膜様筋は、membrane メンブレイン「膜」に、半腱様筋は、tendon テンドン「腱」に由来。半膜様筋の外側近位部は腱膜のみで構成される。それに対し、半腱様筋の停止位置付近は主に腱で構成されるが、この二つのよく似た名称の筋肉は、位置的にも近くにある。共に坐骨結節に始まるが、半膜様筋は脛骨内側顆の後面に停止し、半腱様筋は内側に位置し脛骨粗面に停止する。半膜様筋は半腱様筋に被われている。

◆**femoral triangle 大腿三角（スカルパ三角）** 他の呼び方としては、trigonum femorale、trigonum femoris、fossa Scarpae major、subinguinal triangleなど色々なものがある。

◆**saphenous opening 伏在裂孔** 大伏在静脈が大腿静脈へ流入する鼡径靭帯内側部の下方にある大腿筋膜中の孔のこと。hiatus saphenus、fossa ovalisなどとも言われる。「伏在」と訳されている saphenous は、アラビア語の al-safen「潜伏」に由来する。アラビア医学では、瀉血（しゃけつ）がよく行なわれ、皮膚上に浮き出た静脈を求めたが、大伏在静脈は（特に近位では）、明瞭に浮き出ておらず潜伏しているためにこの名で呼ばれたという。しかし、綴りが似ているためギリシャ語の σαφής サフェース「明瞭な」が語源であると間違われて解説されてきた。しかし、大伏在静脈はどう見ても、隠れていて明瞭ではない。

---

### 肉離れとハムストリング

肉離れは、自分の筋力によって起こる傷害。筋組織が断裂や、筋膜が損傷することによる痛みや障害。肉離れは、骨から筋肉がバラバラに離れてしまったものというわけではない。

最も頻繁に生じる箇所はハムストリングスだが、次いで、大腿四頭筋、下腿の腓腹筋に発生する。急激なダッシュやジャンプなどの際に生じることが多い。

これらよく肉離れになる筋肉は二関節筋が多い。これは、二つの関節を同時に屈伸させることによって特定の筋肉での急激な伸張が起こりやすいため。

原因として、筋力不足や、拮抗筋に対する筋力のアンバランス（大腿四頭筋とハムストリングスの筋力差）、ウォーミングアップの不足、筋の柔軟性の欠如などが考えられる。

応急処置としては、一刻も早くRICE処置（Rest「安静」、Icing「冷却」、Compression「圧迫」、Elevation「挙上」のこと）が必要。この処置は、様々な箇所での痛み・腫れ・炎症の応急処置に有効。直後に行なう対処によって、回復が大いに異なる。

RICE処置

semimembranosus 半膜様筋の semi-「半分」は、ラテン語の接頭辞だが、ギリシャ語の接頭辞の「半分」は hemi-。ラテン語がsで始まる言葉が、ギリシャ語で h-で始まるというケースはとても多い。ラテン語 septemセプテム「七」→ギリシャ語ヘプタ「七」。ちなみに、septemは英語の September「9月」の語源。昔と今では、2ヶ月暦がずれている。

## ハムストリングスとハムエッグ、腓腹筋と大根役者と無線通信
### HAM「もも」

**hamstring muscles ハムストリングス**に使われている ham は、ゲルマン語に由来し、「もも肉」を指す。英語の ham ハム も類語。つまり、ハムとは本来豚のもも肉を大きな塊のまま塩づけしたものを指すのだが、日本ではロース肉、ばら肉が原料のものにもハムの名が使用されている。

このゲルマン語と、ギリシャ語 κνημη クネーメー「すね」も、同じ印欧祖語にたどりつく。よって、gastrocnemius ガストロクニーミアス「腓腹筋」も類語ということになる(とはいえ、ももとすねではちょっと位置がずれるが)。

英語の ham には「大根役者」という意味もある。amateurアマテュア(アマチャ)「アマチュア」の am に、発音しやすく h を付けたという語源説は有名だが、素人役者が化粧を落とすためにハム肉の脂を使ったという説がある。下手な役者ほど「Hamlet(ハムレット)」をやりたがるという説も面白い。ちなみに、日本語の「大根役者」の語源にも色々な仮説があり、①素人の「しろ」にかけた、②張り子の馬の脚の役しかやらせてもらえないから、③大根はすぐにおろされるから等々。他にも、下手な役者ほど白粉を塗りたくるからというのもあり、英語の「化粧落とし」説と何か共通のものがある。

さて、無線通信の HAM「ハム」の語源には諸説あるが、①無線のアマチュア、素人が演技が下手な役者 ham のように語るという意味合いから、ハムになったという説や、②amateur(アマチュア)が訛った。この説は先程述べた「大根役者」の語源説と同じである。③1908年にアマチュア無線局を開局したハーバードラジオクラブの三人の頭文字 Albert Hymann、Bob Almy、Peggie Murray から取ったという説など。

hamに関わる語源は、かなり混線している。

*femoral triangle*◆ T-5
*saphenous opening*◆ T-6
*muscular lacuna*◆ T-7
*iliopectineal arch* T-8
*vascular lacuna*◆ T-9
※ラキューナは、ラクーナとも発音する。
*lacunar ligament* T-10
*femoral ring*◆ T-11

◆**muscular lacuna 筋裂孔**、**vascular lacuna 血管裂孔**　lacuna ラクーナは、ラテン語で、「小さな穴、落とし穴、裂孔」を意味する。英語の lagoon ラグーン「潟(かた)」も派生語。また、lacuna は、ラテン語 lacus ラクス「池、湖」に由来している。ここから英語の lake レイク「湖」という語が生まれた。

◆**femoral ring 大腿輪**　大腿管の上開口部。ここを通ってリンパ管が大腿から腹腔へ通過する。大腿ヘルニアの発生部位。

◆**adductor canal 内転筋管**　別名Hunter canal。

*lateral femoral intermuscular septum* T-12
*medial femoral intermuscular septum* T-13
*posterior femoral intermuscular septum* T-14
*adductor canal*◆ T-15

# U 下腿の筋〈屈筋〉

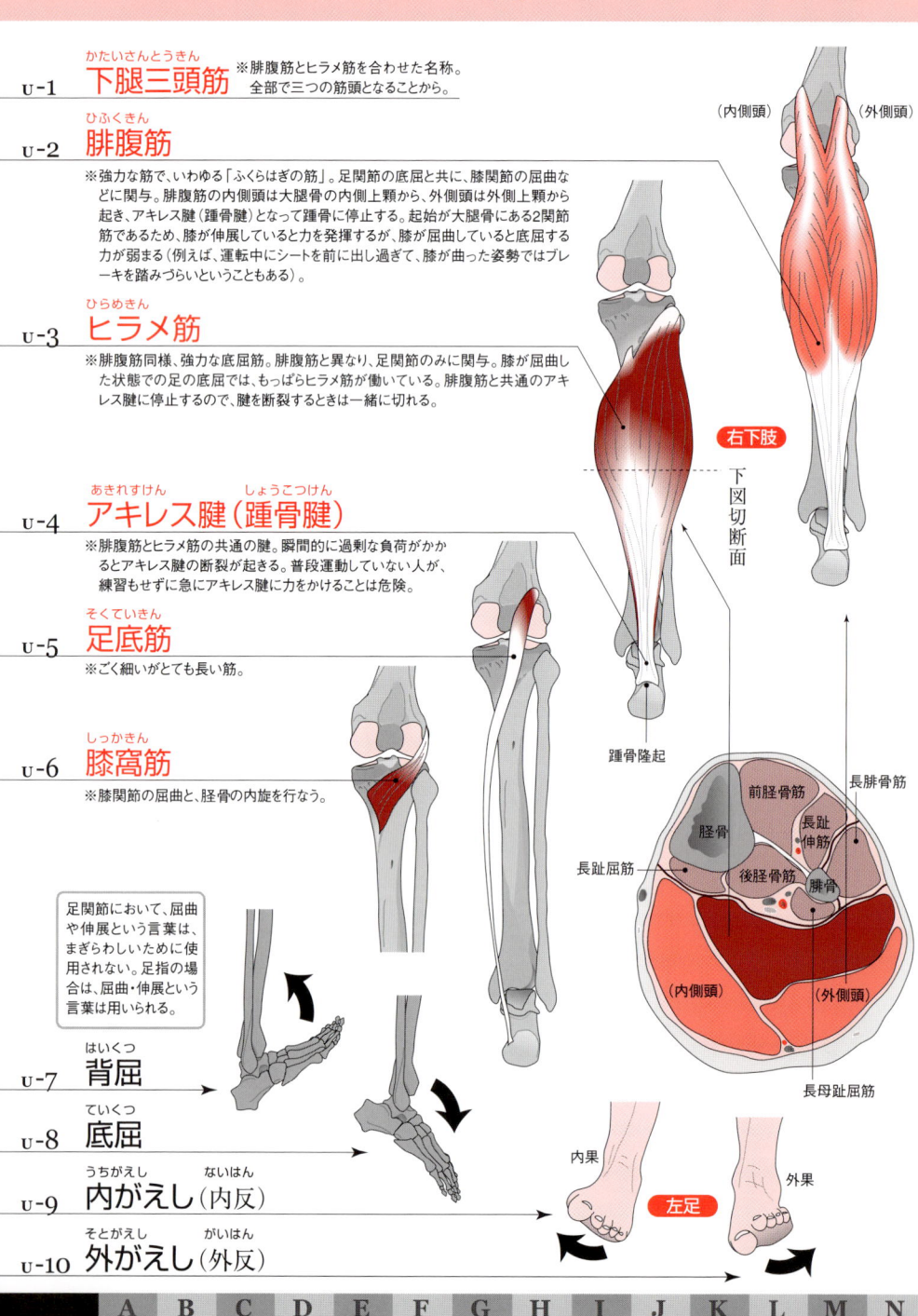

● ここでは、下腿の後方筋及び膝関節について扱う。上肢の前腕には、屈筋、伸筋ともに数多くあるのに対し、下腿は数こそ少ないが強力な筋が多い。

**U-1 下腿三頭筋（かたいさんとうきん）**
※腓腹筋とヒラメ筋を合わせた名称。全部で三つの筋頭となることから。

**U-2 腓腹筋（ひふくきん）**
※強力な筋で、いわゆる「ふくらはぎの筋」。足関節の底屈と共に、膝関節の屈曲などに関与。腓腹筋の内側頭は大腿骨の内側上顆から、外側頭は外側上顆から起き、アキレス腱（踵骨腱）となって踵骨に停止する。起始が大腿骨にある2関節筋であるため、膝が伸展していると力を発揮するが、膝が屈曲していると底屈する力が弱まる（例えば、運転中にシートを前に出し過ぎて、膝が曲った姿勢ではブレーキを踏みづらいということもある）。

**U-3 ヒラメ筋（ひらめきん）**
※腓腹筋同様、強力な底屈筋。腓腹筋と異なり、足関節のみに関与。膝が屈曲した状態での足の底屈では、もっぱらヒラメ筋が働いている。腓腹筋と共通のアキレス腱に停止するので、腱を断裂するときは一緒に切れる。

**U-4 アキレス腱（踵骨腱）（あきれすけん／しょうこつけん）**
※腓腹筋とヒラメ筋の共通の腱。瞬間的に過剰な負荷がかかるとアキレス腱の断裂が起きる。普段運動していない人が、練習もせずに急にアキレス腱に力をかけることは危険。

**U-5 足底筋（そくていきん）**
※ごく細いがとても長い筋。

**U-6 膝窩筋（しっかきん）**
※膝関節の屈曲と、脛骨の内旋を行なう。

足関節において、屈曲や伸展という言葉は、まぎらわしいために使用されない。足指の場合は、屈曲・伸展という言葉は用いられる。

**U-7 背屈（はいくつ）**
**U-8 底屈（ていくつ）**
**U-9 内がえし（内反）（うちがえし／ないはん）**
**U-10 外がえし（外反）（そとがえし／がいはん）**

（内側頭）（外側頭）
右下肢
下図切断面
踵骨隆起
前脛骨筋
脛骨
長趾伸筋
長腓骨筋
長趾屈筋
後脛骨筋
腓骨
（内側頭）（外側頭）
長母趾屈筋
内果　外果
左足

● 外側半月と内側半月は、いわゆる「半月板」と呼ばれるもの。膝関節にかかる衝撃を緩和するための緩衝装置であり、比較的平らな脛骨上面に半月があることによって関節の適合性を良くし、可動性を適正に保っている。

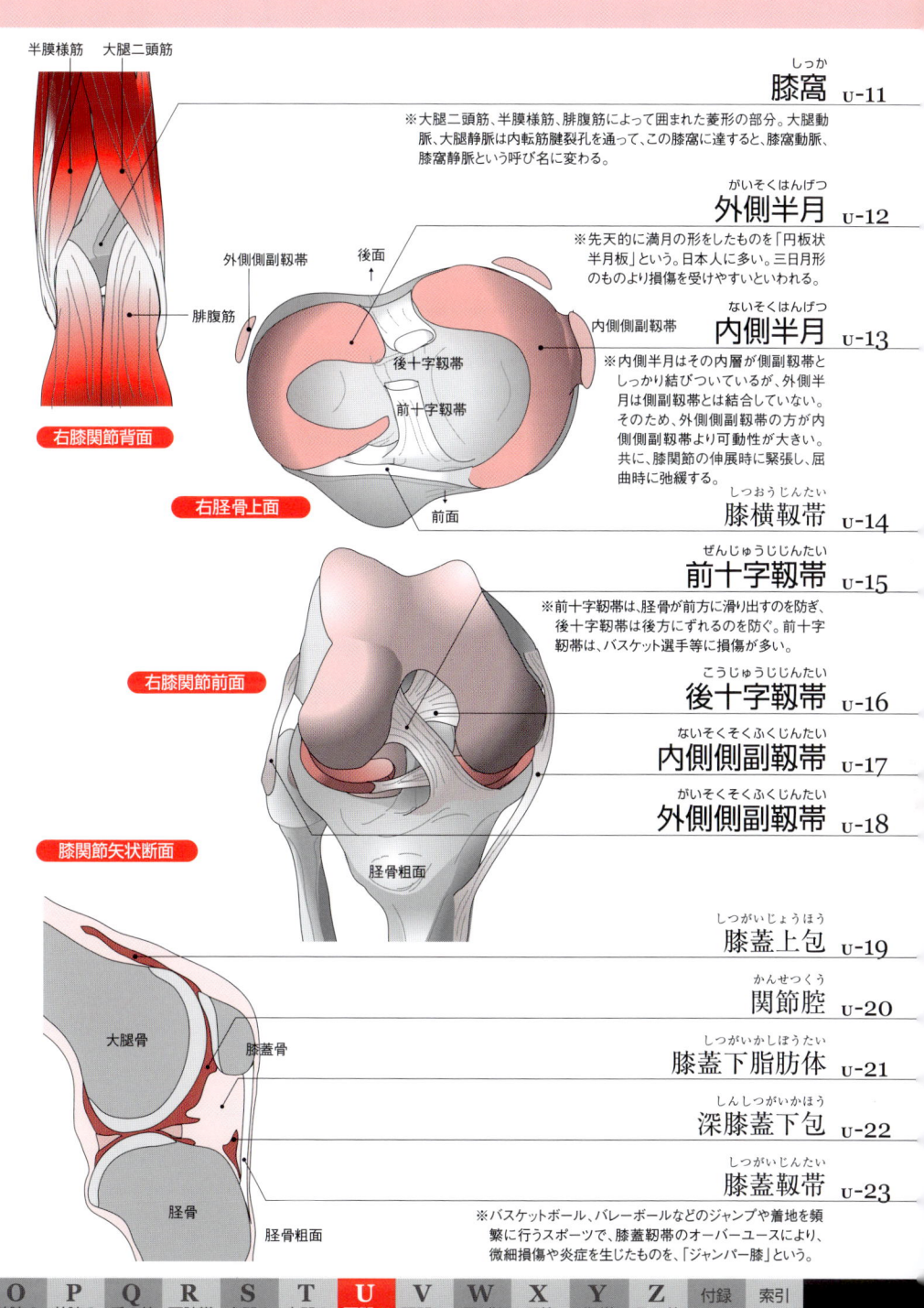

## 膝窩 u-11
※大腿二頭筋、半膜様筋、腓腹筋によって囲まれた菱形の部分。大腿動脈、大腿静脈は内転筋腱裂孔を通って、この膝窩に達すると、膝窩動脈、膝窩静脈という呼び名に変わる。

## 外側半月 u-12
※先天的に満月の形をしたものを「円板状半月板」という。日本人に多い。三日月形のものより損傷を受けやすいといわれる。

## 内側半月 u-13
※内側半月はその内層が側副靱帯としっかり結びついているが、外側半月は側副靱帯とは結合していない。そのため、外側側副靱帯の方が内側側副靱帯より可動性が大きい。共に、膝関節の伸展時に緊張し、屈曲時に弛緩する。

## 膝横靱帯 u-14

## 前十字靱帯 u-15
※前十字靱帯は、脛骨が前方に滑り出すのを防ぎ、後十字靱帯は後方にずれるのを防ぐ。前十字靱帯は、バスケット選手等に損傷が多い。

## 後十字靱帯 u-16

## 内側側副靱帯 u-17

## 外側側副靱帯 u-18

## 膝蓋上包 u-19

## 関節腔 u-20

## 膝蓋下脂肪体 u-21

## 深膝蓋下包 u-22

## 膝蓋靱帯 u-23
※バスケットボール、バレーボールなどのジャンプや着地を頻繁に行うスポーツで、膝蓋靱帯のオーバーユースにより、微細損傷や炎症を生じたものを、「ジャンパー膝」という。

# U Muscles of Leg <flexor>

| | | |
|---|---|---|
| u-1 | トライセプス スューリー<br>**triceps surae**◆ | ◆**triceps surae** 下腿三頭筋　suraeは、ラテン語 sura スーラ「下腿、ふくらはぎ」の属格。 |
| u-2 | ガストロクニーミアス<br>**gastrocnemius**◆ | ◆**gastrocnemius** 腓腹筋　ギリシャ語 γαστήρ ガステール「腹、胃」に、κνημίς クネーミス「脛(すね)」が付いたもの。 |
| u-3 | ソウリアス<br>**soleus**◆ | ◆**soleus** ヒラメ筋　ラテン語 solea ソレア「靴底、サンダル」に由来。英語の sole ソウル「足底、ソール」も同根語。また、サンダルの形に似た「舌ビラメ」も英語で、sole という。解剖学用語の soleus は、足底ではなく、舌ビラメの形に似ていることにちなんだもの。 |
| | | ◆**popliteus** 膝窩筋, **poples** 膝窩　ラテン語 poples ポプレス「膝(ひざ)」から。解剖学では、「膝窩(しっか)」、つまり膝の後ろの部分のことを poples ポプリーズ という。 |
| | | ◆**inversion** 内がえし　ラテン語 inverto インウェルトー「逆に転じる、裏返す」に由来。医学用語としては、inversion of the uterus 〜ユータラス「子宮内反」、visceral inversion ヴィセラル インヴァージョン「内臓逆位(肝臓が左にあったり、心臓が右にあるなどの位置変化のこと)」に用いられる。遺伝学では、inversion of chromosomes 〜クロモソウムズ「染色体逆位」、つまり染色体中に二カ所の切断が生じて、その断片が逆転して再結合するという染色体異常のこと。化学用語で inversion は、「転化(多糖類・二糖類を単糖類に加水分解すること)」を指す。特に、砂糖(ショ糖)を加水分解して得た、ブドウ糖と果糖の等量の混合物を、invert sugar インヴァート シュガー「転化糖」といい、甘味度が増し、ねっとりしたコクのある甘さとなる。 |
| u-4 | アキリーズ テンドン<br>**Achilles tendon**<br>(**calcaneal** 〜) ともいう<br>キャルケイニアル | |
| u-5 | プランタリス<br>**plantaris** | |
| u-6 | ポプリティアス (ポプリティーアス)<br>**popliteus**◆ | ◆**eversion** 外がえし　ラテン語 everto エーウェルトー「外に回す、ひっくり返す」に由来。eversion は、瞼をひっくり返すことにも用いられる。 |
| | | ◆**lateral meniscus** 外側半月　ギリシャ語 μηνίσκος メーニスコス「三日月」より。試験管の半月状の液面や、カメラの半凸半凹形のレンズも meniscus ミニスカス「メニスカス」という。 |

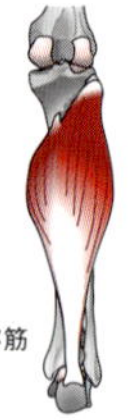

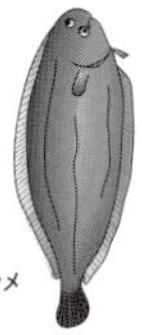

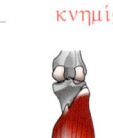

## 腓(こむら)返りと腓腹筋

こむら返りとは、こむら(ふくらはぎのこと)にある腓腹筋が痙攣を起こし、つる状態となったもの。健康な人でも、激しい運動中や冷たいプールで水泳中に、睡眠中につま先が伸びた時に、また妊娠時に生じやすい。一方、肝硬変、腎不全、糖尿病、神経障害等の病気や、他の病気のための薬の副作用、ビタミン・$Ca^{2+}$・$Mg^{2+}$不足が原因の場合もある。ふくらはぎだけでなく、腕や、太ももでも生じ、回数も多くなることがあり、病気の有無の確認が必要。

予防法として、運動前の準備運動、運動後のマッサージや、腓腹筋のストレッチ、ビタミン・ミネラルの補給、就寝前に足を温めること(入浴など)がある。もし、こむら返りが起きてしまった場合、**腓腹筋を伸展させる**(膝を伸展し、足の親指を持ってすねの方に引っ張り、**足を背屈させる**)とよい。症状が重い場合、軽い筋弛緩薬を医師から処方される事もある。

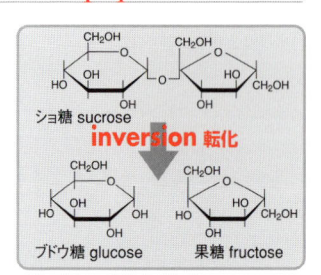

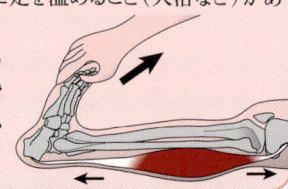

| | |
|---|---|
| u-7 | ドーシフレクション<br>**dorsiflexion** |
| u-8 | プランタ フレクション<br>**plantar flexion** |
| u-9 | インヴァージョン<br>**inversion**◆ |
| u-10 | イヴァージョン<br>**eversion**◆ |

ふくらはぎのことを、英語で calf **カーフ**、ないしは**キャフ**という（ローテーターカフのカフ cuff と混同しないように）。この calf という英語には、他にも「仔牛」や大型動物の幼獣「仔象、仔クジラ」を意味する。元々「ふくれたもの、胎」が原義で、妊婦の腹や、生まれたばかりの動物の子を指した。ふくらはぎも、下腿の「ふくれた」部分のこと。日本語の「ふくらはぎ」とも語義は共通している。

## 踵骨腱、アキレスと亀
## ACHILLES
## 「アキレス」

**Achilles tendon アキレス腱（踵骨腱）** という名称はギリシャ神話のアキレスに由来する。アキレスは、海の女神テティスと人間ペレウスの間の子。母親は、赤子のアキレスを不死身にするため、冥府のステュクス川（日本でいえば三途の川）に浸したが、その時手でつかんでいた踵（かかと）の部分だけが水に浸からず、生身のままとなった。後に、トロイの王子パリスが絶世の美女であるスパルタの王妃ヘレネー（弟達は、p.79のコラムで紹介したカストルとポルックス「母指男」）をさらったことから、トロイ戦争（トロイア戦争）が勃発、無敵の戦士となったアキレスは、ギリシャ軍に加勢し、圧倒的な力でギリシャを優勢に導く。しかし、トロイの王子パリスに矢で踵を射抜かれて落命。この話から、Achilles tendon「アキレス腱」という名称が生まれた。また、人の致命的な弱点のことも、Achilles heel（tendon）という。

さて、アキレスは強いだけでなく、足も速かったため、紀元前5世紀の哲学者ゼノンが出した謎「アキレスと亀」の登場人物になっている。先行して歩いている亀のいる場所にアキレスが着いた時、亀はその時間を使って、さらにある距離を進んでいる。その進んだ場所にアキレスがたどり着く時には、またさらに亀はその時間の間に、ある距離を進む。この繰り返しが延々と続く限り、アキレスは亀に追いつけないというパラドックスである。この問いは、17世紀以降に発展した calculus **キャルキュラス**「微積分学」によって簡明な答えが与えられることになる。ちなみに、calculusは、calcaneus 踵骨（かかとの骨）と同根語。

右の絵は、ギリシャの陶器に描かれたアマゾン族の女王ペンテシレイアとの闘いの図。ペンテシレイアはギリシャ勢の名だたる英雄をなぎ倒してトロイ軍を一時優勢にした。そこでアキレスと決闘。一説には彼女は最初アキレスを倒したが、ゼウスが彼を甦らせたという。結局アキレスは勝つが、アキレスは死んだペンテシレイアの美貌に目を奪われ、殺したことを後悔するという話もある。

アキレス（左）とペンテシレイア（右）

ポプリティーアル　フォッサ（ポプリーズ）
*popliteal fossa* (poples)◆ U-11

ラテラル　メニスカス
*lateral meniscus*◆ U-12

ミーディアル　メニスカス
*medial meniscus* U-13

よく使用される膝の靭帯の略称：
**ACL** 前十字靭帯、**MCL** 内側側副靭帯、
**PCL** 後十字靭帯、**LCL** 外側側副靭帯

トランス**ヴァース**　**リ**ガメント　オヴ　ニー
*transverse ligament of knee* U-14

アンティアリア　ク**ルー**シイット　**リ**ガメント
*anterior cruciate ligament* U-15

ポス**ティ**アリア　ク**ルー**シイット　**リ**ガメント
*posterior cruciate ligament* U-16

ミー**ディ**アル　コ**ラ**テラル　**リ**ガメント
*medial collateral ligament* U-17

**ラ**テアル　コ**ラ**テラル　**リ**ガメント
*lateral collateral ligament* U-18

スープラパ**テラ**　**バー**サ
*suprapatellar bursa* U-19

ジョイント　**キャ**ヴィティ
*joint cavity* U-20

インフラパ**テラ**　**ファット**・**パッド**
*infrapatellar fat-pad* U-21

**ディープ**　インフラパ**テラ**　**バー**サ
*deep infrapatellar bursa* U-22

パ**テラ**　**リ**ガメント
*patellar ligament* U-23

# V 下腿の筋 〈伸筋・腓骨筋〉

● ここでは、下腿の中の、足関節及び趾を動かす伸筋、腓骨筋、そして屈筋の一部について扱う。

### v-1 前脛骨筋 (ぜんけいこつきん)

※足関節の背屈を行なう筋の中では最も強力なもの。下腿外側の筋の中では、最もよく触れることのできる筋。強く背屈すると、足首のところに腱を明瞭に見ることができる。スキーや、アイススケート、また前傾姿勢での歩行で、特に足の外側に体重をかけた場合、この筋は強力に働く。

### v-2 長腓骨筋 (ちょうひこつきん)

※短腓骨筋と共に強力な外がえしの筋。足底弓を保持する働きもある。ランニングやジャンプにおいて足がまっすぐ前方を向かず、足先が内方を向く場合、この筋が弱い可能性がある。この腱は足関節付近で短腓骨筋腱の下を通る。

### v-3 短腓骨筋 (たんひこつきん)

※この筋は外がえしの主動筋。また、足関節の底屈を補助する。また足を押し上げる働きから、足底の縦アーチを保持させるためにも役立っている。腱は外果のすぐ後ろを通る。

### v-4 第三腓骨筋 (だいさんひこつきん)

※時として、長趾伸筋に余分の腱が生じることがある。これを第三腓骨筋という。足の背屈と外がえしを補助する。

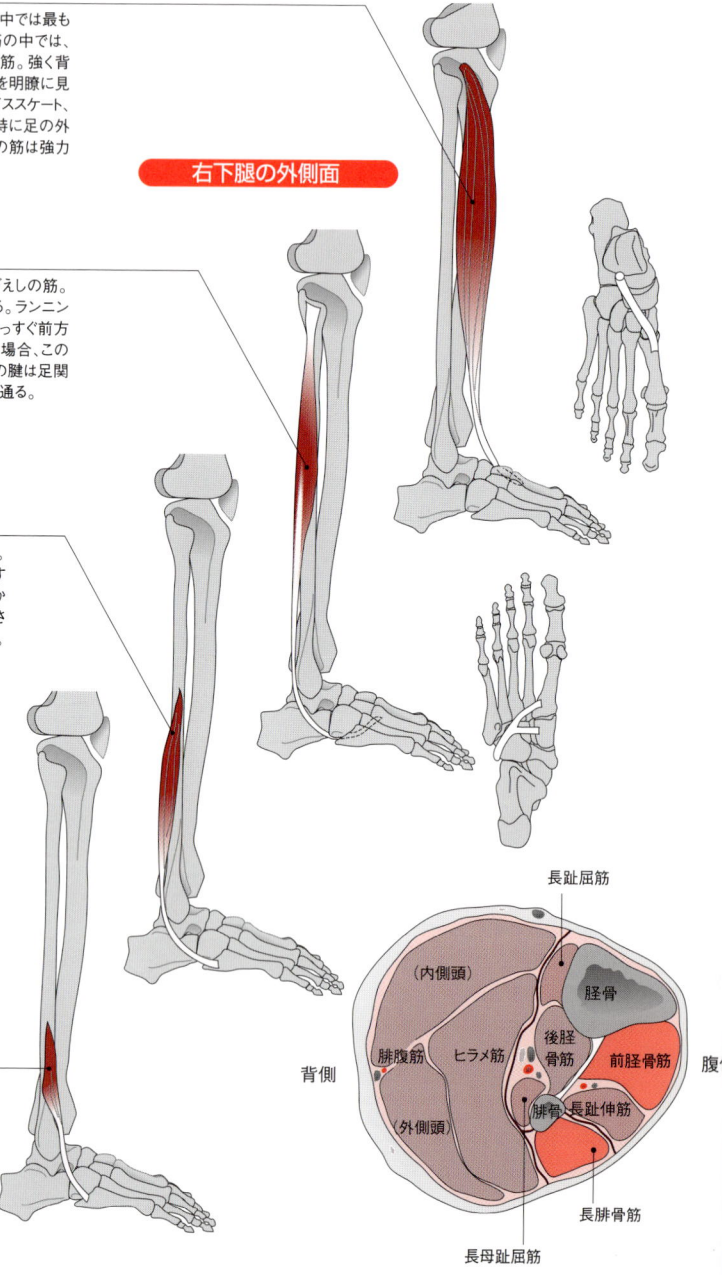

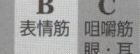

右下腿の外側面

長趾屈筋 / (内側頭) / 脛骨 / 後脛骨筋 / 前脛骨筋 / 腓腹筋 / ヒラメ筋 / 腓骨・長趾伸筋 / (外側頭) / 長母趾屈筋 / 長腓骨筋

背側 / 腹側

| 92 | A 全身 | B 表情筋 | C 咀嚼筋 眼・耳 | D 舌・咽頭 喉頭 | E 頚部 | F 背部 | G 胸郭 | H 横隔膜 | I 腹部 | J 骨盤 会陰 | K 上肢帯 | L 肩関節 | M 上腕 | N 前腕の回旋筋 |

- 足関節の場合、背屈の状態から底屈をすると、足底は内側へ向く。また底屈位から背屈をすると外側へ向く。このような足のあおりが伴うため、足関節は、単に蝶番関節というだけでなく、「らせん関節」であるともいわれる。

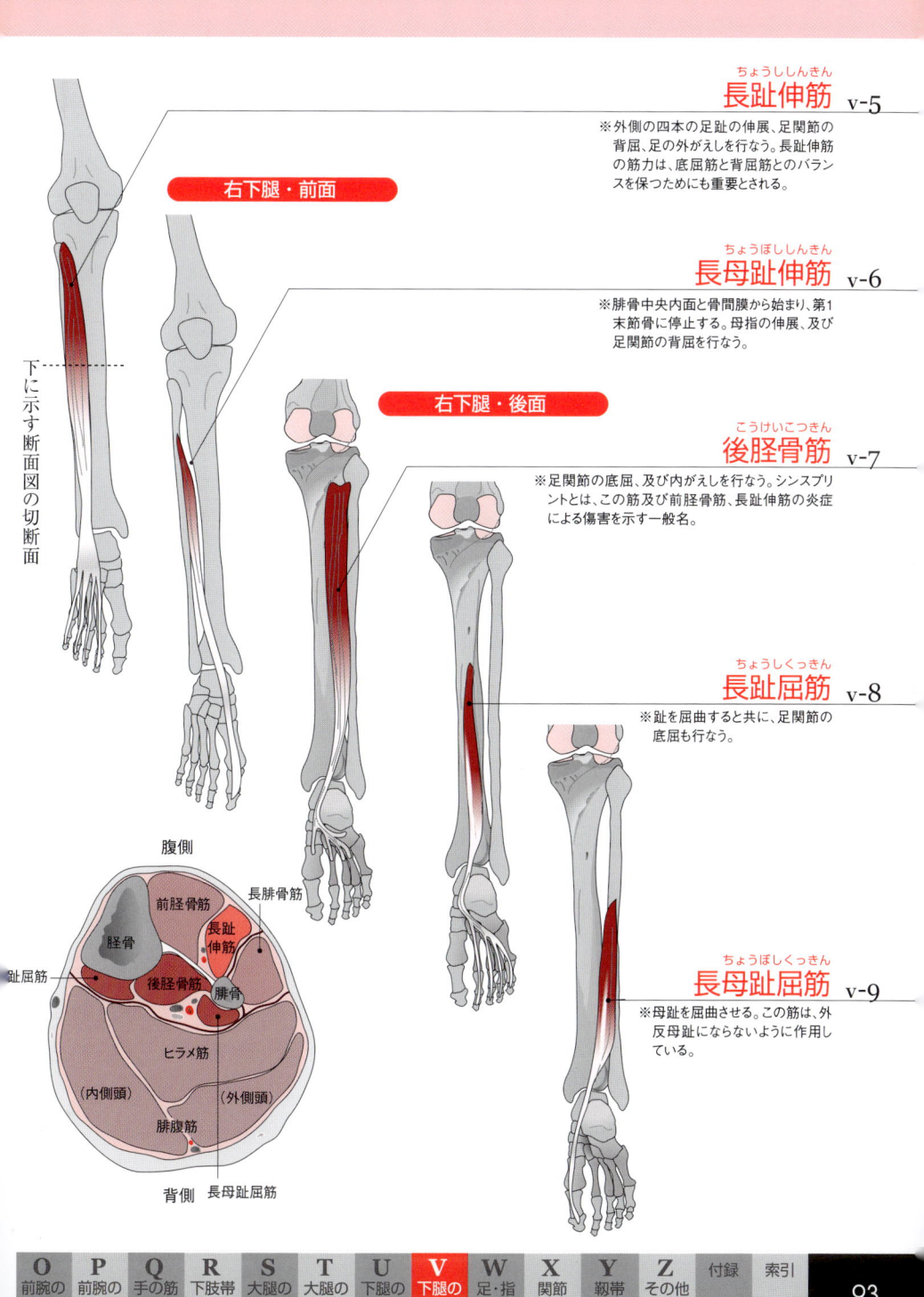

### 右下腿・前面

#### 長趾伸筋 ちょうししんきん v-5
※外側の四本の足趾の伸展、足関節の背屈、足の外がえしを行なう。長趾伸筋の筋力は、底屈筋と背屈筋とのバランスを保つためにも重要とされる。

#### 長母趾伸筋 ちょうぼししんきん v-6
※腓骨中央内面と骨間膜から始まり、第1末節骨に停止する。母指の伸展、及び足関節の背屈を行なう。

### 右下腿・後面

#### 後脛骨筋 こうけいこつきん v-7
※足関節の底屈、及び内がえしを行なう。シンスプリントとは、この筋及び前脛骨筋、長趾伸筋の炎症による傷害を示す一般名。

#### 長趾屈筋 ちょうしくっきん v-8
※趾を屈曲すると共に、足関節の底屈も行なう。

#### 長母趾屈筋 ちょうぼしくっきん v-9
※母趾を屈曲させる。この筋は、外反母趾にならないように作用している。

下に示す断面図の切断面

腹側
前脛骨筋
長腓骨筋
脛骨
長趾伸筋
趾屈筋
後脛骨筋
腓骨
ヒラメ筋
(内側頭) (外側頭)
腓腹筋
背側
長母趾屈筋

| O 前腕の屈筋 | P 前腕の伸筋 | Q 手の筋 | R 下肢帯 | S 大腿の内転・伸筋 | T 大腿の屈筋 | U 下腿の屈筋 | **V 下腿の伸筋** | W 足・指 | X 関節 | Y 靱帯 | Z その他 | 付録 | 索引 |

# Ⅴ Muscles of Leg <extensor, fibular muscles>

| | |
|---|---|
| v-1 ティビアリス アンティアリア<br>**tibialis anterior**◆ | ◆**tibialis anterior** 前脛骨筋 ラテン語 tibia ティービア「すねの骨、脛骨」に由来。tibia は、「笛」という意味もある。古代には様々な動物や鳥の脛骨から笛が作られた。 |
| v-2 フィビュラリス ロンガス<br>**fibularis longus**◆ | ◆**fibularis longus** 長腓骨筋 ラテン語 fibula フィーブラは、「留め金、ピン」の意。figo フィーゴー「結びつける」＋ 道具を表わす接尾辞 -bula から。ギリシャ語で、「留金」を意味する語は περόνη ペロネーであるため、長腓骨筋を、peroneus longus ペロウニアス ロンガス ともいう。ちなみに、中華料理のパーコー麺（パイコー麺）のパーコーは「排骨（pái gǔ）」と書く。一見「腓骨」と似ているがスネの部分とは関係がない。「排骨」は、中国語で「スペアリブ、（食用肉の）肋骨」のこと。「排」には「並ぶ、並べる」という意味がある。 |
| v-3 フィビュラリス ブレヴィス<br>**fibularis brevis** | ◆**fibularis tertius** 第三腓骨筋 ラテン語 tertius テルティウス「第3の」。英語の three や third とも同根語。tertian fever ターシャン フィーヴァ「三日熱（発作日を第1日と数えると、第3日目に発作が起きるタイプのマラリア熱）」、地学用語では、the tertiary period ターシャリ ピアリオド「第三紀（新生代前期。古生代を「第一紀」、中生代を「第二紀」と呼んでいた頃の名残り）」などに tertius の派生語が使われている。ちなみに、初期キリスト教の「ラテン教父」と呼ばれる Tertullian タートゥーリアン「テルトゥリアヌス（ラテン語ではTertullianus、150−230年頃）も tertius に由来する。ラテン語の人名には、Secundus「セクンドゥス（第2の）」、Tertius「テルティウス」（第3の）、Quartus「クワールトゥス」（第4の）のように、日本で言う「二郎、三郎、四郎」のようなものがしばしば見られる。 |
| fibularis「腓骨筋」はすべて、peroneus ペロウニアスと言い換えることができる。 | |
| 古代ローマのフィーブラ<br>トーガのような衣服を留めるための装飾ピン | |
| v-4 フィビュラリス ターシャス<br>**fibularis tertius**◆ | |

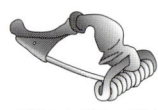

### コンパートメント症候群

下腿の筋は、骨や骨間膜、筋間中隔、筋膜などで囲まれている。この囲いを「コンパートメント（筋区画）」という。これら筋膜は伸縮性があまりない。これまでにない急激な運動、強度の打撲、骨折、筋断裂など急性の外傷により、コンパートメント内の圧力が上がってしまう（急性型）と、筋肉内の虚血、神経マヒ、筋力低下が生ずる。こうした原因で、腫れや、急激な強い痛み、しびれを示す症状を「コンパートメント症候群」という。

慢性型のコンパートメント症候群は、トレーニングを重ねて筋肉が肥大した際、筋膜の成長が間に合わないもの。普段は痛みがなく、運動すると痛みが出るのが特徴。

初期処置は安静、クーリング、挙上だが、症状が重い場合、放置すると筋・腱・神経組織の壊死を引き起こすこともある。一定の内圧を超えた場合、筋膜切開といった外科的処置が必要となるので、早期の発見と治療が大切。

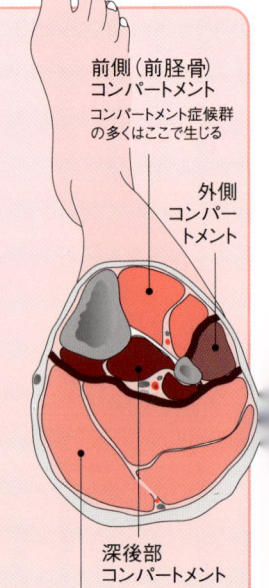

前側（前脛骨）コンパートメント
コンパートメント症候群の多くはここで生じる

外側コンパートメント

深後部コンパートメント

浅後部コンパートメント

下腿の筋は、前部の伸筋、後部の屈筋、外側の腓骨筋 fibular muscles の3群に分けられる。腓骨筋は長腓骨筋と短腓骨筋からなり（第三腓骨筋は伸筋に分類される）、共に腓骨の外側面に起始があり、足の外がえしを行なう。

## 赤筋と白筋、遅筋と速筋

白身魚ヒラメと、赤身魚のマグロでは、筋肉の色が全く違う。色の違いはヒトの筋肉の中でも存在し、下腿でいえば、腓腹筋は白いため「白筋」、ヒラメ筋はより赤色が強く「赤筋」と呼ばれる（ヒラメ筋は、名前がヒラメだからとって白筋ではない）。

赤身の色は血の色ではなく、主に筋肉中のミオグロビンと呼ばれるタンパク質による（チトクロームも多少寄与する）。ただし、サケの赤身は、アスタキサンチンという熱に強い脂溶性カロチノイドによる。ミオグロビン量からするとサケは「白身魚」。他の赤身魚が焼くと変色するが、サケは焼いても赤い色が残る。

ミオグロビンは、血液中のヘモグロビンとよく似た構造と機能をもつタンパク質。共に酸素分子と結合する（このタンパク質の中央に酸素を結合する鉄原子があり、酸素との結合時には、ちょうど鉄が酸化して赤錆になるのと同様、赤色を帯びる）。赤筋は、ミオグロビンから酸素を供給できる上、ミトコンドリアも多く含まれるため、酸素によるATP合成に適しており、長い時間収縮可能。マグロは長時間、外洋を回遊するため筋肉を使い続けるため、赤筋が多い。マッコウクジラが、一度呼吸してから一時間近くも潜水できるのも、筋肉中のミオグロビンに酸素を蓄積できるからである。

これに対し、白筋は、筋線維が太く瞬間的に大きな力を出すのに適している（白筋の持ち主のヒラメは、長時間泳ぐより、見つかった場合に突然逃走するのに向く）。そのため、白筋は速筋（収縮速度が赤筋より2〜3倍速い）ともいい、それに対し赤筋は遅筋ともいう。その反面、赤筋が酸化的リン酸化系によって、ブドウ糖を二酸化炭素にまで分解し多くのエネルギーを得られるのに対し、白筋は解糖系によって無酸素的にエネルギーを得るので、ブドウ糖をピルビン酸・乳酸までしか分解できず、疲労しやすい。

赤筋、白筋とはいっても、実際には白色筋線維と赤色筋線維の二種類の線維の比率の多い少ないの違いであって、完全に二つに分類できるわけではない。その中間の性質のものも存在する。

ヒトの場合でも、歩行やジャンプ時によく使う腓腹筋は、白色筋線維の比率が高く、一方、立位を維持するのによく使うヒラメ筋や、常に呼吸のためにゆっくりとした動作をする横隔膜などの筋は赤色筋線維の比率が高い。

赤筋・白筋の比率は生来変わらないが、赤色・白色筋線維の比率は、筋肉の使い方によっても変わってくる。鳥の胸筋は、長期間の飛翔のために、赤色筋線維の比率が高くなるが、飛ばないニワトリの胸筋、いわゆる「ささみ」は白色筋線維が多い。

大きな瞬発力が必要で、数十秒で勝負がつく相撲の力士の筋肉は白色筋線維の比率が高く、対照的に長時間の筋収縮が必要なマラソン選手の筋肉は赤色筋線維の比率が高くなっている。

イクステンサ ディジトーラム ロンガス
extensor digitorum longus  v-5

イクステンサ ハリュスィーズ ロンガス
extensor hallucis longus  v-6

ティビアリス ポスティアリア
tibialis posterior  v-7

フレクサ ディジトーラム ロンガス
flexor digitorum longus  v-8

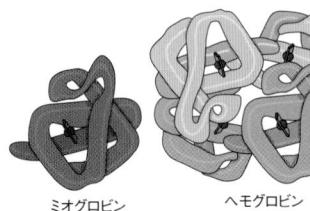

ミオグロビン　　ヘモグロビン

フレクサ ハリュスィーズ ロンガス
flexor hallucis longus  v-9

# W 足の固有筋

ここでは、起始・停止が足の中にある、比較的短い足の筋について扱う。足底の筋群は、最も浅い層〔第1層〕から最も深い層〔第4層〕まで四つの層に分類することができる。

**w-1 短母趾屈筋**〔第3層〕
※母趾基節骨の屈曲を行なう。短母趾屈筋の起始に関しては文献によって違いが見られる（①立方骨・外側楔状骨とするもの、②立方骨・外側楔状骨、中間楔状骨 ③内側楔状骨・長足底靱帯・後脛骨筋の腱とするもの）。

**w-2 短小趾屈筋**〔第3層〕

**w-3 母趾内転筋**〔第3層〕
※二頭筋で、斜頭は立方骨、外側楔状骨、第2、第3中足骨を起始とし、外側種子骨に停止する。横頭の起始は、第2～5指の中足指関節の関節包。母趾の内転。外反母趾にならないように母趾を正しい位置に維持するように働く。

**w-4 小趾対立筋**
※長足底靱帯と長腓骨筋の腱鞘から起こる。第5中足骨を底側へ動かす。小指対立筋と似た働きをする。小趾外転筋の一部ともみなされる。

**w-5 後距腓靱帯**

**w-6 （内側）三角靱帯**
※後脛距靱帯、脛踵靱帯、脛舟靱帯、前脛距靱帯の総称。

**w-7 踵腓靱帯**

**w-8 屈筋支帯**

**w-9 上伸筋支帯**

**w-10 上腓骨筋支帯**

**w-11 下腓骨筋支帯**

**w-12 下伸筋支帯**

※三角靱帯は極めて強靱で、あまり断裂を生じないが、代わりに内果を引き剥がし、脛骨の骨折を引き起こす。捻挫も、三角靱帯ではなく、外側の距腓靱帯や、踵腓靱帯の方が多い。内がえしの方が可動域が大きいのも、損傷しやすい理由の一つ。

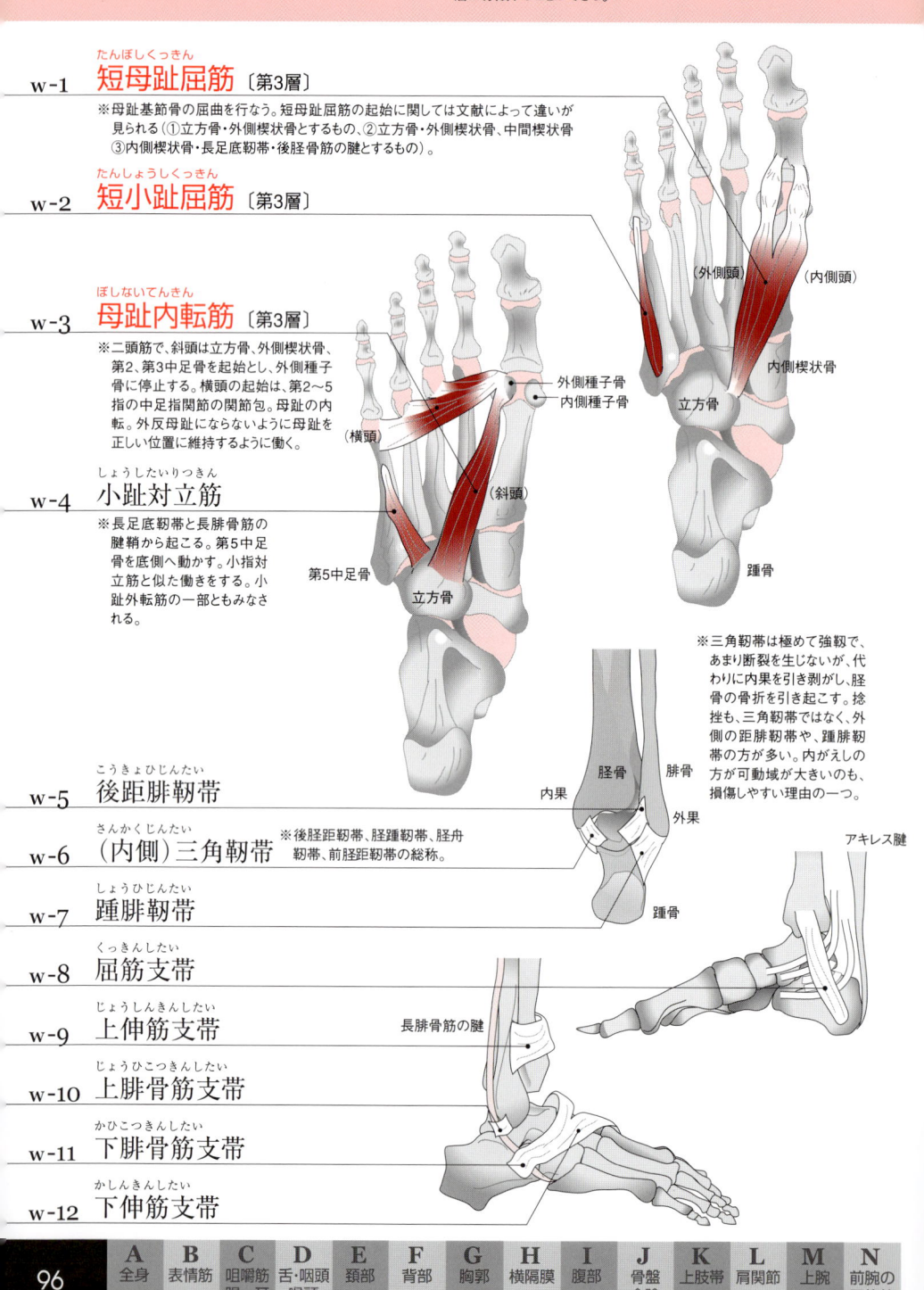

手と足の筋肉の間には相同関係があるが、違いもある。手には母指対立筋があるが、足にはない（足の親指は他の足の指と対立させることなどできない）。また、短掌筋に相当するものは足にはない。手の背側には（背側骨間筋以外に）筋腹はないが、足の背側には背側骨間筋以外にも、「短趾伸筋」と「短母趾伸筋」がある。ヒトの場合、足の個々の筋の働きはあまり独立しておらず、共同して機能している。

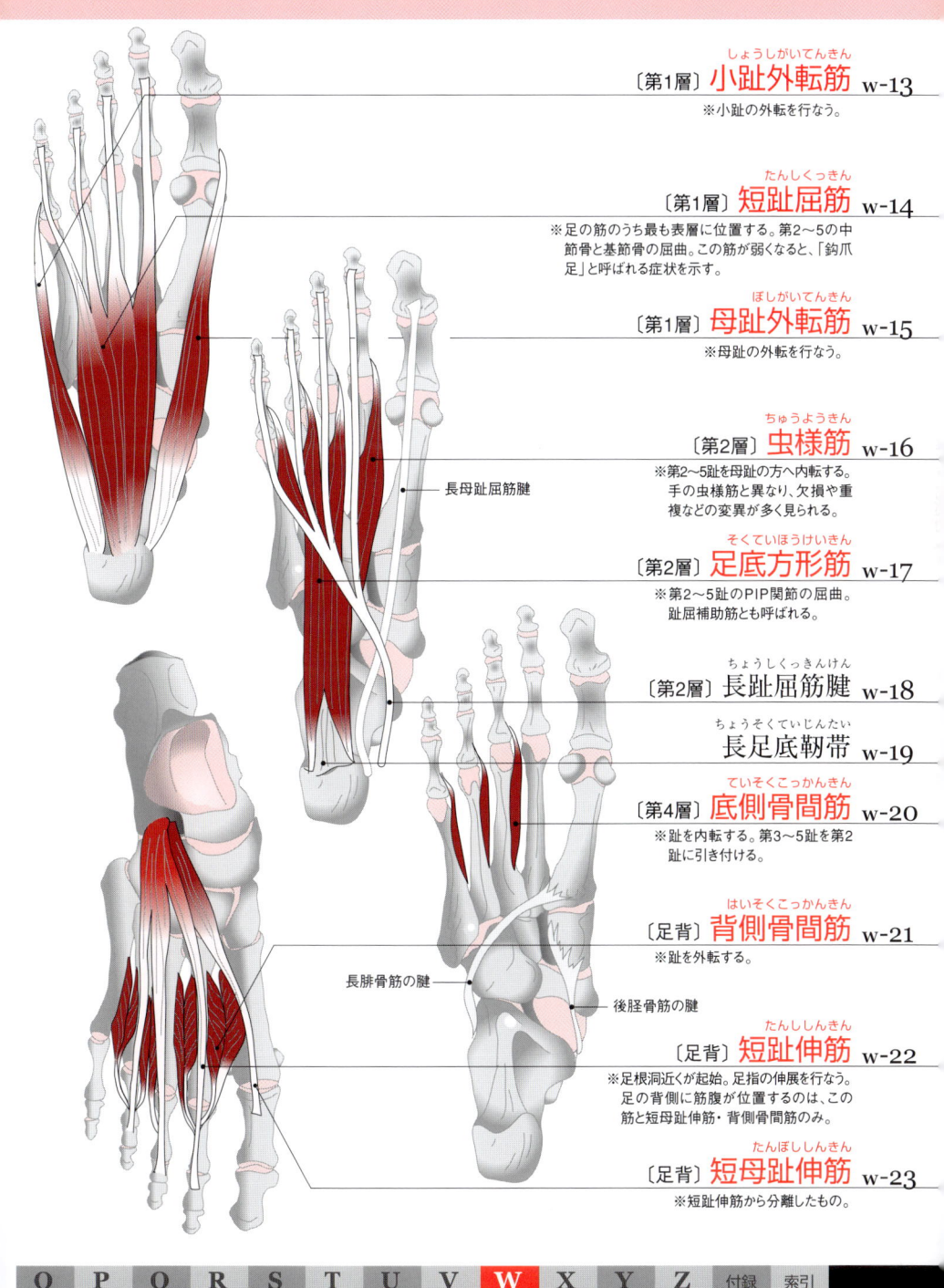

### 〔第1層〕小趾外転筋 w-13
しょうしがいてんきん
※小趾の外転を行なう。

### 〔第1層〕短趾屈筋 w-14
たんしくっきん
※足の筋のうち最も表層に位置する。第2～5の中節骨と基節骨の屈曲。この筋が弱くなると、「鉤爪足」と呼ばれる症状を示す。

### 〔第1層〕母趾外転筋 w-15
ぼしがいてんきん
※母趾の外転を行なう。

### 〔第2層〕虫様筋 w-16
ちゅうようきん
※第2～5趾を母趾の方へ内転する。手の虫様筋と異なり、欠損や重複などの変異が多く見られる。

### 〔第2層〕足底方形筋 w-17
そくていほうけいきん
※第2～5のPIP関節の屈曲。趾屈補助筋とも呼ばれる。

### 〔第2層〕長趾屈筋腱 w-18
ちょうしくっきんけん

### 長足底靭帯 w-19
ちょうそくていじんたい

### 〔第4層〕底側骨間筋 w-20
ていそくこっかんきん
※趾を内転する。第3～5趾を第2趾に引き付ける。

### 〔足背〕背側骨間筋 w-21
はいそくこっかんきん
※趾を外転する。

### 〔足背〕短趾伸筋 w-22
たんししんきん
※足根洞近くが起始。足指の伸展を行なう。足の背側に筋腹が位置するのは、この筋と短母趾伸筋・背側骨間筋のみ。

### 〔足背〕短母趾伸筋 w-23
たんぼししんきん
※短趾伸筋から分離したもの。

長母趾屈筋腱

長腓骨筋の腱

後脛骨筋の腱

# W Muscles of foot

w-1 フレクサ ハリュスィーズ ブレヴィス
**flexor hallucis brevis**

w-2 フレクサ ディジタイ ミニマイ ブレヴィス オヴ フット
**flexor digiti minimi brevis** (of foot)

w-3 アダクタ ハリュスィーズ
**adductor hallucis**◆

w-4 オポウネンス ディジタイ ミニマイ オヴ フット
**opponens digiti minimi** (of foot)

> digiti は、ディジティとも発音する。
> digiti minimi は「小指」の属格で、「小さい指」の意味だが、digiti quinti ディジタイ クウィンタイ「五番目の指」、また英語的な表記の of little finger「小指の」とも置き換えることができる。

w-5 ポスティアリア テイロウフィビュラ リガメント
**posterior talofibular ligament**◆

w-6 デルトイド リガメント
**deltoid ligament** (medial ligament of ankle joint)

w-7 キャルケイニオフィビュラ リガメント
**calcaneofibular ligament**◆

w-8 フレクサ レティナキュラム
**flexor retinaculum**

w-9 スーピアリア イクステンサ レティナキュラム
**superior extensor retinaculum**

w-10 スーピアリア フィビュラ レティナキュラム
**superior fibular retinaculum**

w-11 インフィアリア フィビュラ レティナキュラム
**inferior fibular retinaculum**

w-12 インフィアリア イクステンサ レティナキュラム
**inferior extensor retinaculum**

---

◆**adductor hallucis** 母趾内転筋 ラテン語 adduco アッドゥーコー「～へ導く、引く」から。接頭辞の ad- は、「～へ、～に向かって」の意。

◆**posterior talofibular ligament** 後距腓靭帯 talo- は、「距骨の」を意味し、ラテン語 talus タールス「踵（かかと）、足首、距骨」に由来する。

◆**calcaneofibular ligament** 踵腓靭帯 calcaneo- は、「踵骨の」の意。ラテン語 calx カルクス「踵（かかと）」に由来する。calx には「小石、砂利」という意味もあり、calcium キャルシアム「カルシウム」や、calculus キャルキュラス「結石」、「微積分法」も類語である。

◆**abductor hallucis** 母趾外転筋 ラテン語 abduco アブドゥーコー「外へ導く、外転する」から。接頭辞の ab- は、「～を離れて、～から」の意。

◆**plantar interossei** 底側骨間筋 plantar は、ラテン語 planta プランタ「足底」に由来。英語でも、plant にはかつては「足底」という意味があったが、今は「植物、苗床、工場」という意味にしか用いられていない。さか

---

## フットボーラーズ・アンクル

サッカー選手は足首の背屈・底屈の動作を繰り返し行う。脛骨下端と距骨が衝突して擦れて、距骨の前方や後方ないしは側方に、osteophyte オステオファイト「骨棘」ができる症状を「衝撃性外骨腫」、別名「フットボーラーズ・アンクル」と呼んでいる（footballer とはサッカー選手のこと）。プロのサッカー選手の9割以上の持病といわれ、サッカー選手の職業病である。

キックやジャンプ時に痛みが生じ、また足首を十分曲げようとしても、つまった感覚が生じる。足首の捻挫と間違えられることも少なくない。サッカー選手の場合、底屈で痛むことが多く、バスケット選手では背屈の方が多い。指でさわると、骨の盛り上がりを感じることもある。さらに骨棘が骨折した場合は「関節ネズミ（p.61）」となり、痛みが強くなるばかりか、関節軟骨を傷める可能性もあるため、早期の手術が必要。治療や予防としてはテーピングで足首の動きを制限することが有効。

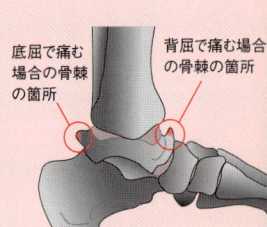

フットボーラーズ・アンクルの例

のぼれば、p.21のコラムにある platysma「広頸筋」のコラムにある planus プラーヌス「広い、平らな」に起源をもつ。これは、足底が平らであることから（私は平らでないとおっしゃるかもしれないが）。植物がなぜ「平ら」という語に由来するのかという理由に関しては「種を播くため地面を平らにするから、苗床を足の裏で踏むから」など諸説がある。

## 紛らわしい外転筋と内転筋
### 接頭辞 AB-とAD-

母趾外転筋や、母趾内転筋でいう **外転筋 abductor アブダクタ** と **内転筋 adductor アダクタ** は、発音も綴りも似ていて紛らわしい。接頭辞の ab- は、「〜を離れて、〜から」の意。abnormal アブノーマル「異常」は、ノーマル（正常）から外れてしまった状態。また、absence アブセンス「欠席、不在」は、外に行っていないこと。しかし、abroad アブロード「外国へ」は、a「〜へ」＋ broad「広く」であって、ab「外へ」＋ road「道」ではない（そう解釈しても意味は通じてしまうが）。ちなみに、腹部に巻いて外部的に電気的刺激を加えて腹筋を収縮させる器具「アブ"△△"」（△△は色々とバリエーションがある）」という商品名は、この外転筋や接頭辞の ab- ではなく、abdominal アブドミナル「腹部の」に由来する（abdominal が ab- と語源的な関わりがあるという説もあるが定かでない）。

接頭辞の ad- は、「〜へ、〜に向かって」の意。派生語の、add アッド「加える」は、ad-「〜へ」＋ do ドー「与える」。adjacent アジェイセント「隣接した」は、ad- + jacto ヤクトー「投げる」、「〜に身を投げて横たえる⇒隣接する」。

背側骨間筋と底側骨間筋（手の場合、掌側骨間筋）、どちらが外転か内転かに関して、欧米では、**DAB & PAD** として教えている（dabダブ「軽く叩く」、padパッドは「当て物」）。

**D**orsal interossei **AB**duct.
⇒**背側骨間筋は外転させる**
**P**lantar interossei **AD**duct.
⇒**底側骨間筋は内転させる**
これは手でも当てはまる。
**P**almar interossei **AD**duct.
⇒**掌側骨間筋は内転させる**

**DAB** **PAD**

アブダクタ ディジタイ ミニマイ オヴ フット
abductor digiti minimi (of foot) w-13

フレクサ ディジトーラム ブレヴィス
flexor digitorum brevis w-14

アブダクタ ハリュスィーズ
abductor hallucis◆ w-15

ランブリカルズ オヴ フット
(複)lumbricals (of foot) w-16
※lumbricalis ランブリケイリスともいう。

クワドラタス プランティー
quadratus plantae w-17

テンドン オヴ フレクサ ディジトーラム ロンガス
*tendon of flexor digitorum longus* w-18

ロング プランタ リガメント
*long plantar ligament* w-19

プランタ インターロスィアイ
(複)plantar interossei◆ w-20

ドーサル インターロスィアイ オヴ フット
(複)dorsal interossei (of foot) w-21

イクステンサ ディジトーラム ブレヴィス
extensor digitorum brevis w-22

イクステンサ ハリュスィーズ ブレヴィス
extensor hallucis brevis w-23

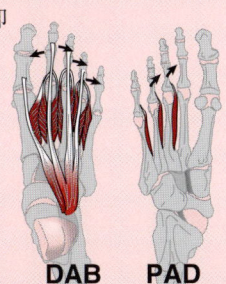

## 筋の作用あれこれ（起始と停止について、筋の作用の転換・等張性収縮について）

筋の起始と停止はいつでも同じ箇所なのだろうか。また、筋の作用は本当に常に同じなのだろうか。実はそうではないという例を以下に考慮する。

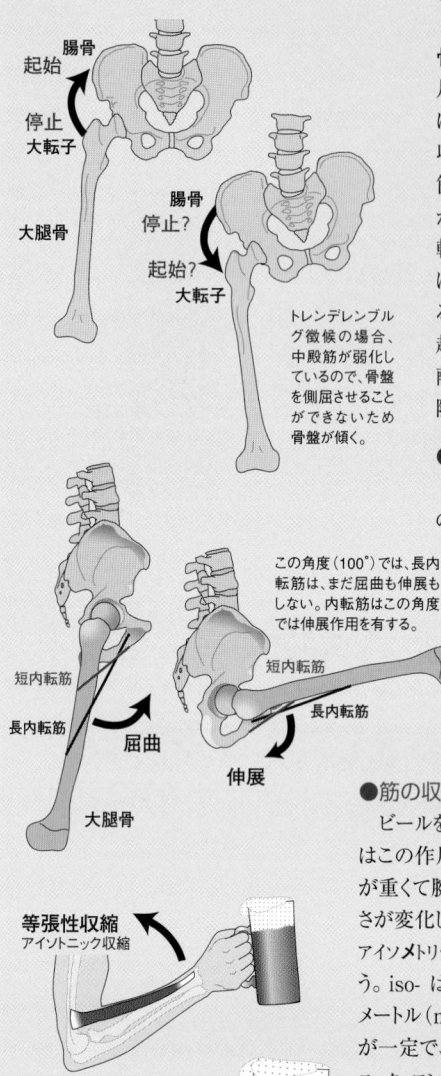

腸骨
起始
停止
大転子
大腿骨

腸骨
停止？
起始？
大転子

トレンデレンブルグ徴候の場合、中殿筋が弱化しているので、骨盤を側屈させることができないため骨盤が傾く。

●起始・停止はいつも同じとは限らない

中殿筋は股関節の外転筋で、**起始は腸骨**、**停止は大腿骨の大転子**と普通記述されている。しかし、歩行中や、片足で立っている時など、大腿骨に荷重がかかっている場合は、筋収縮によって腸骨の方が側屈する。そうなると筋の収縮によってより大きく動く付着箇所を「停止」、少なく動く箇所を「起始」という定義に従うなら、腸骨が停止、大転子が起始ということになってしまう。このように起始・停止が逆転するケースはとても多い。それゆえ、作用は無視して、単に体の中心から見て近位にあるものを「起始」、遠位にあるものを「停止」と定義することも多い。この不確かさゆえに、起始・停止という用語を好まず、単に「付着」と記述する文献も多くある（ただし、付着箇所が多い場合、理解するに際して、付着だけでは不便を感じる場合もある）。

この角度（100°）では、長内転筋は、まだ屈曲も伸展もしない。内転筋はこの角度では伸展作用を有する。

短内転筋
長内転筋
屈曲
大腿骨

短内転筋
長内転筋
伸展

●筋の作用はいつも同じとは限らない

長・短内転筋の作用は、主に股関節の内転だが、文献の中には、股関節の屈曲と伸展の両方が作用として書かれている時があり、ちょっと悩んでしまう。しかし、左図を見れば、大腿骨の位置関係によって筋の作用が変わることが理解できるであろう。これを「**筋の作用の転換**」という。このような例は数多くある。例えば、三角筋の肩甲棘部と鎖骨部は腕を水平位まで挙げた時には外転筋として働くが、腕を下に降ろした場合、内転筋として働いている。

等張性収縮
アイソトニック収縮

等尺性収縮
アイソメトリック収縮

●筋の収縮はいつも動きを生じさせるとは限らない

ビールを持ち上げようとして腕橈骨筋を働かせると、ビールの重力はこの作用に対する反作用、「抵抗」を及ぼす。もしビールジョッキが重くて腕力がないと、力を入れても上腕が動かない、つまり筋の長さが変化しない。このような場合の収縮を、isometric contraction アイソメトリック コントラクション「等尺性収縮、アイソメトリック収縮」という。iso- は、接頭辞で「等しい」の意。metric は「長さの、測定の、メートル（meter）の」という意味。これに対し、筋の緊張度（トーヌス）が一定で、筋の長さが収縮するものを isotonic contraction アイソトニック コントラクション「等張性収縮、アイソトニック収縮」という（tonic は「緊張の、強壮剤」の意。ちなみに、アイソトニック飲料は、筋を緊張させる飲み物ではなく、体液と「浸透圧」がほぼ等しい飲み物のこと）。現実の体の動きでは、この二つが複雑に作用し合っている。

上記の三点は、筋の作用を理解する上で基本となる事柄である。

# — Chapter 5 —

## 関節
## Joints

## 靭帯
## Ligaments

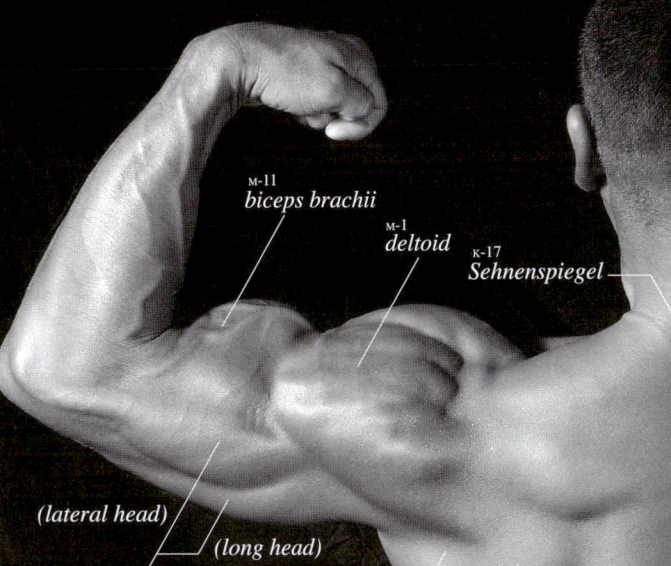

M-11 *biceps brachii*
M-1 *deltoid*
K-17 *Sehnenspiegel*
K-16 *trapezius*
(lateral head)
(long head)
M-6 *triceps brachii*
L-14 *teres major*
L-11 *infraspinatus*
L-3 *latissimus dorsi*

# X 関節

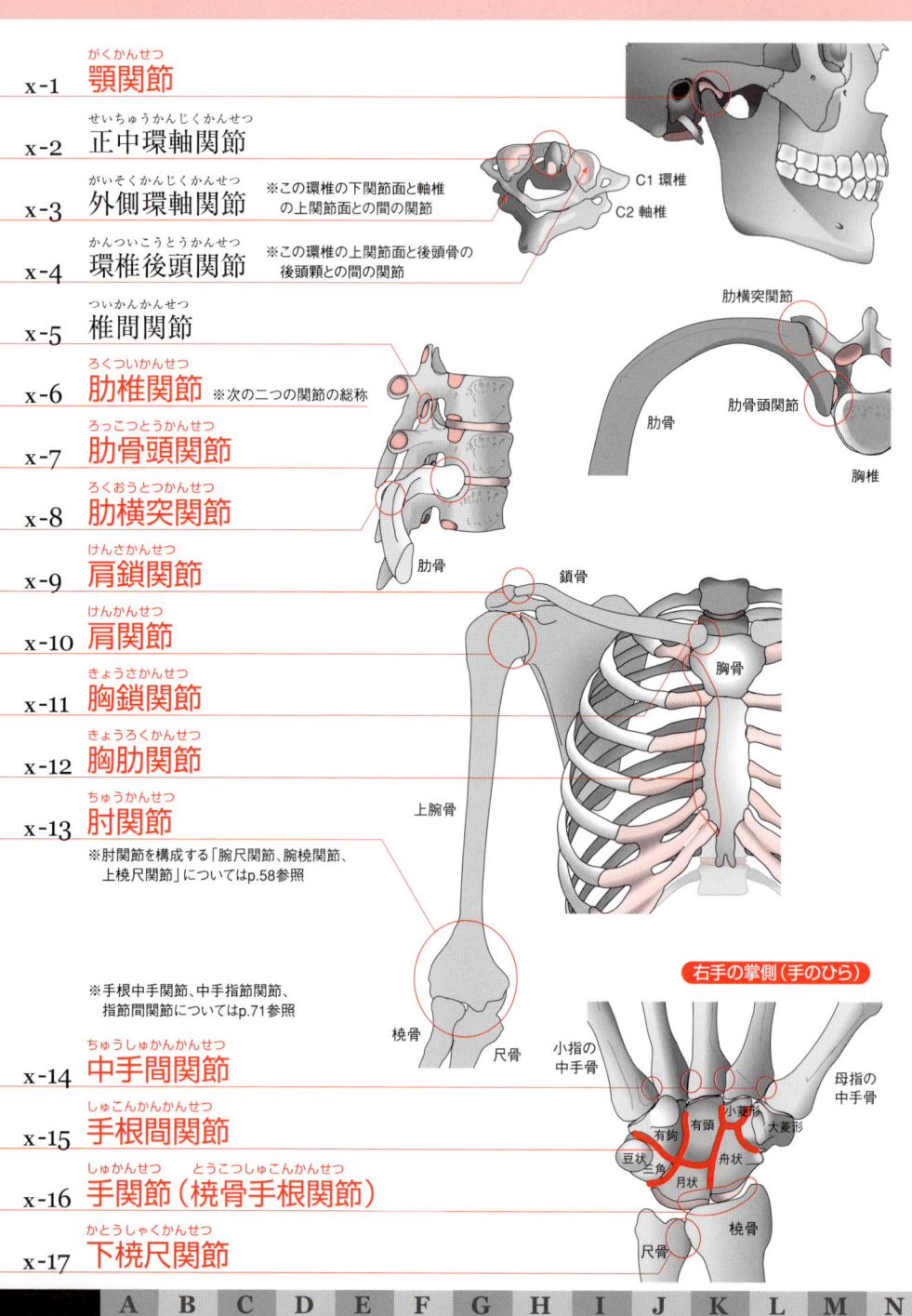

● ここでは、本文で触れていなかった関節について扱う。

x-1 顎関節（がくかんせつ）

x-2 正中環軸関節（せいちゅうかんじくかんせつ）

x-3 外側環軸関節（がいそくかんじくかんせつ）　※この環椎の下関節面と軸椎の上関節面との間の関節

x-4 環椎後頭関節（かんついこうとうかんせつ）　※この環椎の上関節面と後頭骨の後頭顆との間の関節

x-5 椎間関節（ついかんかんせつ）

x-6 肋椎関節（ろくついかんせつ）　※次の二つの関節の総称

x-7 肋骨頭関節（ろっこつとうかんせつ）

x-8 肋横突関節（ろくおうとつかんせつ）

x-9 肩鎖関節（けんさかんせつ）

x-10 肩関節（けんかんせつ）

x-11 胸鎖関節（きょうさかんせつ）

x-12 胸肋関節（きょうろくかんせつ）

x-13 肘関節（ちゅうかんせつ）
※肘関節を構成する「腕尺関節、腕橈関節、上橈尺関節」についてはp.58参照

※手根中手関節、中手指節関節、指節間関節についてはp.71参照

x-14 中手間関節（ちゅうしゅかんかんせつ）

x-15 手根間関節（しゅこんかんかんせつ）

x-16 手関節（橈骨手根関節）（しゅかんせつ・とうこつしゅこんかんせつ）

x-17 下橈尺関節（かとうしゃくかんせつ）

C1 環椎
C2 軸椎

肋横突関節
肋骨頭関節
肋骨
胸椎

鎖骨
胸骨
上腕骨
橈骨
尺骨

右手の掌側（手のひら）

小指の中手骨　母指の中手骨
有鉤　有頭　小菱形　大菱形
豆状　三角　舟状
月状
橈骨　尺骨

102

| A | B | C | D | E | F | G | H | I | J | K | L | M | N |
|---|---|---|---|---|---|---|---|---|---|---|---|---|---|
| 全身 | 表情筋 | 咀嚼筋 眼・耳 | 舌・咽頭 喉頭 | 頚部 | 背部 | 胸郭 | 横隔膜 | 腹部 | 骨盤 会陰 | 上肢帯 | 肩関節 | 上腕 | 前腕の 回旋筋 |

● 可動結合をしている関節には、必ず関節包（joint capsule、p.60も参照）で包まれており、骨端は関節軟骨で覆われる。関節包の内側の層は「滑膜（synovial membrane スィノウヴィアル メンブレイン）」と呼ばれ、関節包内部を満たす「滑液（synovial fluid スィノウヴィアル フルーイド、もしくは joint oil）」を生産している。滑膜が関節腔内に隆起した部分を「滑膜ヒダ（synovial fold ～フォウルド）」という。

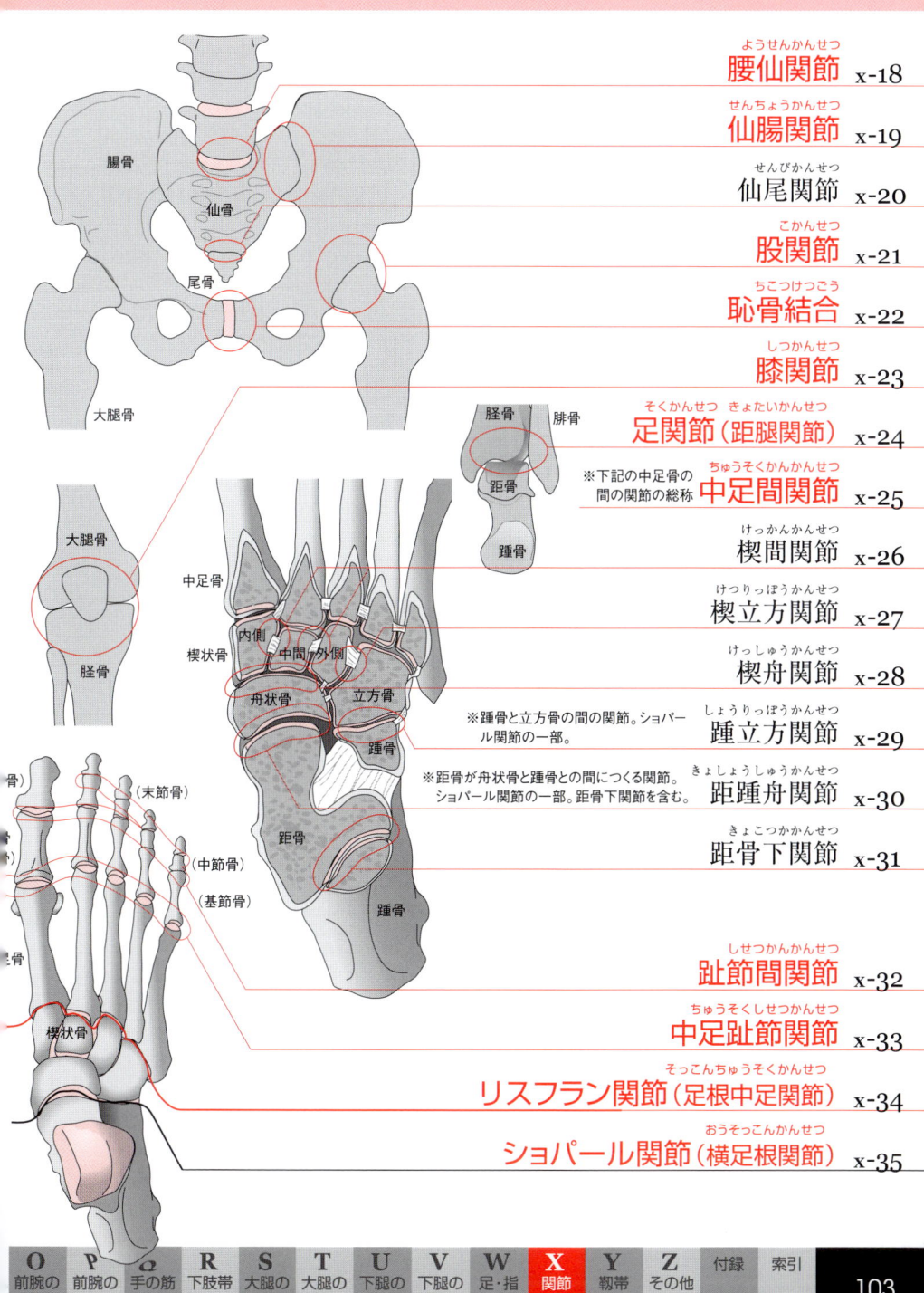

|  |  |
|---|---|
| 腰仙関節（ようせんかんせつ） | x-18 |
| 仙腸関節（せんちょうかんせつ） | x-19 |
| 仙尾関節（せんびかんせつ） | x-20 |
| 股関節（こかんせつ） | x-21 |
| 恥骨結合（ちこつけつごう） | x-22 |
| 膝関節（しつかんせつ） | x-23 |
| 足関節（距腿関節）（そくかんせつ・きょたいかんせつ） | x-24 |
| 中足間関節（ちゅうそくかんかんせつ）※下記の中足骨の間の関節の総称 | x-25 |
| 楔間関節（けつかんかんせつ） | x-26 |
| 楔立方関節（けつりっぽうかんせつ） | x-27 |
| 楔舟関節（けつしゅうかんせつ） | x-28 |
| 踵立方関節（しょうりっぽうかんせつ）※踵骨と立方骨の間の関節。ショパール関節の一部。 | x-29 |
| 距踵舟関節（きょしょうしゅうかんせつ）※距骨が舟状骨と踵骨との間につくる関節。ショパール関節の一部。距骨下関節を含む。 | x-30 |
| 距骨下関節（きょこつかかんせつ） | x-31 |
| 趾節間関節（しせつかんかんせつ） | x-32 |
| 中足趾節関節（ちゅうそくしせつかんせつ） | x-33 |
| リスフラン関節（足根中足関節）（そっこんちゅうそくかんせつ） | x-34 |
| ショパール関節（横足根関節）（おうそっこんかんせつ） | x-35 |

# X Joints (articulation)

| | |
|---|---|
| x-1 | テンポロマンディビュラ　ジョイント<br>**temporomandibular joint（TMJ）**◆ |
| x-2 | ミーディアン　アトラントアクスィアル　ジョイント<br>*median atlantoaxial joint*◆ |
| x-3 | ラテラル　アトラントアクスィアル　ジョイント<br>*lateral atlantoaxial joint*◆ |
| x-4 | アトラントオクスィピタル　ジョイント<br>*atlantooccipital joint* |
| x-5 | ザイガポフィズィアル　ジョイント<br>*zygapophysial（zygapophyseal）joint*◆ |
| x-6 | コストヴァーテブラル　ジョイント<br>**costovertebral joint** |
| x-7 | ジョイント　オヴ　ヘッド　オヴ　リブ　キャピテュラ<br>**joint of head of rib（capitular joint）** |
| x-8 | コストトランスヴァース　ジョイント<br>**costotransverse joint** |
| x-9 | アクロウミオクラヴィキュラ　ジョイント<br>**acromioclavicular joint** |
| x-10 | ショウルダ　ジョイント　グリーノヒューマラル<br>**shoulder joint（glenohumeral ～）**◆ |
| x-11 | スターノクラヴィキュラ　ジョイント<br>**sternoclavicular joint** |
| x-12 | スターノコスタル　ジョイント<br>**sternocostal joint** |
| x-13 | エルボウ　ジョイント　キュービタル　～<br>**elbow joint（cubital ～）**◆ |
| x-14 | インターメタカーパル　ジョインツ<br>**intermetacarpal joints** |
| x-15 | インターカーパル　ジョインツ<br>**intercarpal joints** |
| x-16 | リスト　ジョイント　レイディオカーパル　ジョイント<br>**wrist joint（radiocarpal joint）** |
| x-17 | ディスタル　レイディオウルナ　ジョイント<br>**distal radioulnar joint**◆ |

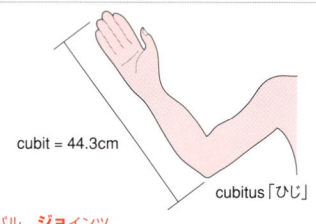

cubit = 44.3cm
cubitus「ひじ」

◆**temporomandibular joint** 顎関節 ＝ jaw joint。temporo-「側頭骨の」＋ mandibular「下顎骨の」。

◆**atlantoaxial joint** 環軸関節 ギリシャ語 "Ατλας アトラス「アトラス神」に由来。環椎が頭蓋骨を支える様子を、ギリシャ神話の天空を担ぐ巨神アトラスに例えたもの。**atlanto-**「軸椎の」は、語根 atlant- から派生。単数主格の場合の Atlas は、atlant- ＋ 単数主格の語尾 -s →Atlants → Atlas と縮約されたとも考えられている（右のコラム参照）。Atlantic ocean アトランティック オウシャン「アトラスの海、大西洋」。プラトンの述べた atlantis アトランティス「アトランティス大陸」も類語。

◆**zygapophysial joint** 椎間関節 zygapophysial は、「関節突起の」という意味。ギリシャ語 ζυγόν ジュゴン「軛（くびき）」＋ 接頭辞 apo「外に」＋ ギリシャ語 φύσις フュスィス「生ずること、発生すること、自然」＝「つなぎ止める部分（関節）の、外に向かって生じたもの」、転じて「関節の骨突起」となった。胸椎の椎間関節を形作る、上関節突起（superior articular process）と、下関節突起（inferior articular process）の別称が、zygapophysis superior ザイガポフィスィス スーピアリア、～ inferior ～インフィアリアと呼ばれたことに由来している。

上関節突起
superior articular process
別名 zygapophysis superi
下関節突起

◆**shoulder joint** 肩関節 glenohumeral joint ともいう。ギリシャ語の γλήνη グレーネーは「眼球」の意。転じて「浅いくぼみ」そして「関節窩」。

◆**elbow（cubital）joint** 肘関節 ラテン語 cubitus クビトゥス「ひじ」から。長さの単位のキュビット（約44.3cm）も、ひじから指先までの長さが基準。

◆**distal radioulnar joint** 下橈尺関節　「下」と訳されているが、英語では distal「遠位の」である。

◆**Lisfranc joint** リスフラン関節 リスフラン（Jacques Lisfranc）は、パリの外科医（1790-1847）。

◆**Chopart joint** ショパール関節 ショパール（François Chopart）も、フランスの外科医（1743-1795）。

手と足では、遠位指節間関節＝DIP関節（Distal InterPhalangeal joint）や、近位指節間関節＝PIP関節（Proximal InterPhalangeal joint）という名称は共通している。中手指節間関節と中足指節関節、手根中手関節と足根中足関節では、carpo-「手根の」と、tarso-「足根の」とが異いう部分が異なるだけで相似している。略号も手がC、足がTとなる。CMC関節⇔TMT関節（CM関節⇔TM関節とも書く）。

## 合成語の作り方
### 挿入母音 -o-、-i-

関節名は、ほとんどが関係する骨名の合成語。とはいえ、short + cut = shortcut「近道」のように単につなげればよいというものではない。ラテン語・ギリシャ語の合成語（複合語）造りには、若干コツが必要。

全ての印欧語には「root 語根」、つまりルーツがある（stem ステム「語幹」ともいう）。例えば、手根 carpus の場合、carp- が語根、-us が名詞の語尾。合成語を造る場合、続く語が母音の場合には「語根＝造語形」なので、そのままつければよい。しかし、続く語が子音で始まる場合でギリシャ語の場合には、語根 + 挿入母音 -o- を付けて造語形を作る。ラテン語の場合、挿入母音は -i-。形容詞は、造語形に -al や -ar をつける（どちらが付くかはケースバイケース）。とはいえ、次の語が母音の時であったり、ラテン語由来の語であったりする時も -o- を使う場合が多い（sacroiliacの「仙骨の」はラテン語で、しかも続く言葉も母音で始まるのに sacro-）。

実は、単数形の主格を見ただけでは、語根が分からないというケースが多い。ギリシャ語の「指（趾）骨」の語根は phalang- だが単数主格の phalanx からは予想できない。これは、単数主格の語尾-s が付いたとき、語尾が -gs → -x になったため。むしろ、単数属格 phalangis の方が、語根が推測しやすい。ギリシャ語・ラテン語の辞書の名詞の見出しに必ず単数属格が並記されているのは、語根と活用の種類が判別しやすいため。

### ギリシャ語の語根 carp- 「手根」

語根 + 名詞語尾 ＝ 名詞
carp- -us carpus
　　　　　　　カーパス

◆続く語が**母音**で始まる合成語
carp- + ectomy = carpectomy
造語形は　「切除」　「手根骨切除術」
語根のまま　　　　　カーペクトミ

◆続く語が**子音**で始まる場合
語根 +つなぎの -o- ＝ 連結形
carp- -o- carpo-

carp- + ptosis = carpoptosis
造語形　「垂れること」「手垂症」
語尾 o　　　　　　　カーポプ**トウ**シィス

### ラテン語の語根 dors-「背中の」

dorsi- + flexion = dorsiflexion
造語形　「曲げること」「背屈」
語尾 i　　　　　　　ドースィ**フレ**クション

### 形容詞は…

dors- + al = dorsal
造語形　形容詞の語尾　「背側の」
語尾なし　　　　　　**ドー**サル

tal- + ar = talar
造語形　形容詞の語尾　「距骨の」
語尾なし　　　　　　**テイ**ラ

ランボセイクラル　ジョイント
lumbosacral joint　x-18

セイクロイリアック　ジョイント
sacroiliac joint　x-19

セイクロコクスィジーアル　ジョイント
*sacrococcygeal joint*　x-20

ヒップ　ジョイント　コクサ
hip joint (coxa)　x-21

ピュービック　スィンフィスィス
(pubic) symphysis　x-22

ニー　ジョイント
knee joint　x-23

アンクル　ジョイント　テイロクルーラル
ankle joint (Talocrural ～)　x-24

インターメタターサル　ジョイント
intermetatarsal joint　x-25

インターキューニイフォーム　ジョイント
*Intercuneiform joint*　x-26

キューニオキューボイド　ジョイント
*cuneocuboid joint*　x-27

キューニオナヴィキュラ　ジョイント
*cuneonavicular joint*　x-28

キャルケイニオキューボイド　ジョイント
*calcaneocuboid joint*　x-29

テイロキャルケイニオナヴィキュラ　ジョイント
*talocalcaneonavicular joint*　x-30

サブテイラ　ジョイント
*subtalar joint*　x-31

インターファランジーアル　ジョイント
interphalangeal (IP) joint　x-32

メタターソファランジーアル　ジョイント
metatarsophalangeal (MP) joint　x-33

リスフラン　ジョイント　ターソメタターサル　ジョイント
Lisfran joint (tarsometatarsal joint)◆　x-34

ショパー　ジョイント　トランスヴァース　ターサル　ジョイント
Chopart joint (transverse tarsal joint)◆　x-35

※造語形は、連結形、連語形など様々な呼び方がある。

105

# Y 靭帯〈頭部・体幹〉

ここでは、本文中で取り上げなかった靭帯のうち、体幹に関する主なものについて説明する。

- Y-1 外側靭帯（がいそくじんたい）
- Y-2 茎突下顎靭帯（けいとつかがくじんたい）
- Y-3 内側靭帯（ないそくじんたい）
- Y-4 翼棘靭帯（よくきょくじんたい）　※翼突棘靭帯ともいう。
- Y-5 蝶下顎靭帯（ちょうかがくじんたい）
- Y-6 茎突舌骨靭帯（けいとつぜっこつじんたい）
- Y-7 歯尖靭帯（しせんじんたい）
- Y-8 翼状靭帯（よくじょうじんたい）
- Y-9 環椎十字靭帯（かんついじゅうじじんたい）　※以下の二つの靭帯からなる十字形の靭帯。
- Y-10 縦束（じゅうそく）　※上縦束と下縦束に分けることもある。
- Y-11 環椎横靭帯（かんついおうじんたい）
- Y-12 蓋膜（がいまく）　※環椎十字靭帯と後縦靭帯との間の膜。
- Y-13 項靭帯（こうじんたい）　※頚椎上部において、棘上靭帯が肥厚した外後頭隆起まで伸びる帯状の靭帯。
- Y-14 黄色靭帯（おうしょくじんたい）　※隣り合う椎骨を結ぶ靭帯で、脊柱管の後面を形成する。
- Y-15 前縦靭帯（ぜんじゅうじんたい）
- Y-16 後縦靭帯（こうじゅうじんたい）
- Y-17 棘間靭帯（きょっかんじんたい）

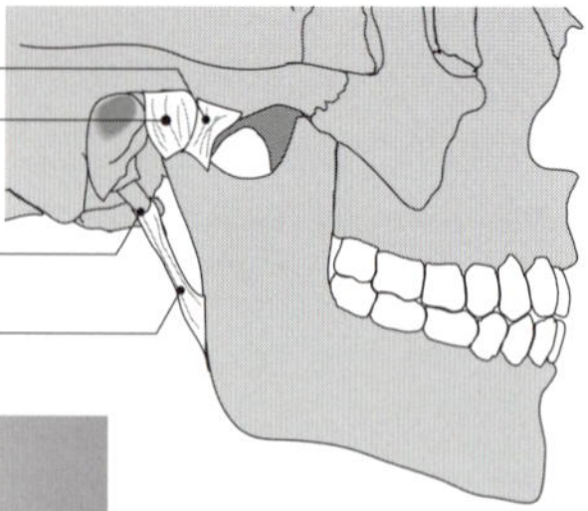

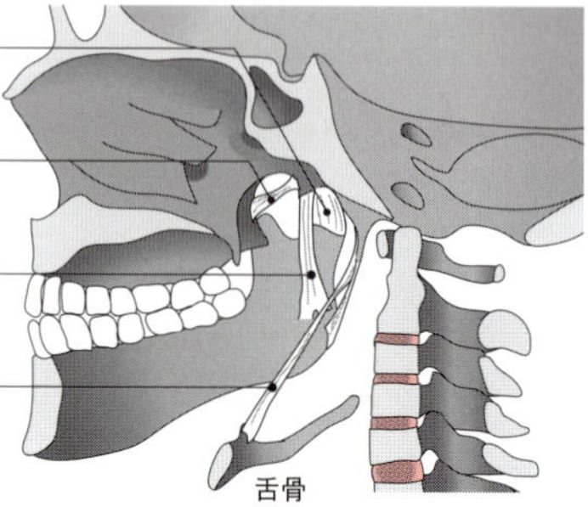

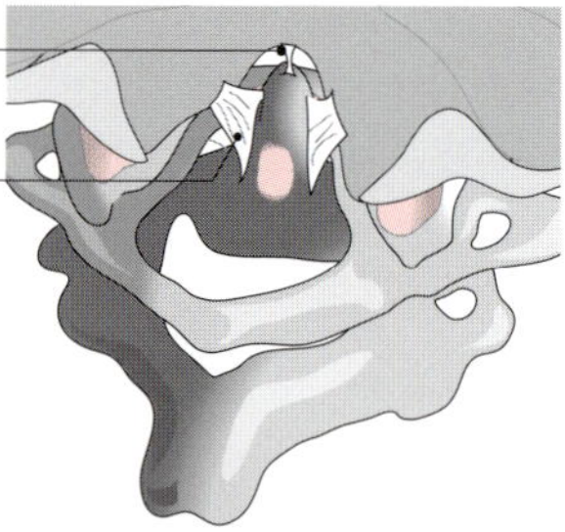

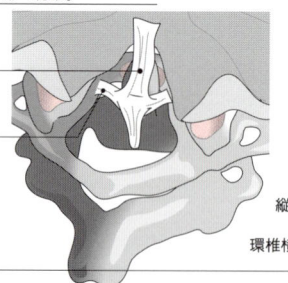

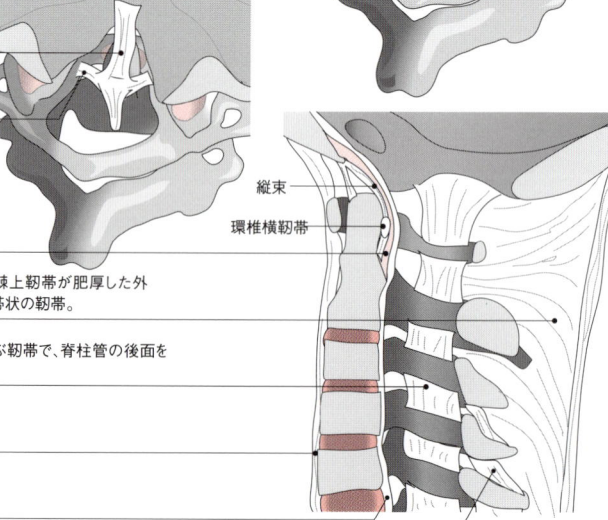

関節包
茎状突起
舌骨
縦束
環椎横靭帯

※外側靭帯は、顎関節にある唯一の強靭な靭帯。関節包の外面前半を覆い、顎関節を外側から支持し、下顎骨の下方や後方への動きを制限している。

※茎突下顎靭帯や、蝶下顎靭帯は、顎関節の副靭帯と呼ばれる。茎突下顎靭帯は、下顎骨の前突を制限する。

106

| A | B | C | D | E | F | G | H | I | J | K | L | M | N |
|---|---|---|---|---|---|---|---|---|---|---|---|---|---|
| 全身 | 表情筋 | 咀嚼筋眼・耳 | 舌・咽頭喉頭 | 頚部 | 背部 | 胸郭 | 横隔膜 | 腹部 | 骨盤会陰 | 上肢帯 | 肩関節 | 上腕 | 前腕の回旋筋 |

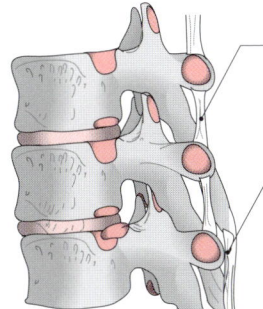

靭帯は構造的には、コラーゲンが主成分である膠原線維に富んだ結合組織で構成されている。腱と似ているが、より膠原線維が密に存在する。腱が筋肉と骨とを繋ぐのに対し、靭帯は骨と骨とを繋ぎ関節における骨同士の位置関係を保持する役を果たす。

**横突間靭帯** Y-18
おうとつかんじんたい

**棘上靭帯** Y-19
きょくじょうじんたい

**外側肋横突靭帯** Y-20
がいそくろくおうとつじんたい

**肋横突靭帯** Y-21
ろくおうとつじんたい

**関節内肋骨頭靭帯** Y-22
かんせつないろっこつとうじんたい
※単に関節内靭帯ともいう。

**上肋横突靭帯** Y-23
じょうろくおうとつじんたい
※肋骨頸と一つ上の横突起を結ぶ靭帯。上肋横突靭帯はあっても、下肋横突靭帯はない。

**放射状肋骨頭靭帯** Y-24
ほうしゃじょうろっこつとうじんたい

※胸鎖関節・肩鎖関節の靭帯についてはp.46参照

**関節内胸肋靭帯** Y-25
かんせつないきょうろくじんたい

**放射状胸肋靭帯** Y-26
ほうしゃじょうきょうろくじんたい

**肋剣靭帯** Y-27
ろっけんじんたい

剣状突起

**腸腰靭帯** Y-28
ちょうようじんたい

**前仙腸靭帯** Y-29
ぜんせんちょうじんたい

**寛骨臼横靭帯** Y-30
かんこつきゅうおうじんたい

**後仙腸靭帯** Y-31
こうせんちょうじんたい

**浅後仙尾靭帯** Y-32
せんこうせんびじんたい

**深後仙尾靭帯** Y-33
しんこうせんびじんたい

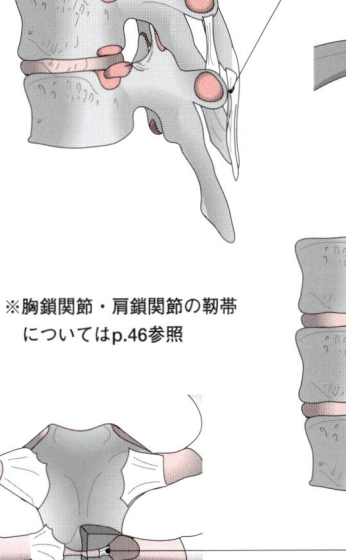

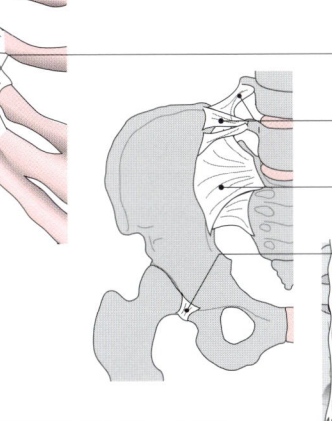

※仙結節靭帯・肛門尾骨靭帯については p.41参照
※仙棘靭帯については p.77参照
※股関節の靭帯については p.77参照

# Y ligament

靭帯と訳されている語は、ラテン語 ligamentum リガーメントゥム「結び付けるもの、包帯」に由来する。この語は、動詞 ligo リゴー「結び付ける」から派生。類語には、ligand リガンド(ライガンド)「配位子」や、ligature リガチャ「結紮(けっさつ)」がある。

Y-1 ラテラル リガメント **lateral ligament**◆

Y-2 スタイロマンディビュラ リガメント **stylomandibular ligament**

Y-3 ミーディアル リガメント **medial ligament**

Y-4 テリゴスパイナス リガメント **pterygospinous ligament**

Y-5 スフィーノマンディビュラ リガメント **sphenomandibular ligament**

Y-6 スタイロハイオイド リガメント **stylohyoid ligament**

Y-7 アピカル リガメント オヴ デンズ **apical ligament of dens**◆

Y-8 エイラ リガメンツ **alar ligaments**(複)◆

Y-9 クルースィフォーム リガメント オヴ アトラス **cruciform ligament of atlas**

Y-10 ロンジテューディナル バンズ **longitudinal bands**(複)◆

Y-11 トランスヴァース リガメント オヴ アトラス **transverse ligament of atlas**

Y-12 テクトーリアル メンブレイン *tectorial membrane*

Y-13 ニューカル リガメント **nuchal ligament**

Y-14 イエロウ リガメンツ　リガメンタ フレイヴァ **yellow ligaments、ligamenta flava**◆

Y-15 アンティアリア ロンジテューディナル リガメント **anterior longitudinal ligament**

Y-16 ポスティアリア ロンジテューディナル リガメント **posterior longitudinal ligament**

Y-17 インタースパイナス リガメンツ **interspinous ligaments**(複)

◆**lateral ligament 外側靭帯**(顎関節) temporomandibular ligament ともいう(temporo-「側頭骨の」+ mandibular「下顎骨の」)。lateral ligament は、「足首、肘、膝、膀胱」など色々な箇所における外側面の靭帯の名称になっている。

◆**apical ligament of dens 歯尖靭帯** apicalは、ラテン語 apex アペックス「端、点、頂上」から派生した形容詞。現代の英語でも、やはり同じ意味・同じ綴りで用いている(発音はエイペックス)。densは、語尾がsなので、複数形に見えるが、実は単数形。ラテン語名詞 dens デーンス「歯」に由来する。複数形は dentes デーンテース(英語読みでデンティーズ)。

◆**alar ligaments 翼状靭帯** alar は、ラテン語の ala「翼」から派生した英語の形容詞。

◆**cruciform ligament of atlas 環椎十字靭帯** cruciate ligament of the atlas クルーシィット ～ともいう。cruciformは、ラテン語 crux クルックス「十字」+ forma「形」から。cruciateも、その形容詞形(anterior cruciate ligament「(膝の)前十字靭帯」に使われている)。cruxが、古ノルウェー語、ないしは古アイルランド語を経由して英語に入ったものが cross クロス「十字架、交差点」。古オランダ語を経由して英語になったものが、cruiser クルーザー「巡航船、巡洋艦、クルーザー」。帆船がジグザグにクロスしながら進むことに由来(「海賊が獲物を求めて海上を行ったり来たりする」ことによるという説もある)。海洋国家であったオランダから英語に入った航海用語は多い。

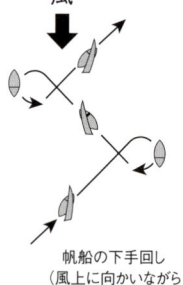

帆船の下手回し
(風上に向かいながらジグザグに帆走すること)

◆**longitudinal bands 縦束** ラテン語の別称には、fasciculi longitudinales ligamenti cruciformis atlantis もある。

◆**tectorial membrane 蓋膜** ラテン語 tectum テークトゥム「覆い、屋根」から。tegmen tympani テグメン ティンパニ「鼓室蓋」の tegmen も類語。

◆**nuchal ligament 項靭帯** ligamentum nuchae リガメンタム ニューキーともいう。nucha(ニューカ：英語読み)は、直接はラテン語の「項(うなじ)」に由来する。

◆**yellow ligaments 黄色靭帯** ligamenta flava リガメンタ フレイヴァ ともいう。ラテン語 ligamenta は、ligamuntum「靭帯」の複数形。語尾が -a で終わるラテン語の医学用語は、女性名詞単数主格のケースが多いが、このように中性名詞の複数主格や、形容詞の場合もあるので注意が必要。

● 放射状肋骨頭靭帯や、放射状胸肋靭帯に使われている radiate は、radial レイディアル「橈骨の」という形容詞と同根語。radiateは、「放散する、一点から全方向に広がる」という意味があり、radius レイディアス「半径」や、radio レイディオ「ラジオ」、radiator レイディエイター「（熱を放散させる）ラジエター」も類語。

◆**radiate sternocostal ligaments 放射状胸肋靭帯**
ラテン語 radius ラディウス「一点から発する光線、車輪のスポーク（車軸から放射状に出る棒）」の意

### 黄色靭帯とフラボノイドと炎症
### フラミンゴと赤・青・黄・白
### FLAMMA「炎」

**ligamenta flava 黄色靭帯**に使われている flava は、ラテン語 flavus フラーウス「黄色い」の中性形・複数。この flavus から、英語 flavin フラヴィン（またはフレイヴィン）「フラビン、黄色色素」や、flavonoid フレイヴォノイド「フラボノイド」という語が造られた。この flavus は、ラテン語の flagma フラグマ、ないしはgがmになった綴りの flamma フラマ「輝くもの、炎」と同根語で、この語から英語の flame フレイム「炎、火焔」、inflammation インフラメイション「炎症」が生まれた。flameは、動詞としては「赤々と燃える、顔を赤らめる」、つまり赤ないしは赤みがかったオレンジ色である。さらに、スペイン語を経て生じた語 flamingo フラミンゴウ「フラミンゴ、和名ベニヅル」は、炎のような色（実際は鮮やかなピンク色）の鳥のこと。ちなみにスペイン語でフラミンゴは flamenco フラメンコという。これには、フラマン人（Fleming）つまりフランドル人から由来している同音異義語もあり、「炎のような色」という連想から、派手な衣装のアンダルシア地方のジプシーの踊り子、またその踊りを指すようになった。

また、ギリシャ語の関連語 φλέγμα フレグマ「燃焼」から、英語の phlegm フレム「粘液質、痰」が生じた。ギリシャ語由来なので綴りが "ph"。

ラテン語 flamma や、ギリシャ語の flegma は、共に印欧祖語の *bhleg- 「輝く、燃える」に源を発している。ここから、「白い」を意味する、フランス語 blanc ブラン、またスペイン語 blanco ブランコも派生した（白くて甘いお菓子 blanc-manger「ブラマンジェ」や、casa blanca「カサブランカ（白い家）」等）。さらには *bhleg- がゲルマン語を経由して、英語の blue ブルー「青」が誕生。かくして、「黄・赤・白・青」を含む色の語源も、人間の知覚も、共に光（炎）が「輝い」てはじめて生じる。

フラミンゴ

インタートランスヴァース リガメント
**intertransverse ligament** Y-18

スープラスパイナス リガメント
**supraspinous ligament** Y-19

ラテラル コストトランスヴァース リガメント
**lateral costotransverse ligament** Y-20

コストトランスヴァース リガメント
**costotransverse ligament** Y-21

イントラアーティキュラ リガメント オヴ ヘッド オヴ リブ
*intra-articular ligament (of head of rib)* Y-22

※単に intraarticular ligament でも、この靭帯を指す。

スーピアリア コストトランスヴァース リガメント
**superior costotransverse ligament** Y-23

レイディエイト リガメント オヴ ヘッド オヴ リブ
**radiate ligament (of head of rib)** Y-24

イントラアーティキュラ スターノコスタル リガメント
*intra-articular sternocostal ligament* Y-25

レイディエイト スターノコスタル リガメンツ
(複)**radiate sternocostal ligaments**◆ Y-26

コストザイフォイド リガメント
*costoxiphoid ligament* Y-27

イリオランバー リガメント
**iliolumbar ligament** Y-28

ヴェントラル セイクロイリアック リガメンツ
**ventral sacroiliac ligaments** Y-29

トランスヴァース アセタビュラ リガメント
*transverse acetabular ligament* Y-30

ドーサル セイクロイリアック リガメンツ
**dorsal sacroiliac ligaments** Y-31

スーパーフィシャル ドーサル セイクロコクスィジーアル リガメント
*Superficial dorsal sacrococcygeal ligament* Y-32

ディープ ドーサル セイクロコクスィジーアル リガメント
*deep dorsal sacrococcygeal ligament* Y-33

※これらの靭帯の名称の dorsal は、posteriorと、ventral は、anterior と置き換えることができる。

## 世界各国の「筋肉」

| | | | | | |
|---|---|---|---|---|---|
| ギリシャ語 | μῦς（ミュース） | フランス語 | muscle（ミュスクル） | 中国語 | 肌肉（jīròu） |
| ラテン語 | musculus（ムスクルス） | スペイン語 | músculo（ムスクロ） | インドネシア語 | otot（オトッ） |
| 英語 | muscle（マッスル） | ポルトガル語 | músculo（ムスクロ） | ヘブライ語 | שריר（シャーリール） |
| ドイツ語 | Muskel（ムスケル） | イタリア語 | muscolo（ムスコロ） | スワヒリ語 | minofu（ミノーフ） |
| オランダ語 | Spier（スピール） | エスペラント語 | muskolo（ムスコロ） | ——[番外編]—— | |
| ロシア語 | мышца（ムイーシツァ） | ハンガリー語 | izom（イゾム） | Pig Latin | usclemay（アスクルメイ（アッスルメイ）） |

ここでは、世界の様々な言語における「筋肉」を列挙している。ヨーロッパの言語は、ことごとくギリシャ語・ラテン語が語源。ギリシャ語のミュースは元々「ネズミ」の意。ラテン語は、このギリシャ語からの借入語 mus に指小辞 -culus をつけて「小ネズミ」とした。なぜネズミかという理由には幾つかの説があり、①筋肉の動き（例えば、上腕二頭筋が屈伸する時に力こぶが動くさま）が皮膚の下に小ネズミが動いていることを連想させるというもの。②ネズミの、皮を丸はがしにした状態が、筋肉に似ている。

さて、ヨーロッパの言語でも、孤立したウラル語族のハンガリー語は、他とは全く似ていない。

日本語は、中国の漢字に由来。筋という漢字は、竹と肉（月）と力を合わせた会意文字（会意文字とは、複数の字の要素を組み合せて新しい意味を造ったもの）。「筋」とは、肉の中を通る、竹のように力のあるすじのこと。

スワヒリ語の minofu は複数形。単数形は munofu。このようにスワヒリ語は語頭で変化する。

ヘブライ語シャーリールは、「確固とする、確実にする」ものの意。

最後の Pig Latin とは、「なんちゃってラテン語」のこと。英語圏で、かなり昔に流行った言葉遊び。英単語の語頭の子音を語尾に移してその後に ay（〜エイ）を付けると、なんとなくラテン語のように聞こえる、というもの。ちなみに、検索サイトの google（www.google.co.jp）で、「言語ツール」を開けば、Pig Latin を表示言語として選択することもできる。

## 「筋肉」を意味する接頭辞 MYO- とモルモット

医学用語に、myo-マイオ〜や、musculo-マスキュロ〜「筋の」という接頭辞をつけたものは数多い。myo- は上述のように μῦς ミュース「ネズミ」に由来するので、英語の mouse マウス「ハツカネズミ」や、marmot マーモット「マーモット（mus montanus「山のネズミ」の略）」も同根語である。しかし、マーモットはリス科なので、日本で誤ってモルモットと呼ばれている guinea pig ジニ ピッグ「テンジクネズミ」よりずっと大きい猫サイズの生き物。日本に入った時に、ギニアネズミが誤ってマーモットという名で広まった。さかのぼれば英語の名称のギニアにもやはり誤解がある。guinea pig は南米産なのに、ギニア経由の船で輸入されたのが原因（しかも豚ではない）。さらに明治時代、日本名を定める際、「天竺（インド）ネズミ」とされてしまった。かくして、モルモットの名称には誤解が満ちている。

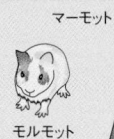

マーモット
モルモット

myo- の使用例
- myology マイオロジ「筋学」
- myosin マイオウスイン「ミオシン（筋肉中に存在する筋収縮の主役となるタンパク質）」
- myoma マイオウマ「筋腫（-oma は腫瘍の名称につける語尾）」
- myositis マイオサイティス「筋炎（-itis は炎症につける語尾）」

# — Chapter 6 —

## その他
## Et cetera

M-1 deltoid
M-6 triceps brachii (long head)
(lateral head)
M-7 anconeus
P-1 extensor carpi radialis lingus
P-6 extensor digitorum muscle
P-3 extensor carpi ulnaris
L-1 pectoralis major
M-11 biceps brachii
K-1 serratus anterior
I-1 rectus abdominis
I-6 external oblique
R-6 tensor fasciae latae
S-9 rectus femoris

# Z その他〈細胞・分子〉

● ここでは、筋細胞の分類や構造、筋に関わる分子について概説している。

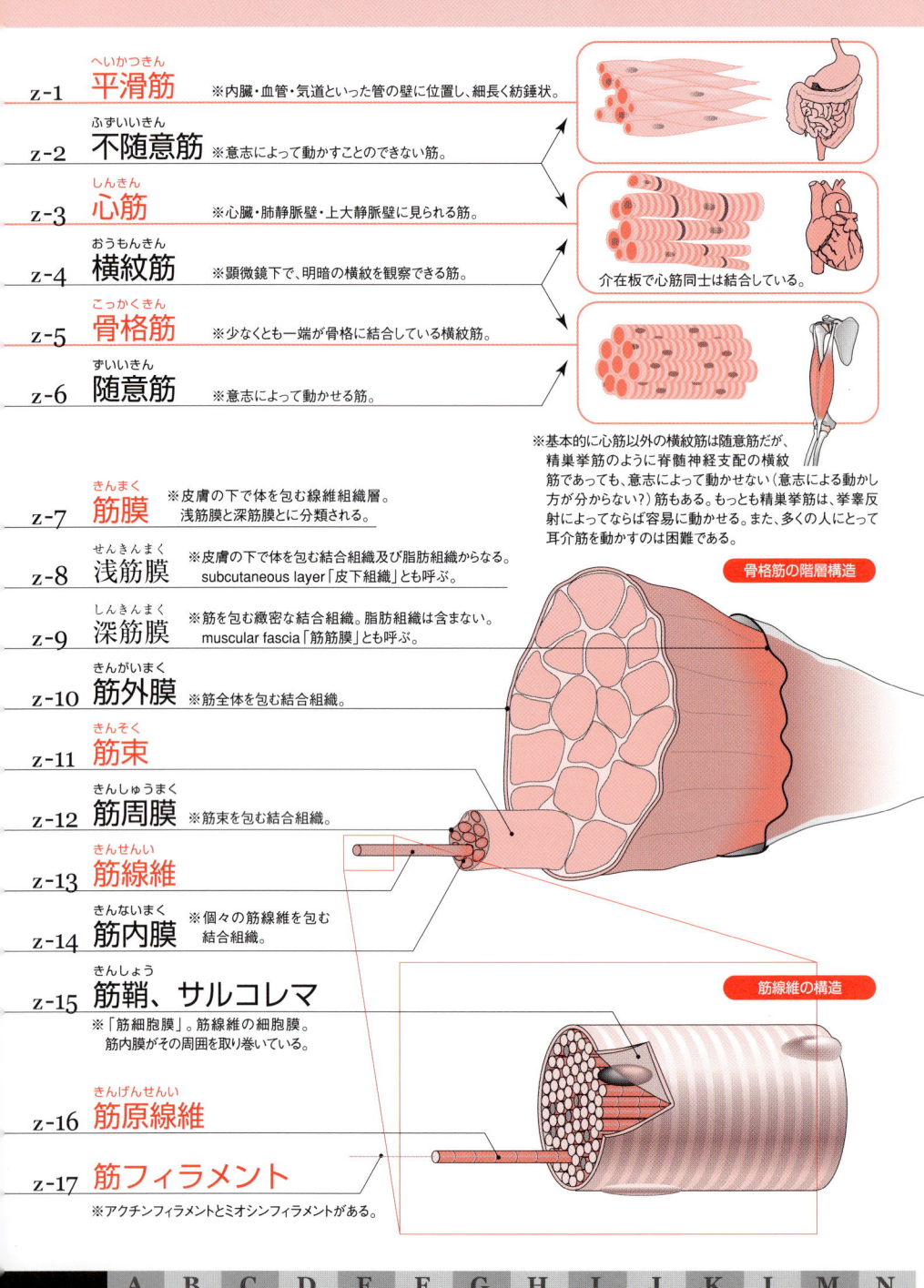

| | へいかつきん | |
|---|---|---|
| z-1 | 平滑筋 | ※内臓・血管・気道といった管の壁に位置し、細長く紡錘状。 |

| | ふずいいきん | |
|---|---|---|
| z-2 | 不随意筋 | ※意志によって動かすことのできない筋。 |

| | しんきん | |
|---|---|---|
| z-3 | 心筋 | ※心臓・肺静脈壁・上大静脈壁に見られる筋。 |

介在板で心筋同士は結合している。

| | おうもんきん | |
|---|---|---|
| z-4 | 横紋筋 | ※顕微鏡下で、明暗の横紋を観察できる筋。 |

| | こっかくきん | |
|---|---|---|
| z-5 | 骨格筋 | ※少なくとも一端が骨格に結合している横紋筋。 |

| | ずいいきん | |
|---|---|---|
| z-6 | 随意筋 | ※意志によって動かせる筋。 |

※基本的に心筋以外の横紋筋は随意筋だが、精巣挙筋のように脊髄神経支配の横紋筋であっても、意志によって動かせない（意志による動かし方が分からない？）筋もある。もっとも精巣挙筋は、挙睾反射によってならば容易に動かせる。また、多くの人にとって耳介筋を動かすのは困難である。

| | きんまく | |
|---|---|---|
| z-7 | 筋膜 | ※皮膚の下で体を包む線維性結合組織層。浅筋膜と深筋膜とに分類される。 |

| | せんきんまく | |
|---|---|---|
| z-8 | 浅筋膜 | ※皮膚の下で体を包む結合組織及び脂肪組織からなる。subcutaneous layer「皮下組織」とも呼ぶ。 |

| | しんきんまく | |
|---|---|---|
| z-9 | 深筋膜 | ※筋を包む緻密な結合組織。脂肪組織は含まない。muscular fascia「筋膜」とも呼ぶ。 |

骨格筋の階層構造

| | きんがいまく | |
|---|---|---|
| z-10 | 筋外膜 | ※筋全体を包む結合組織。 |

| | きんそく | |
|---|---|---|
| z-11 | 筋束 | |

| | きんしゅうまく | |
|---|---|---|
| z-12 | 筋周膜 | ※筋束を包む結合組織。 |

| | きんせんい | |
|---|---|---|
| z-13 | 筋線維 | |

| | きんないまく | |
|---|---|---|
| z-14 | 筋内膜 | ※個々の筋線維を包む結合組織。 |

| | きんしょう | |
|---|---|---|
| z-15 | 筋鞘、サルコレマ | ※「筋細胞膜」。筋線維の細胞膜。筋内膜がその周囲を取り巻いている。 |

筋線維の構造

| | きんげんせんい | |
|---|---|---|
| z-16 | 筋原線維 | |

| | | |
|---|---|---|
| z-17 | 筋フィラメント | ※アクチンフィラメントとミオシンフィラメントがある。 |

- 平滑筋の太さは約5μm、長さは約20-200μm。核は一つで線維の中央にある。アクチンやミオシンフィラメントの配置が不規則で横紋はない。
- 心筋は、細胞質には多数の筋原線維が縦に平行に走り、横紋が見られる。筋形質には多数のミトコンドリアが列をなす。
- 骨格筋の筋線維は太さは約20〜100μm、長さは数センチに達する。細胞が融合してできているため、核は筋線維に多数ある。

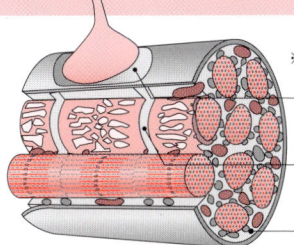

※シナプス終末にインパルスが伝わると、アセチルコリンが放出され、それが終板のアセチルコリン受容体と結合し、脱分極が生じる。 **神経筋接合部**（しんけいきんせつごうぶ） z-18

※「横行小管」ともいう。これによって筋線維表面の活動電位が、太い筋線維の内部にも伝わる。 **T（細）管** z-19

**筋形質**（きんけいしつ） z-20

**筋原線維の構造**

※Z線とZ線の間の部分。筋収縮の機能単位。 **サルコメア、筋節**（きんせつ） z-21

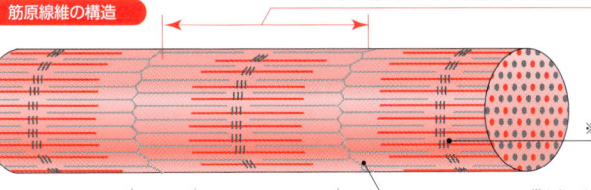

※A帯の中心の細い線。M膜ともいう。 **M線** z-22

※Z帯ともいう。サルコメアを区切る緻密な部分。 **Z線** z-23

※太いフィラメント（ミオシンフィラメント）の多い、より暗い領域。筋収縮が生じても、この領域の長さは変化しない。 **A帯** z-24

※細いフィラメント（アクチンフィラメント）の多い、より明るい領域。筋収縮が生じると、この部分は短縮する。 **I帯** z-25

※A帯の中央部の、太いフィラメントのみを含む部分。 **H帯** z-26

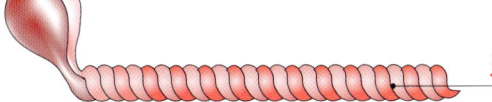

**フィラメントの模式図**

**ミオシン** z-27

**アクチン** z-28

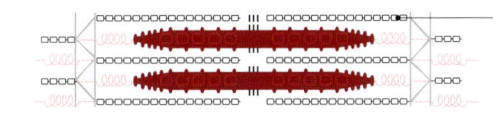

**ミオグロビン** z-29

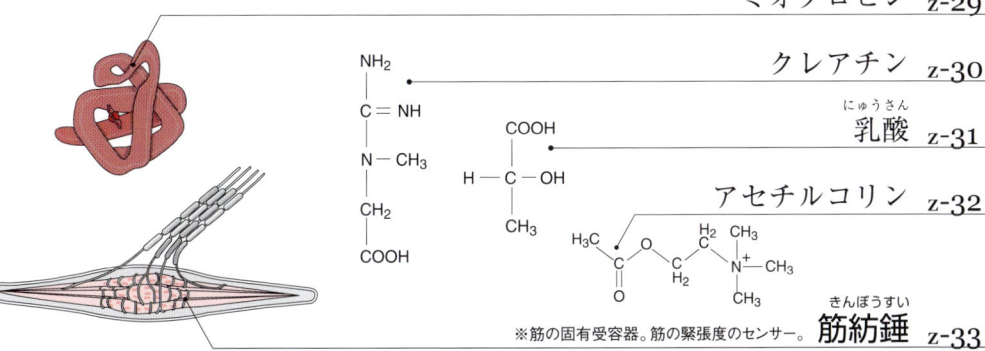

**クレアチン** z-30

**乳酸**（にゅうさん） z-31

**アセチルコリン** z-32

※筋の固有受容器。筋の緊張度のセンサー。 **筋紡錘**（きんぼうすい） z-33

# Z  E.T.C.
## Structure of Muscle
## Biochemistry of Muscles

| | | |
|---|---|---|
| z-1 | スムース　マッスル<br>smooth muscle | |
| z-2 | インヴォランタリ　マッスル<br>involuntary muscle | |
| z-3 | カーディアック　マッスル<br>cardiac muscle◆ | |
| z-4 | ストライエイティッド　マッスル<br>striated muscle◆ | |
| z-5 | スケレタル　マッスル<br>skeletal muscle | |
| z-6 | ヴォランタリ　マッスル<br>voluntary muscle◆ | |
| z-7 | ファシャ<br>fascia◆ | |
| z-8 | スーパーフィシャル　ファシャ<br>superficial fascia | |
| z-9 | ディープ　ファシャ<br>deep fascia | |
| z-10 | エピミスィアム<br>epimysium◆ | |
| z-11 | ファスィクル<br>fascicle | |
| z-12 | ペリミスィアム（ペリミズィアム）<br>perimysium◆ | |
| z-13 | マッスル　ファイバー<br>muscle fiber | |
| z-14 | エンドミスィアム（エンドミズィアム）<br>endomysium | |
| z-15 | サーコウレマ<br>sarcolemma◆ | |
| z-16 | マイオファイブリル（マイオフィブリル）<br>myofibril◆ | |
| z-17 | マイオフィラメント<br>myofilament◆ | |

◆**cardiac muscle 心筋** cardiac は、ギリシャ語 καρδίαカルディアー「心臓、心」に由来。この語は、印欧祖語の *kerd-「心臓」に由来し、英語 heart ハート「心臓、心」とも同じ起源を有する(ギリシャ語 k＝英語 h、ギリシャ語 d＝英語 tのように英語では、子音が変化している)。

◆**striated muscle 横紋筋** ラテン語 stria ストリア「鋤のあと、畝の間、細い溝、スジ、線」に由来。

◆**voluntary muscle 随意筋** voluntary は、ラテン語 volo ウォーロー「欲する」。英語 volunteer ヴォランティーア「志願兵、義勇兵、自発的奉仕の、ボランティアの」も類義。ゲルマン語由来の英語 will ウィル「意志、遺言」や、中英語の時期に「欲する、望む」という意味から生まれた未来の助動詞 will も、古くさかのぼれば共通の印欧祖語から派生している。

◆**fascia 筋膜** ラテン語 fascia ファスキア「帯、バンド、包帯」に由来する。fascicle「筋束」も類義。fasciaは必ずしも筋を包む膜とは限らないので(骨や内臓を包む膜もfascia)、「筋膜」という訳も誤解を生じやすい。**fascia superficialis (superficial fascia) 浅筋膜**という語は、国によって様々に使われて一致を見ていない。

◆**epimysium 筋外膜、perimysium 筋周膜、endomysium 筋内膜** 筋を意味するギリシャ語語根 mys- に、それぞれ接頭辞のepi-「上に」、peri-「まわりに」、endo-「内に」がついたもの。

◆**sarcolemma 筋鞘** ギリシャ語 σάρξ サルクス「肉、身体」に由来する。lemma は、ラテン語 lemma レーンマ「鞘、殻」の意。

◆**myofibril 筋原線維** 筋を意味するギリシャ語 myo- に、ラテン語 fibra フィブラ「糸、線維」がついたもの。英語の fiber ファイバー「線維」や、fibrin フィブリン「フィブリン、線維素」もこのラテン語から派生した。

◆**filament フィラメント** ラテン語 filumフィールム「糸」から派生。この filament は、電球の「フィラメント」も表わす。英語 file ファイルも、「綴じひもで綴じたもの」、「目録、ファイル」に由来。しかし映画や写真の film フィルムは、「皮」という意味のゲルマン語に由来し、起源が異なる。

◆**M line M線** Mは 別名が mesophragma メゾフラグマから。A帯の中心にある細い線。meso- は「中間の」という意味の接頭辞。

◆**Z line Z線** Zは、Zwischenscheibeツヴィッシェンシャイベ「介在盤」から。形が Zigzag ジクザクなことに由来するという説明も見受けられる。

◆**A band A帯** Aは、anisotropicアニソトロピック「複屈折性」を意味する。太いフィラメントからなり、暗い色。

◆**I band I帯** Iは、isotropicアイソトロピック「単屈折性」の意。細いフィラメントからなり、明るい色。

◆**H zone H帯** anisotropic disc アニソトロピック ディスクともいう。A帯の中心部分の比較的明るい部分。H帯のHは、「明るい」を意味するドイツ語 hellヘルと、最初の記述者であるドイツの解剖・生理学者、また海洋生物学者のヘンゼン Victor Hensen (1835-1924)にかけている。

- 神経筋接合部 neuromuscular junction は、略して NMJともいう。junctionは、半導体の「PN接合」というときの接合（pn junction）にも使われる。登山用語では、谷や川の合流点を指す。

ちなみに、ヘンゼンは plankton プランクトン「海洋浮遊生物の総称、プランクトン」の命名者でもある。H帯には、Q帯という別名もある。

- ◆creatine クレアチン ギリシャ語 κρέας クレアス「肉」に由来。遊離したATPによってできるクレアチンリン酸は筋のエネルギーの貯蔵庫の役目を果たす。筋の使用に伴いATPが減少すると、ADPにリン酸を与えATPを増加させる。
- ◆lactate 乳酸 ラテン語 lac ラーク「乳」（属格 lactis）に由来する。運動時にできる疲労物質の一つといわれる。
- ◆acetylcholine アセチルコリン acet- は、ラテン語 acetum アケートゥム「酢」に由来。acetyl-は、アセチル基（CH$_3$CO-）、つまり酢酸分子から水酸基が取れたものを指す。コリンは、胆汁に関係する語に由来し、melancholyメランコリー「憂鬱（字義的には黒胆汁）」も派生語の一つ。アセチルコリンは、神経筋接合部においてシナプス終末から放出される神経伝達物質。ボツリヌス菌の毒素は、このアセチルコリンの放出を遮断するため、横隔膜等が麻痺し、死に至る。南米のインディオが用いた吹き矢の毒素のクラーレは、筋終板側のアセチルコリン受容体と結合するため、筋の麻痺を生じる。

## 筋膜とファスケス、ファシストと魅惑
### FASCES「束」

**fascia 筋膜** ラテン語 fascia ファスキア「帯、バンド、包帯」に由来するが、ここから fasces ファスケス「束棹（そくとう）」（斧の柄に幾つもの棒を束ねたもの）という語が生じた。これは、古代ローマ時代において執政官がローマ市民から権力を委任されたことを示す権威の標章であった。執政官本人が持つのではなく、lictor リクトル「警士、先導警吏」が執政官の露払いのごとくにこれを左肩に担いで先導した。lictorは、コーンスル（執政官）に12名、プラエトル（法務官、執政官の代理）に6名が定数（初めは少なかったが、次第に数が増えていった）。

この fasces は、後の時代まで権威の象徴として、ヨーロッパの様々な紋章の一部に用いられた。それゆえ、南米の国の国旗にもこの fascesが見られることがある。現代イタリア語では fascio（ファッショ）で、fascism ファシズムの語源ともなった。第二次大戦のイタリア空軍に用いられた「丸枠に三本線」マークも、この fasces を簡略化したもの。

ちなみに、英語の fascinate ファッスィネイト「魅惑する、魅了する」も、やはりラテン語に由来し、「呪文によって縛る」に由来する。また、草食動物の肝臓に寄生する大型吸虫の Fasciola「カンテツ属」という属名も、その帯状の形に起因している。

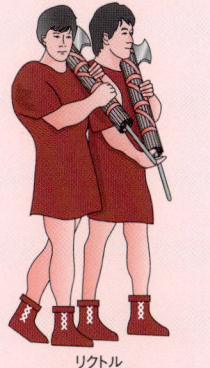

---

neuromuscular junction　z-18
T tubule　z-19
sarcoplasm　z-20
sarcomere　z-21
M line◆　z-22
Z line (band)◆　z-23
A band◆　z-24
I band◆　z-25
H zone◆　z-26
myosin　z-27
actin　z-28
myoglobin　z-29
creatine◆　z-30
lactate acid◆　z-31
acetylcholine◆　z-32
muscle spindle　z-33

# Z 難読用語集

ここでは、特に読みが難解な用語を取り上げた。
あなたはいくつ読めるか？（答えは118、119ページ）

＊ … 難易度高い

1 上眼瞼挙筋
2 皺眉筋＊
3 頬筋
4 笑筋
5 咬筋
6 口蓋帆挙筋
7 斜角筋隙＊
8 甲状披裂筋
9 棘間筋
10 臍輪＊
11 浅会陰横筋
12 前鋸筋
13 大菱形筋

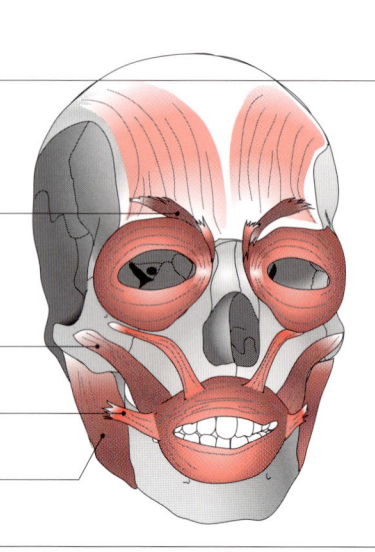

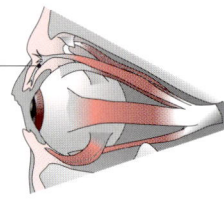

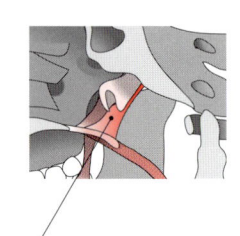

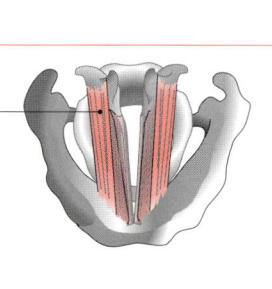

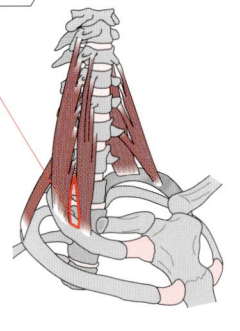

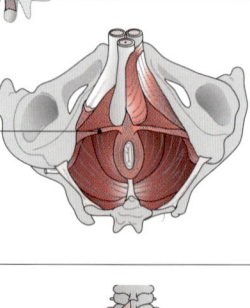

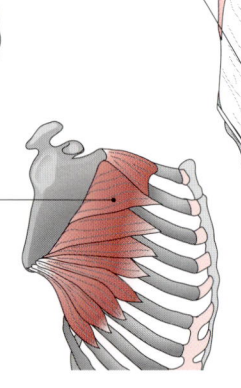

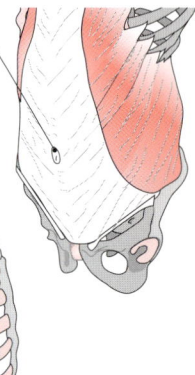

| A | B | C | D | E | F | G | H | I | J | K | L | M | N |
|---|---|---|---|---|---|---|---|---|---|---|---|---|---|
| 全身 | 表情筋 | 咀嚼筋眼・耳 | 舌・咽頭喉頭 | 頚部 | 背部 | 胸郭 | 横隔膜 | 腹部 | 骨盤会陰 | 上肢帯 | 肩関節 | 上腕 | 前腕の回旋筋 |

解剖学用語の読みは、一般の読みとは異なる場合がある。例えば、頭蓋骨は、一般には「ずがいこつ」だが、解剖学では「とうがいこつ」。解剖学では、基本的に一つの漢字に対して一つの読みを用いるので、「頭」は「とう」と読む。例外として「頭痛（ずつう）」があるが、これは「疼痛（とうつう）」と重複するため。とはいえ、「ずがいこつ」という読みが多く見られるため、日本解剖学会の用語集でも「ずがいこつ」という読みも並記されている。

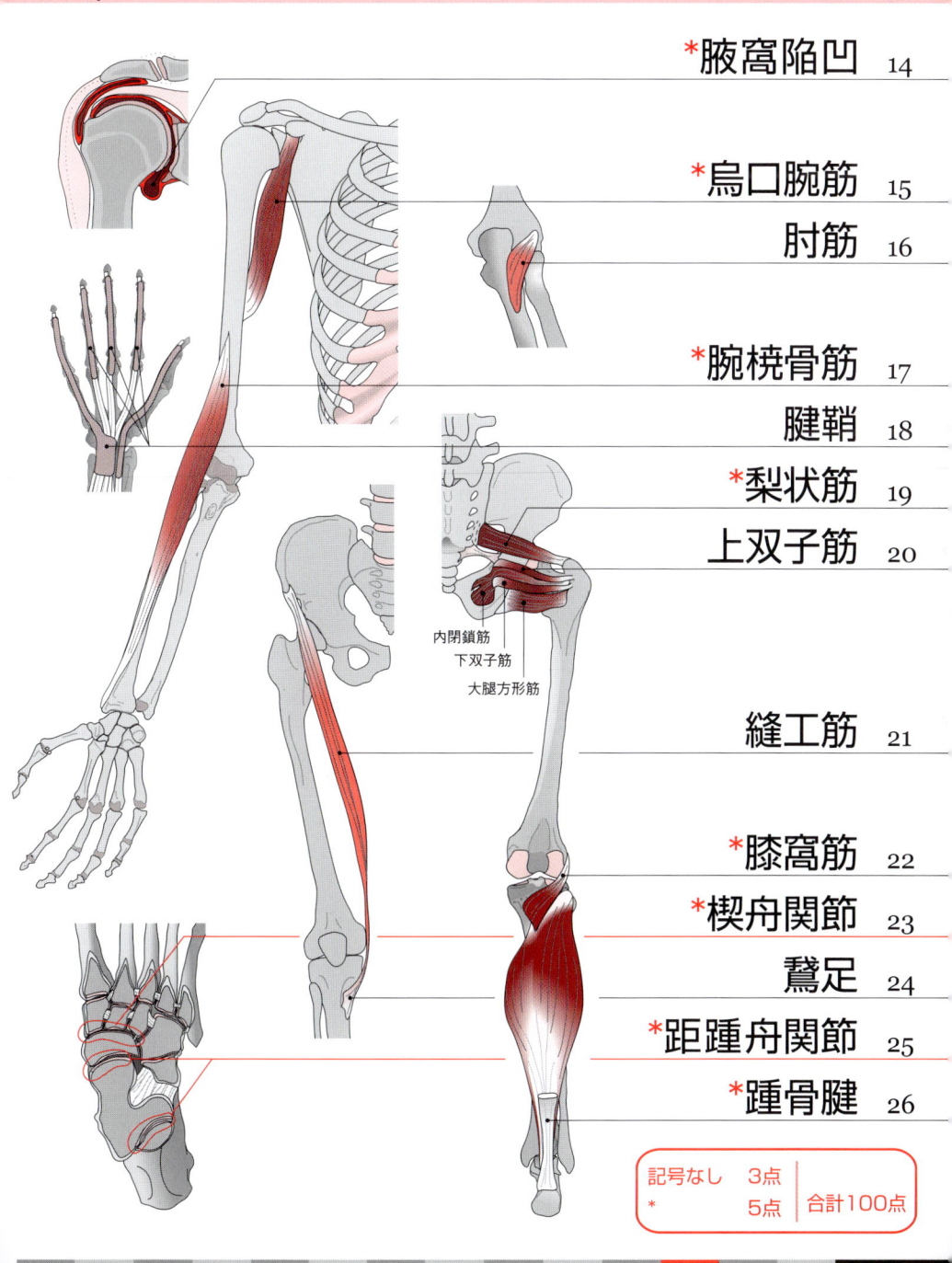

\*腋窩陥凹 14

\*烏口腕筋 15

肘筋 16

\*腕橈骨筋 17

腱鞘 18

\*梨状筋 19

上双子筋 20

内閉鎖筋
下双子筋
大腿方形筋

縫工筋 21

\*膝窩筋 22

\*楔舟関節 23

鵞足 24

\*距踵舟関節 25

\*踵骨腱 26

| 記号なし | 3点 | 合計100点 |
| \* | 5点 | |

| O | P | Q | R | S | T | U | V | W | X | Y | Z | 付録 | 索引 |
|---|---|---|---|---|---|---|---|---|---|---|---|---|---|
| 前腕の屈筋 | 前腕の伸筋 | 手の筋 | 下肢帯 | 大腿の内転・伸筋 | 大腿の屈筋 | 下腿の屈筋 | 下腿の伸筋 | 足・指 | 関節 | 靭帯 | その他 | | |

117

# Z 難読用語集

● 漢字の音読みは、呉音と漢音、唐音がある。呉音は仏教用語や庶民の用いた言葉に多く見られ、漢音は、儒学用語に多く用いられた。明治以降、漢音が主流となり、解剖学用語も、その多くが漢音である。

| # | 読み | 漢字 | 説明 |
|---|---|---|---|
| 1 | じょうがんけんきょきん | 瞼 | 「まぶた」。「けん」。 |
| 2 | すうびきん／しゅうびきん | 皺 | 「しわ」のこと。「すう」、「しゅう」。 |

偏の芻は、「まぐさ」、つまり馬のためのくさを意味する。草を表わす「艸」が「勹」（包みを表わす）に囲まれており、「包んで縛った草」という意味になる。そこから、「細小のものが不揃いに集まる」→皮のシワになった。

| # | 読み | 漢字 | 説明 |
|---|---|---|---|
| 3 | きょうきん | 眉 | 「まゆ」。「み」は呉音、「び」は漢音。呉音mの子音→漢音bの子音。 |
|  |  | 頰 | 「ほほ」、「ほお」、「きょう」。仁侠の「侠」や、狭量の「狭」の旁（つくり）と、頰の偏とが同じ。この旁には「狭い所」、「はさむ」という意味がある。 |
| 4 | しょうきん | 笑 | 「わらいきん」とは読まない。笑う際に働く筋は、笑筋だけではない。 |
| 5 | こうきん | 咬 | 「かむ」。「こう」は漢音。「ごう」は呉音。咬合（こうごう）とは、噛み合わせのこと。「不正咬合」。 |
| 6 | こうがいはんきょきん | 蓋 | 「ふた」のこと。「がい」 |
|  |  | 帆 | 「はん」、「ほ」。「帆船（はんせん）」の「帆」。 |
| 7 | しゃかくきんげき | 隙 | 「すき、ひま」。「けき」は漢音。「げき、ぎゃく」は呉音。「間隙（かんげき）を縫う」の「隙」。 |
| 8 | こうじょうひれつきん | 披 | 「ひ」。獣皮を手ではぎとって開くことから。「披露（ひろう）する」の「披」。開いて明らかにする。 |
| 9 | きょっかんきん | 棘 | 「とげ」のこと。「きょく」。 |
| 10 | さいりん | 脐 | JISの第一、第二水準漢字になく、旧字の臍で代用されることが多い。「へそ、ほぞ」のこと。「せい」は漢音。「さい」は呉音。 |

旁の齊（略字は「斉」）は、「そろう。ととのう」の意。均整のとれた体の中の中央部、つまり「へそ」を指すという説明もある。

| # | 読み | 漢字 | 説明 |
|---|---|---|---|
| 11 | せんえいんおうきん | 会陰 | 「えいん」。 |
| 12 | ぜんきょきん | 鋸 | 「のこぎり」のこと。「きょ」。 |
| 13 | だいりょうけいきん | 菱形 | 「ひし」のこと。「りょう」。「だいひしがたきん」ではない。 |

ヒシの実

菱（ヒシ）とは、池や沼に自生するヒシ科の多年草。菱形の実をつける。学名の *Trapa japonica* の trapa は、ラテン語「calcitrapa（忍者が敵の行く手にまくような）まきびし」が語源。実が、四方に出た棘を持つことにちなんでいる。

| A | B | C | D | E | F | G | H | I | J | K | L | M | N |
|---|---|---|---|---|---|---|---|---|---|---|---|---|---|
| 全身 | 表情筋 | 咀嚼筋 眼・耳 | 舌・咽頭 喉頭 | 頸部 | 背部 | 胸郭 | 横隔膜 | 腹部 | 骨盤 会陰 | 上肢帯 | 肩関節 | 上腕 | 前腕の回旋筋 |

「呉」とは、長江の揚子江下流。5～6世紀頃（奈良時代以前）、朝鮮の百済を介して呉の漢字音が伝わった。8世紀頃（奈良・平安時代）、中国北部の漢中地方（昔の長安、今の西安）の発音が遣隋使、遣唐使によってもたらされ、それが漢音となる。鎌倉以降に入ってきた唐音は、現代の北京語に最も似ている。

| 漢字 | 意味 | 読み | 番号 |
|---|---|---|---|
| 腋 | 「わき」、「わきのした」のこと。「えき」。 | | |
| 窩 | 「あな」。「か」。 | えきかんおう | 14 |
| 陥 | 「おちいる」、「おとしいれる」。「かん」。 | | |
| 凹 | 「おう」。凹凸（おうとつ・）の凹。逆に並べると「凸凹（でこぼこ）」。 | | |
| 烏口 | 「からす」のこと。「う」。「烏合の衆（うごうのしゅう）」の烏（う） | うこうわんきん | 15 |
| 肘 | 「ひじ」のこと。「ちゅう」。 | ちゅうきん | 16 |
| 橈 | 「たわむ」。「とう」。JISの第一、第二水準漢字にないため、旧字の橈で代用されることが多い。 | わんとうこつきん | 17 |
| 鞘 | 「さや」、「しょう」。字は、皮製の刀のさやに由来。 | けんしょう | 18 |
| 梨 | 「なし」、「り」。 | りじょうきん | 19 |
| 双子 | 「ふたつ」、「ならぶ」、「そう」。「じょうふたごきん」ではない。 | じょうそうしきん | 20 |
| 縫 | 「ぬう」。「ほう」。「裁縫（さいほう）」の「縫」。 | ほうこうきん | 21 |
| 膝 | 「ひざ」のこと。「しつ」。 | | |
| 窩 | 「あな」。「か」。 | しっかきん | 22 |
| 楔 | 「くさび」のこと。呉音「きゃく」、漢音「けき」。「きつ」は慣用読み。「楔状骨（けつじょうこつ）」と「舟状骨（しゅうじょうこつ）」の間の関節。 | けっしゅうかんせつ | 23 |
| 鵞 | 「がちょう」のこと。「が」。がちょうの「ガア、がア」という鳴き声に由来すると述べる文献もある。 | がそく | 24 |
| 距 | 「けづめ」のこと。「きょ」。「距離（きょり）」の「きょ」。 | きょしょうしゅうかんせつ | 25 |
| 踵 | 「かかと」のこと。「しょう」 | しょうこつけん | 26 |

歌舞伎界・歌舞伎役者の一族のことを「梨園（りえん）」という（例：「梨園の貴公子」）。これは、楊貴妃のために国を傾けたことで有名な唐の玄宗皇帝（685-762）が、自らも歌舞音曲の達人で、宮廷内の梨の木を植えた庭で多くの弟子達に教えていたことに由来。梨園は、いわば「宮廷芸術学校」という意味になった。

# 付録A 起始、停止、機能 〈1〉頭部・頚部

※日本語名の由来になっている起始・停止・機能は赤字で示している。

| 分類 | 番号 | 筋名 | 起始 | 停止 | 支配神経 |
|---|---|---|---|---|---|
| 咀嚼（そしゃく）筋 | C-1 | 咬筋 | 浅部は、上顎骨（頬骨弓）<br>深部は、側頭骨（頬骨弓） | 下顎骨（下顎枝） | 下顎神経（三叉神経の下顎枝） |
| | C-2 | 側頭筋 | 側頭骨（側頭窩） | 下顎骨（下顎枝と筋突起） | 下顎神経（三叉神経の下顎枝） |
| | C-3 | 内側翼突筋 | 蝶形骨（翼突窩）と上顎骨（上顎結節） | 下顎骨（下顎枝） | 下顎神経（三叉神経の下顎枝） |
| | C-4 | 外側翼突筋 | 上頭は、蝶形骨（蝶形骨大翼）<br>下頭は、上顎骨（翼状突起外側板の外側面） | 下顎骨（翼突筋窩）<br>顎関節（関節円板、関節包） | 下顎神経（三叉神経の下顎枝） |
| | E-1 | 広頚筋 | 第一肋骨または第二肋骨の高さで大胸筋と三角筋をおおう皮下組織層と筋膜 | 下顎骨（下縁）、笑筋、反対側の広頚筋 | 顔面神経 |
| | E-2 | 胸鎖乳突筋 | 胸骨（胸骨柄）と鎖骨（胸骨端） | 側頭骨（乳様突起） | 運動…副神経<br>感覚…頚神経叢 |
| 舌骨上筋 | E-4 | オトガイ舌骨筋 | 下顎骨（オトガイ棘） | 舌骨（舌骨体） | 第1、2頚神経前枝 |
| | E-5 | 顎舌骨筋 | 下顎骨（顎舌骨筋線） | 舌骨（舌骨体） | 三叉神経の下顎枝（顎舌骨筋神経） |
| | E-6 | 茎突舌骨筋 | 側頭骨（茎状突起） | 舌骨（舌骨小角） | 顔面神経 |
| | E-7 | 顎二腹筋 | 側頭骨（乳突切痕） ※二腹筋で、中間腱は舌骨の結合性線維のワナを通る | 下顎骨（下縁） | 前腹…三叉神経<br>後腹…顔面神経 |
| 舌骨下筋 | E-9 | 甲状舌骨筋 | 甲状軟骨（斜線） | 舌骨（舌骨体） | 上位頚神経 |
| | E-10 | 胸骨舌骨筋 | 胸骨（胸骨柄後面と第一肋軟骨） | 舌骨（舌骨体） | 上位頚神経 |
| | E-11 | 胸骨甲状筋 | 胸骨（胸骨柄後面と第一or第二肋軟骨） | 甲状軟骨（斜線） | 上位頚神経 |
| | E-12 | 肩甲舌骨筋 | 肩甲骨（肩甲骨上縁） | 舌骨（舌骨体） | 上位頚神経 |
| 椎前筋 | E-14 | 頚長筋 | 上斜部、C3～C5（横突起の前結節）<br>下斜部、T1～T3（椎体前面）<br>垂直部、T1～T3及びC5～C7（椎体前外側部） | 環椎（前弓の前結節）<br>C5～C6（横突起の前結節）<br>C2～C4（椎体前部） | 頚神経（前枝） |
| | E-15 | 頭長筋 | C3～C6（横突起の前結節） | 後頭骨（外側部） | 頚神経叢 |
| | E-16 | 前頭直筋 | C1［環椎］（外側塊） | 後頭骨（底部） | 第1、2頚神経（前枝） |
| | E-17 | 外側頭直筋 | C1［環椎］（横突起） | 後頭骨（頚静脈突起） | 第1頚神経（前枝） |
| 後頭下筋 | E-19 | 大後頭直筋 | C2［軸椎］（棘突起） | 後頭骨（下項線中央部） | 第1頚神経、後頭下神経・後枝 |
| | E-20 | 小後頭直筋 | C1［環椎］（後結節） | 後頭骨（下項線内側） | 第1頚神経、後頭下神経・後枝 |
| | E-21 | 上頭斜筋 | C1［環椎］（横突起） | 後頭骨（下項線の外方） | 第1頚神経、後頭下神経・後枝 |
| | E-22 | 下頭斜筋 | C2［軸椎］（棘突起） | 環椎（横突起） | 第1頚神経、後頭下神経・後枝 |
| | E-23 | 前斜角筋 | C3～C6（横突起の前結節） | 第1肋骨（斜角筋結節） | 頚神経叢 |
| | E-24 | 中斜角筋 | C2～C6（横突起） ※C2～C7とする文献あり | 第1肋骨（鎖骨下動脈溝の後方） | 頚神経叢 |
| | E-25 | 後斜角筋 | C4～C6（横突起の前結節） | 第2肋骨（上面） | 頚神経叢 |

※後斜角筋は腕神経叢も

| A 全身 | B 表情筋 | C 咀嚼筋・眼・耳 | D 舌・咽頭・喉頭 | E 頚部 | F 胸郭 | G 背部 | H 横隔膜 | I 腹部 | J 骨盤・会陰 | K 上肢帯 | L 肩関節 | M 上腕 | N 前腕の回旋筋 |

ここでは、主要な筋の起始・停止、及び主な機能を示した。起始、停止の箇所が筋の名称の由来となっている場合、赤字で強調している。起始や停止に関しては、個々の人によって多分に異なり、それゆえ文献によって差が生じることが多い。ここでは、一般的なものを採用した。右には、関連する骨や部分の名称を図で示している。覚えにくい筋は、自分でこの図に書き込んでみるのもよい。

## 主 な 機 能

下顎を挙上、顎を閉じる
物を咬(か)む

下顎を挙上、顎を閉じる
後方の線維は顎を引く

下顎を挙上、顎を閉じる
片側→顎を左右に（すりつぶし運動）

下顎を前に突き出し、顎を開ける
片側→顎を左右に（すりつぶし運動）

下唇を下げる。頚および上胸の
皮膚にしわを寄せる

頭部を反対側に斜めに回旋する
左右が一緒→首を曲げ頭をのばす

舌骨を前方へ引く
舌骨の固定時→下顎を下げる

口底と舌の挙上
舌骨の固定時→下顎を下げる

舌骨を挙上

下顎骨の固定時→舌骨を挙上
舌骨の固定時→下顎骨を下制

舌骨を喉頭に近付ける

舌骨を下げる

喉頭を下方に引く

舌骨を後下方に引く

首の前屈・側屈

頭部の前屈・回旋

頭部の側屈・回旋

頭部の側屈

頭部回旋、後方に引く

頭部回旋、後方に引く

頭部回旋

頭部回旋

T1、第1肋骨を挙上

T1、第1肋骨を挙上

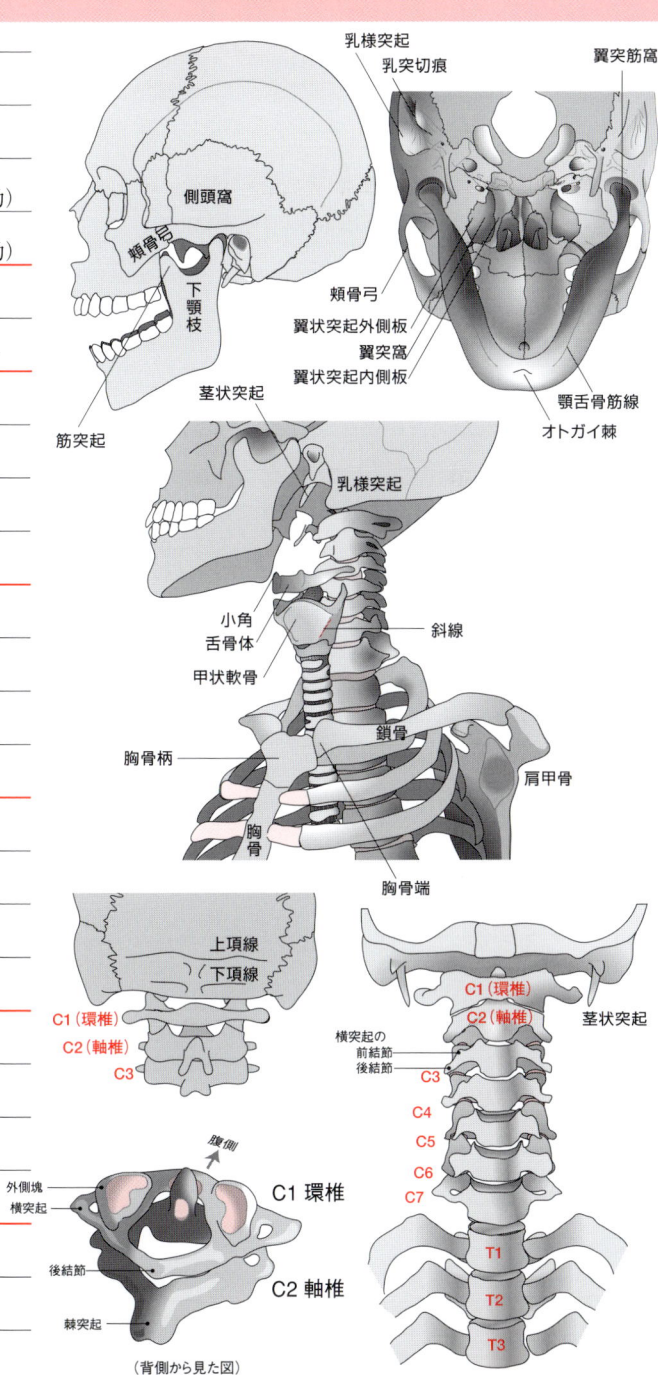

T2、第2肋骨を挙上

# 付録A 起始、停止、機能 〈2〉体幹

※日本語名の由来になっている起始・停止・機能は赤字で示している。

| | | 筋名 | 起始 | 停止 |
|---|---|---|---|---|
| | F-2 | 頭板状筋 | C7・T1〜3（棘突起）、項靭帯（下半分） ※C4〜7とする文献あり（人により差異がある）。 | 側頭骨（乳様突起）、後頭骨（上項線） |
| | F-3 | 頚板状筋 | T3〜6（ないしはT5）（棘突起）、棘上靭帯 | C1〜2（3もしくは4）（横突起の後結節） |
| 脊柱起立筋 | F-5 | 頚腸肋筋 | 第1〜6肋骨（肋骨角） | C4〜6（横突起） |
| | F-6 | 胸腸肋筋 | 第7〜12肋骨（肋骨角の内側） | 第1〜6肋骨（肋骨角） |
| | F-7 | 腰腸肋筋 | 仙骨（背面）と腸骨（腸骨稜） ※L1〜5棘突起への付着は、胸腰筋膜と融合して不明瞭 | 第7〜12肋骨（肋骨角の下縁） |
| | F-8 | 頭最長筋 | T1〜5（横突起下部）、C4〜7（関節突起） ※ないしはT1〜4 ※ないしはC5〜7 | 側頭骨（乳様突起） |
| | F-9 | 頚最長筋 | T1〜5（横突起）※ないしはT1〜4 | C2〜6（横突起） |
| | F-10 | 胸最長筋 | L1〜5（横突起）、仙骨（背面） ※胸腰筋膜や腸骨稜を含める文献もある。 | 胸椎（横突起）、L1〜3（副突起）、全（又は第3〜12）肋骨（肋骨角と肋骨結節の間） |
| | F-12 | 頚棘筋 | C7・T1, 2（棘突起） | C2（棘突起） ※C3、またはC4に及ぶこともある |
| | F-13 | 胸棘筋 | L1、2・T11, 12（棘突起） | T1〜4（棘突起） ※T1〜8に及ぶこともある |
| 横突棘筋 | F-15 | 頭半棘筋 | C7、T1〜T6（横突起）、C4〜6（関節突起） ※またはT1〜7。 | 後頭骨（上項線と下項線の間） |
| | F-16 | 頚半棘筋 | T2〜5（横突起） ※またはT1〜5（ないし6）の横突起。C4〜7の関節突起を含める記述もある。 | C2〜5（棘突起） |
| | F-17 | 胸半棘筋 | T5〜11（横突起） | C5〜7・T1〜4（棘突起） |
| | F-18〜20 | 多裂筋群 | C4〜7（関節突起）、胸椎（横突起）、腰椎、仙骨、腸骨 | 2〜4個またいだ上方の椎骨（棘突起） |
| | F-21〜23 | 回旋筋群 | 椎骨（横突起） | 1個（または2個）上方の椎骨（棘突起） |
| | F-24 | 棘間筋群 | 椎骨（棘突起） ※頚椎にはしばしば二重に存在。胸椎には欠損することもある。 | 隣接する椎骨（棘突起） |
| | F-25 | 横突間筋群 | 椎骨（横突起） | 隣接する椎骨（横突起） |
| 胸壁筋 | G-1 | 外肋間筋 | 第1〜11肋骨（下縁と肋骨結節） | 第2〜12肋骨（下位の肋骨の上縁） |
| | G-3 | 内肋間筋 | 第1〜11肋骨（内面の縁）・肋軟骨 ※起始・停止が逆の記述もある。 | 第2〜12肋骨（下位の肋骨の上縁） |
| | G-9 | 肋骨挙筋 | C7・T1〜T11（横突起） | 下位の肋骨（肋骨結節と肋骨角の間） |
| | G-12 | 上後鋸筋 | C7・T1〜T3（棘突起） ※最上位をC6やC7、最下位をT2〜T4とする文献もある。 | 第2〜5肋骨（上縁） |
| | G-13 | 下後鋸筋 | T11〜12・L1〜2（棘突起） | 第9〜12肋骨（下縁） |
| | H-1 | 横隔膜 | （胸骨部）剣状突起、（肋骨部）第7〜12肋骨・肋軟骨の内面、（腰椎部）L1〜3にわたる内側脚および前縦靭帯 | 腱中心 |
| | I-1 | 腹直筋 | 恥骨（恥骨稜）、恥骨結合 ※起始・停止が逆の記述もある。 | 剣状突起、第5〜7肋軟骨 |
| | I-6 | 外腹斜筋 | 第5〜12肋骨（外面） | 腸骨（外唇）、鼠径靭帯、腹直筋鞘前葉 |
| | I-7 | 内腹斜筋 | 腸骨筋膜、腸骨（腸骨稜）、腰筋膜 | 第10〜12肋骨、腹直筋鞘、（鼠径鎌） |
| | I-9 | 腹横筋 | 第7〜12肋軟骨、腰筋膜、腸骨稜、鼠径靭帯 | 剣状突起、白線、恥骨（恥骨結節・恥骨櫛） |
| | I-11 | 腰方形筋 | 腸骨（腸骨稜）、腸腰靭帯 | 第12肋骨、L1〜4（横突起） |

| | A | B | C | D | E | F | G | H | I | J | K | L | M | N |
|---|---|---|---|---|---|---|---|---|---|---|---|---|---|---|
| 122 | 全身 | 表情筋 | 咀嚼筋 眼・耳 | 舌・咽頭 喉頭 | 頚部 | 背部 | 胸郭 | 横隔膜 | 腹部 | 骨盤 会陰 | 上肢帯 | 肩関節 | 上腕 | 前腕の回旋 |

起始・停止に関しては、付着している骨の名称を示し、カッコの中でさらに詳しい部分を示した。起始・停止に関しては、特に腸肋筋や胸最長筋の場合などは、どこからその筋とみなすかの違いのため、記述が文献によって大きく異なる。主な機能の「側屈」と「回旋」は、筋の走行が水平に近いか（水平に近い程、回旋の要素が強い）、同時に働く他の筋によって変わるため、明確に線引きはできず、あくまで目安に過ぎない。

| | 支配神経 | 主な機能（すべてを網羅してはいない） |
|---|---|---|
| 脊髄神経後枝 | 頚神経 | 頭部の伸展、側屈・回旋 |
| | 頚神経 | 頭部の伸展、側屈・回旋 |
| | 胸神経 | 頚椎の伸展、側屈 |
| | 胸神経 | 胸椎の伸展、側屈 |
| | 胸神経、腰神経 | 腰椎の伸展、側屈 |
| | 頚神経 | 頭部の伸展、側屈・回旋 |
| | 頚神経・胸神経 | 頚椎の伸展、側屈 |
| | 胸神経、腰神経 | 脊柱の伸展、側屈 |
| | 頚神経 | 頚椎の伸展、回旋 |
| | 胸神経、腰神経 | 脊柱の伸展、回旋 |
| | 頚神経 | 頭部の伸展、回旋 |
| | 頚神経、胸神経 | 頚椎の伸展、回旋 |
| | 頚神経、胸神経 | 脊柱の伸展、回旋 |
| | 頚神経、胸神経、腰神経 | 脊柱の回旋、伸展、側屈 |
| | | 脊柱の回旋 |
| | | 脊柱の伸展 |
| | | 脊柱の側屈 |
| 脊髄神経前枝 | 肋間神経 | 吸気時に肋骨の挙上・胸腔拡大 ※呼気時にも作用する。 |
| | | 呼気時に肋骨間の収縮 ※肋軟骨部は、吸気時に作用する。 |
| | ※脊髄神経後枝の支配も受けている。 | 肋骨の挙上（吸気） |
| | 肋間神経 | 肋骨の挙上（吸気） |
| | 胸神経 | 肋骨の下制（呼気） |
| | 横隔神経 | 吸気時に横隔膜下制・胸腔拡大 |
| | 肋間神経 | 体幹の屈曲・側屈、腹腔内圧を高める |
| | 肋間神経 | 体幹の屈曲・側屈、反対側回旋 |
| | 肋間神経・腰神経 | 体幹の屈曲・側屈、同側回旋 |
| | 肋間神経、腸骨下腹神経、腸骨鼠径神経 | 腹腔内圧を高める |
| | 胸神経・腰神経 | 腰椎の屈曲・側屈、第12肋骨の下制 |

脊柱起立筋は、片側→回旋や側屈、両側→脊柱の伸展を行なう。

腰椎の外側横突間筋と頚椎部の前後横突間筋だけは例外的に脊髄神経前枝の支配。

これら腹部の筋肉は、腹腔内圧を高めることにより、呼気や排便を助ける。

# 付録A 起始、停止、機能 〈3〉上肢

※日本語名の由来になっている起始・停止・機能は赤字で示している。

| | 筋名 | | 起始 | 停止 |
|---|---|---|---|---|
| K-12 | 肩甲挙筋 | | C1〜C4（横突起） | 肩甲骨（上角・内側縁上部） |
| K-14 | 大菱形筋 | | T1〜T4（棘突起）　※もしくはT2〜T5 | 肩甲骨（内側縁下部） |
| K-13 | 小菱形筋 | | C6・C7（棘突起）　※もしくはC7・T1 | 肩甲骨（内側縁上方） |
| K-16 | 僧帽筋 | ［上部］ | 後頭骨、項靭帯 | 鎖骨（外側1/3） |
| | | ［中部］ | T1〜T6（棘突起）、棘上靭帯 | 肩甲骨（肩峰、肩甲棘） |
| | | ［下部］ | T7〜T12（棘突起）、棘上靭帯 | 肩甲骨（肩甲棘） |
| K-1 | 前鋸筋 | | 第1〜8(9)肋骨（外側面中央部） | 肩甲骨（内側縁の肋骨面） |
| K-3 | 小胸筋 | | 第3〜5肋骨（肋骨肋軟骨連結部） | 肩甲骨（烏口突起） |
| L-1 | 大胸筋 | ［鎖骨部］ | 鎖骨（内側1/2） | 上腕骨（大結節稜） |
| | | ［胸肋部］ | 胸骨、第1〜6肋軟骨 ※もしくはT2〜T7 | 〃 |
| | | ［腹部］ | 外腹斜筋の腱膜 | 〃 |
| L-3 | 広背筋 | | T6(7)〜L5（棘突起）、仙骨、腸骨 | 上腕骨（結節間溝 or 小結節稜） |
| M-1 | 三角筋 | ［鎖骨部・前部］ | 鎖骨（外側1/3の前縁） | 上腕骨（三角筋粗面） |
| | | ［肩峰部・中部］ | 肩甲骨（肩峰） | 〃 |
| | | ［肩甲棘部・後部］ | 肩甲骨（肩甲棘下縁） | 〃 |

※第9〜12肋骨や、肩甲骨（下角）を含む記述もある。

| | 筋名 | | 起始 | 停止 |
|---|---|---|---|---|
| L-12 | 小円筋 | | 肩甲骨（外側縁・下角） | 上腕骨（大結節） |
| L-10 | 棘上筋 | | 肩甲骨（棘上窩） | 〃 |
| L-11 | 棘下筋 | | 肩甲骨（棘下窩） | 〃 |
| L-13 | 肩甲下筋 | | 肩甲骨（肩甲下窩） | 上腕骨（小結節） |
| L-14 | 大円筋 | | 肩甲骨（外側縁・下角） | 上腕骨（結節間溝 or 小結節稜） |
| M-2 | 烏口腕筋 | | 肩甲骨（烏口突起） | 上腕骨（内側縁） |
| M-11 | 上腕二頭筋 | ［長頭］ | 肩甲骨（関節上結節） | 橈骨（橈骨粗面） |
| | | ［短頭］ | 肩甲骨（烏口突起） | 〃 |
| M-17 | 上腕筋 | | 上腕骨（遠位2/3の前面） | 尺骨（尺骨粗面） |
| M-6 | 上腕三頭筋 | ［長頭］ | 肩甲骨（関節下結節） | 尺骨（肘頭） |
| | | ［外側頭］ | 上腕骨（後面） | 〃 |
| | | ［内側頭］ | 上腕骨（後面） | 〃 |
| M-18 | 腕橈骨筋 | | 上腕骨（外側上顆）、上腕骨外側下部 | 橈骨（茎状突起） |
| N-2 | 回外筋 | | 上腕骨（外側上顆）、尺骨（回外筋稜） | 橈骨（近位外側面） |
| P-1 | 長橈側手根伸筋 | | 上腕骨（外側上顆）…共通伸筋起始部 | 第2中手骨（骨底背側） |
| P-2 | 短橈側手根伸筋 | | 上腕骨（外側上顆） | 第3中手骨（骨底背側） |
| P-3 | 尺側手根伸筋 ［上腕骨頭］ | | 上腕骨（外側上顆）、［尺骨頭］尺骨（斜線と後縁） | 第5中手骨（骨底背側） |
| N-1 | 方形回内筋 | | 尺骨（遠位1/4の前面） | 橈骨（遠位1/4の前面） |
| N-3 | 円回内筋 | | ［浅頭・上腕骨頭］上腕骨（内側上顆）、［深頭・尺骨頭］尺骨（鉤状突起） | 橈骨（中央の外側面） |
| O-1 | 橈側手根屈筋 | | 上腕骨（内側上顆）…共通屈筋起始部 | 第2・第3中手骨（骨底前面） |
| O-3 | 長掌筋 | | 〃 | 手首の屈筋支帯、手掌腱膜 |
| O-6 | 長母指屈筋 | | 橈骨（中部の前面） | 母指末節骨（掌側面） |
| O-4 | 尺側手根屈筋 ［上腕骨頭］ | | 上腕骨（内側上顆）、［尺骨頭］尺骨（肘頭、後面上部） | 豆状骨、豆中手靭帯、第5中手骨 |

※一部、上腕二頭筋腱膜として前腕筋膜に停止

● 本文の順番通りではなく、支配神経が同じものどうしをまとめた。主な機能のところでは、主働筋をゴシック表記した（とはいえ、どの筋が主働筋かという点に関しては文献によって差異がある。例えば、上腕の伸展（後方挙上）の主働筋を広背筋とするものもあれば、大円筋とするものもある。また、上腕の内旋の主働筋も、肩甲下骨や、広背筋、大胸筋など、まちまちである（もちろん、個体差もありうる）。

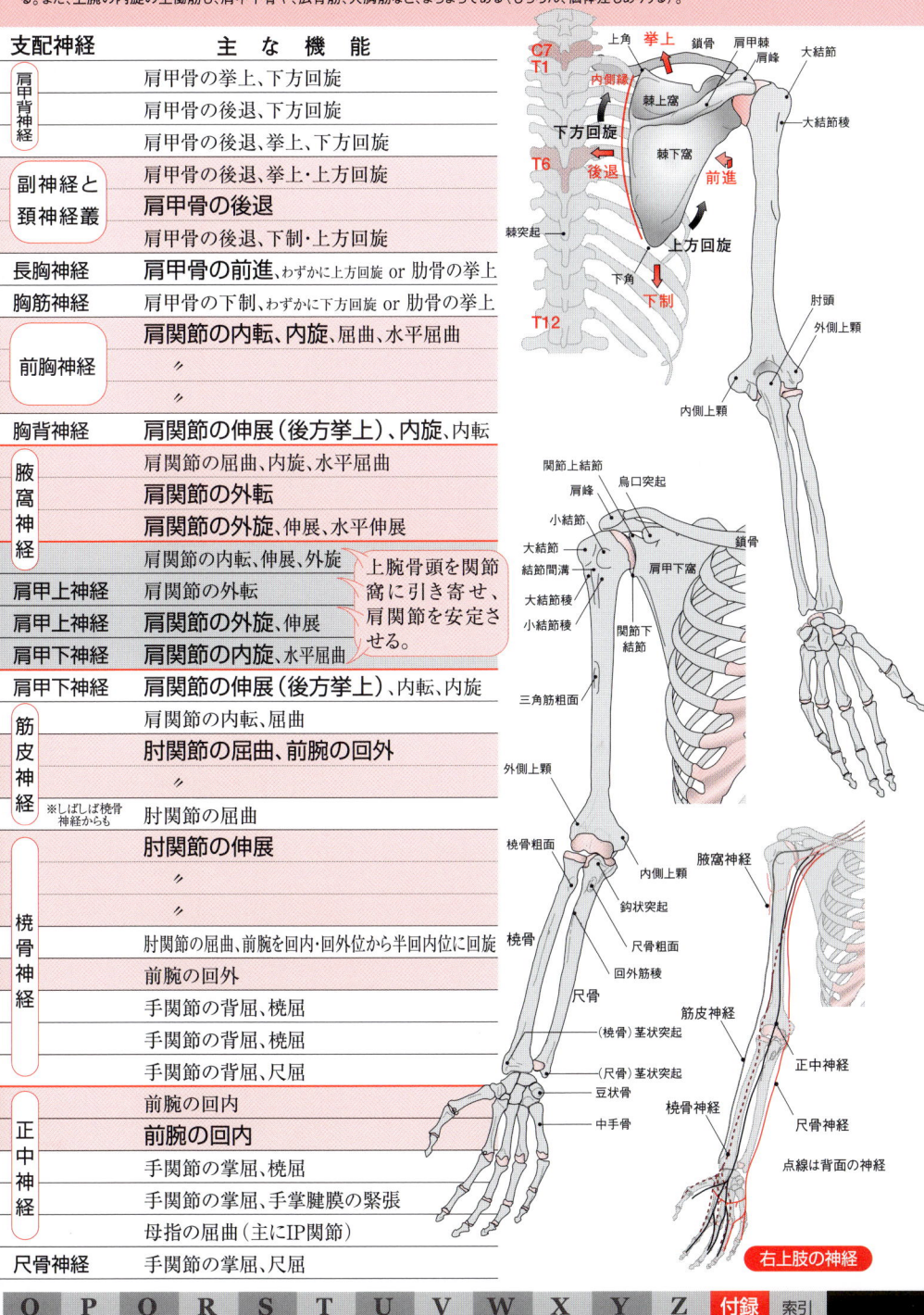

| 支配神経 | 主 な 機 能 |
|---|---|
| 肩甲背神経 | 肩甲骨の挙上、下方回旋 |
| | 肩甲骨の後退、下方回旋 |
| | 肩甲骨の後退、挙上、下方回旋 |
| 副神経と頚神経叢 | 肩甲骨の後退、挙上・上方回旋 |
| | **肩甲骨の後退** |
| | 肩甲骨の後退、下制・上方回旋 |
| 長胸神経 | **肩甲骨の前進**、わずかに上方回旋 or 肋骨の挙上 |
| 胸筋神経 | **肩甲骨の下制**、わずかに下方回旋 or 肋骨の挙上 |
| 前胸神経 | **肩関節の内転、内旋**、屈曲、水平屈曲 |
| | 〃 |
| | 〃 |
| 胸背神経 | **肩関節の伸展（後方挙上）、内旋**、内転 |
| 腋窩神経 | 肩関節の屈曲、内旋、水平屈曲 |
| | **肩関節の外転** |
| | **肩関節の外旋**、伸展、水平伸展 |
| | 肩関節の内転、伸展、外旋 |
| 肩甲上神経 | **肩関節の外転** |
| 肩甲上神経 | **肩関節の外旋**、伸展 |
| 肩甲下神経 | **肩関節の内旋**、水平屈曲 |
| 肩甲下神経 | **肩関節の伸展（後方挙上）**、内転、内旋 |
| 筋皮神経 | 肩関節の内転、屈曲 |
| | **肘関節の屈曲、前腕の回外** |
| | 〃 |
| ※しばしば橈骨神経からも | 肘関節の屈曲 |
| 橈骨神経 | **肘関節の伸展** |
| | 〃 |
| | 肘関節の屈曲、前腕を回内・回外位から半回内位に回旋 |
| | 前腕の回外 |
| | 手関節の背屈、橈屈 |
| | 手関節の背屈、橈屈 |
| | 手関節の背屈、尺屈 |
| 正中神経 | 前腕の回内 |
| | **前腕の回内** |
| | 手関節の掌屈、橈屈 |
| | 手関節の掌屈、手掌腱膜の緊張 |
| | 母指の屈曲（主にIP関節） |
| 尺骨神経 | 手関節の掌屈、尺屈 |

上腕骨頭を関節窩に引き寄せ、肩関節を安定させる。

右上肢の神経

# 付録A 起始、停止、機能 〈4〉下肢

※A・B(〜)と表記した場合、(〜)の説明はAとBに適用され、A、B(〜)と表記した場合、(〜)の説明はBのみに当てはまる。

| | | 筋名 | 起始 | 停止 |
|---|---|---|---|---|
| 腸腰筋 | R-2 | 大腰筋 | T12（椎体）、L1〜L5（椎体、横突起） | 大腿骨（小転子） |
| | R-4 | 小腰筋 | T12、L1（椎体、椎間円板） | 腸恥隆起 |
| | R-3 | 腸骨筋 | 腸骨（腸骨窩） | 大腿骨（小転子） |
| 殿筋群 | R-7 | 大殿筋 | 腸骨（後殿筋線）、仙骨・尾骨（後面）、仙結節靱帯 | 大腿筋膜（腸脛靱帯）、大腿骨（殿筋粗面） |
| | R-8 | 中殿筋 | 腸骨（前殿筋線と後殿筋線の間） | 大腿骨（大転子外側面） |
| | R-9 | 小殿筋 | 腸骨（前 or 後殿筋線と下殿筋線の間） | 大腿骨（大転子） |
| | R-6 | 大腿筋膜張筋 | 腸骨（上前腸骨棘、腸骨稜） | 脛骨（外側）（腸脛靱帯を介して） |
| 深層外旋六筋 | R-10 | 梨状筋 | 仙骨（前面）、腸骨（大坐骨切痕） | 大腿骨（大転子） |
| | R-16 | 上双子筋 | 坐骨（坐骨棘、小坐骨切痕） | 〃 |
| | R-17 | 下双子筋 | 坐骨（坐骨結節） | 〃 |
| | R-19 | 大腿方形筋 | 坐骨（坐骨結節） | 大腿骨（転子間稜） |
| | R-15 | 内閉鎖筋 | 坐骨・恥骨（閉鎖孔縁）、閉鎖膜（内面） | 大腿骨（大転子 or 転子窩） |
| | R-14 | 外閉鎖筋 | 恥骨（閉鎖孔縁下部）、閉鎖膜（外面） | 大腿骨（転子窩） |
| 大腿内転筋群 | S-1 | 長内転筋 | 恥骨結合および恥骨（恥骨稜） | 大腿骨（粗線内側唇） |
| | S-2 | 短内転筋 | 恥骨（恥骨結合と恥骨結節の間） | 〃 |
| | S-3 | 大内転筋 | 坐骨（坐骨結節）、恥骨（恥骨下枝） | 大腿骨（粗線、内転筋結節） |
| | S-6 | 恥骨筋 | 恥骨（恥骨櫛） | 大腿骨（恥骨筋線） |
| | S-7 | 薄筋 | 恥骨（恥骨結合の外側縁） | 脛骨（上部の内側面）[鵞足] |
| 大腿四頭筋 | S-9 | 大腿直筋 | 腸骨（下前腸骨棘、寛骨臼の上縁） | 脛骨（脛骨粗面） |
| | S-11 | 中間広筋 | 大腿骨（上部3/4） | 〃 |
| | S-12 | 外側広筋 | 大腿骨（大転子、粗線外側唇） | 〃 |
| | S-13 | 内側広筋 | 大腿骨（粗線内側唇） | 〃 |
| | S-14 | 縫工筋 | 腸骨（上前腸骨棘） | 脛骨（上部の内側面）[鵞足] |
| ハムストリングス | T-2 | 大腿二頭筋 | [短頭]大腿骨（粗線外側唇） | 腓骨（腓骨頭） |
| | | | [長頭]坐骨（坐骨結節） | 〃 |
| | T-3 | 半膜様筋 | 坐骨（坐骨結節） | 脛骨（内側顆） |
| | T-4 | 半腱様筋 | 坐骨（坐骨結節） | 脛骨（上部の内側面）[鵞足] |
| 下腿三頭筋 | U-2 | 腓腹筋 | 大腿骨（[外側頭]外側顆、[内側頭]内側顆） | 踵骨（踵骨隆起） |
| | U-3 | ヒラメ筋 | 脛骨（ヒラメ筋線）、腓骨（頭、骨幹上部） | 〃 |
| | U-5 | 足底筋 | 大腿骨（外側顆の上部） | アキレス腱内側縁 |
| | U-6 | 膝窩筋 | 大腿骨（外側顆） | 脛骨（上部の後面） |
| | V-7 | 後脛骨筋 | 脛骨（後面）、腓骨（後面） | 舟状骨、3個の楔状骨、立方骨、第2〜4中足骨 |
| | V-1 | 前脛骨筋 | 脛骨（外側面）、骨間膜 | 内側楔状骨、第1中足骨（基底部） |
| | V-2 | 長腓骨筋 | 腓骨（上部の外側面・腓骨頭）、脛骨（外側顆） | 〃 |
| | V-3 | 短腓骨筋 | 腓骨（下部の外側面） | 第5中足骨（基底部） |
| | V-4 | 第三腓骨筋 | 腓骨（下部の前面） | 〃 |

大腿四頭筋は、共通腱をつくって膝蓋骨に付着し、膝蓋靱帯を経て脛骨粗面に停止する

鵞足は、薄筋、縫工筋、半腱様筋の共通腱で、扇状に脛骨内側で放散

共通腱のアキレス腱（踵骨腱）で付着

● 恥骨筋の起始である「恥骨櫛」は、「恥骨筋線」ともいうので、恥骨筋の起始が恥骨筋線(恥骨の)、停止も恥骨筋線(大腿骨の)という紛らわしいことになる。起始だけが「恥骨筋線」となっているものと、停止だけを「恥骨筋線」としている記述を二つ見かけると、どちらかが間違っているのではと思うかもしれないが、どちらも正しいのである。大腿骨にも、脛骨にも「外側顆」と「内側顆」が対応して存在するので注意が必要。

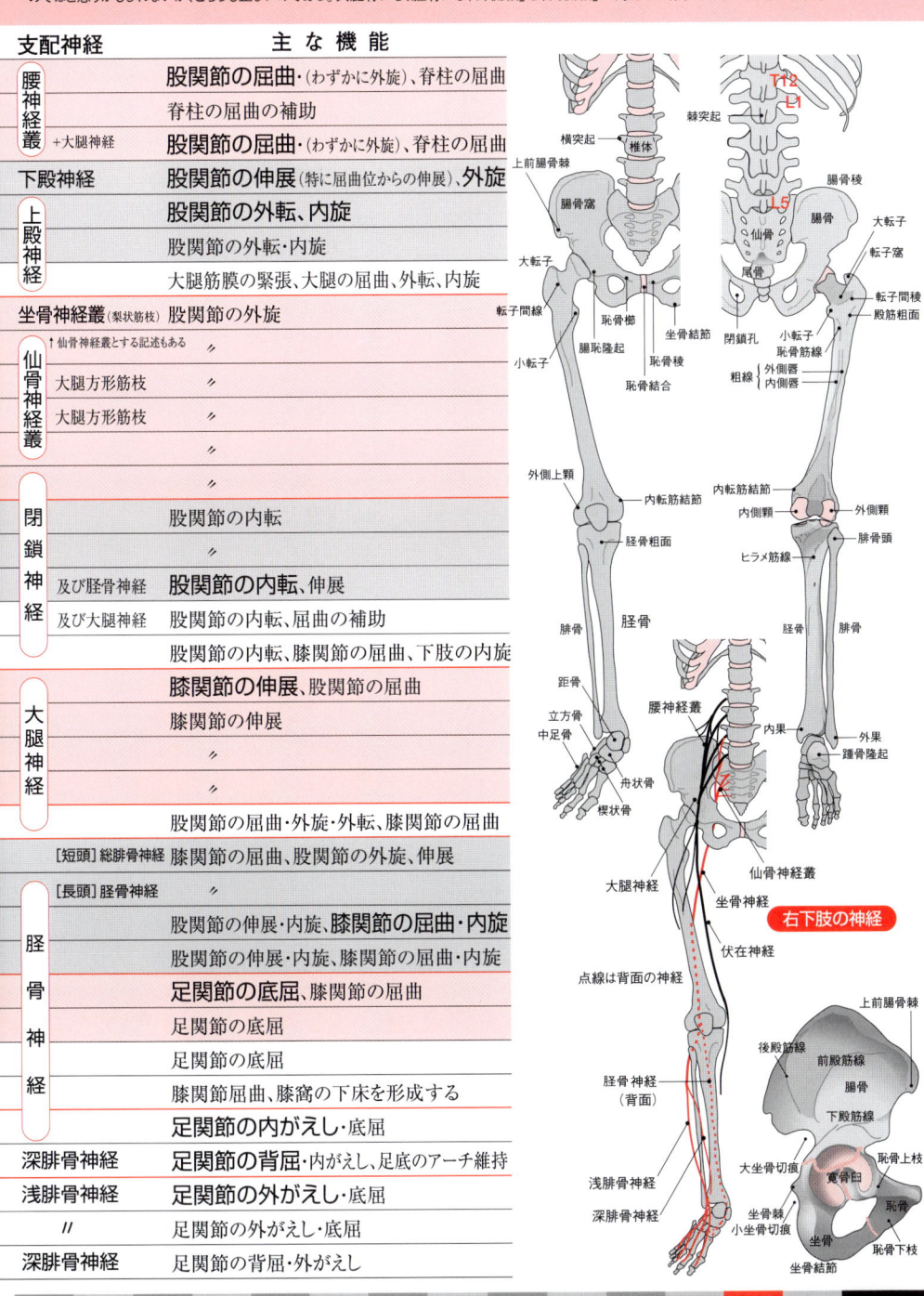

| 支配神経 | | 主な機能 |
|---|---|---|
| 腰神経叢 | | 股関節の屈曲・(わずかに外旋)、脊柱の屈曲 |
| | | 脊柱の屈曲の補助 |
| | +大腿神経 | 股関節の屈曲・(わずかに外旋)、脊柱の屈曲 |
| 下殿神経 | | 股関節の伸展(特に屈曲位からの伸展)、外旋 |
| 上殿神経 | | 股関節の外転、内旋 |
| | | 股関節の外転・内旋 |
| | | 大腿筋膜の緊張、大腿の屈曲、外転、内旋 |
| 坐骨神経叢(梨状筋枝) | | 股関節の外旋 |
| 仙骨神経叢 | ↑仙骨神経叢とする記述もある | 〃 |
| | 大腿方形筋枝 | 〃 |
| | 大腿方形筋枝 | 〃 |
| | | 〃 |
| | | 〃 |
| 閉鎖神経 | | 股関節の内転 |
| | | 〃 |
| | 及び脛骨神経 | 股関節の内転、伸展 |
| | 及び大腿神経 | 股関節の内転、屈曲の補助 |
| | | 股関節の内転、膝関節の屈曲、下肢の内旋 |
| 大腿神経 | | 膝関節の伸展、股関節の屈曲 |
| | | 膝関節の伸展 |
| | | 〃 |
| | | 〃 |
| | | 股関節の屈曲・外旋・外転、膝関節の屈曲 |
| | [短頭]総腓骨神経 | 膝関節の屈曲、股関節の外旋、伸展 |
| | [長頭]脛骨神経 | 〃 |
| 脛骨神経 | | 股関節の伸展・内旋、膝関節の屈曲・内旋 |
| | | 股関節の伸展・内旋、膝関節の屈曲・内旋 |
| | | 足関節の底屈、膝関節の屈曲 |
| | | 足関節の底屈 |
| | | 足関節の底屈 |
| | | 膝関節屈曲、膝窩の下床を形成する |
| | | 足関節の内がえし・底屈 |
| 深腓骨神経 | | 足関節の背屈・内がえし、足底のアーチ維持 |
| 浅腓骨神経 | | 足関節の外がえし・底屈 |
| 〃 | | 足関節の外がえし・底屈 |
| 深腓骨神経 | | 足関節の背屈・外がえし |

右下肢の神経

# 付録B 手と足の筋の比較表

| | 筋名 | 起始 赤字は外来筋 黒字は内在筋 | 停止 | 支配神経 | 主な機能 | 伸筋支帯のトンネル番号 |
|---|---|---|---|---|---|---|
| | P-6 指伸筋 | 上腕骨（外側上顆） | 第2～5指骨（末・中節骨底） | 橈骨神経 | 第2～5指の伸展（DIP、PIP、MP関節）、手関節の背屈 | ❹ |
| 小指 | P-7 小指伸筋 | 上腕骨（外側上顆） | 小指（中・末節骨底） | | 小指の伸展、外転 | ❺ |
| | P-11 示指伸筋 | 尺骨（遠位の背面・骨間膜） | 示指（中・末節骨底） | | 示指の伸展、手関節の背屈 | ❹ |
| 母指の筋 | P-8 長母指伸筋 | 尺骨（中央背面） | 母指（末節骨底の背面） | | 母指の伸展（IP・MP関節） | ❸ |
| | P-9 短母指伸筋 | 橈骨（背面・及び骨間膜） | 母指（基節骨底の背面） | | 母指の伸展（MP関節）、外転 | ❶ |
| | P-12 長母指外転筋 | 橈骨・尺骨（背側・及び骨間膜） | 第1中手骨（骨底外側） | | 母指の外転、伸展 | ❶ |
| | Q-10 短母指外転筋 | 大菱形骨・舟状骨（及び屈筋支帯） | 母指（基節骨外側） | 正中神経 | 母指の外転 | |
| | Q-5 母指対立筋 | 大菱形骨（及び屈筋支帯） | 第1中手骨（前面） | | 母指の対立、屈曲（CMC関節） | |
| | O-6 長母指屈筋 | 橈骨（前面中1/3） | 母指（末節骨の掌側） | | 母指を屈曲（IP・MP関節） | |
| | Q-1 短母指屈筋 | 大・小菱形骨（尺側、及び屈筋支帯） | 母指（基節骨底の掌側） | ※尺骨神経 | 母指の屈曲（MP関節） | |
| | O-5 浅指屈筋 | 上腕骨、尺骨、橈骨（内側上顆）（鉤状突起）（外側） | 第2～5指骨（中節骨の両側） | | 第2～5指の屈曲（PIP関節）、手関節掌屈 | |
| | O-7 深指屈筋 | 尺骨（上部1/3の前面） | 第2～5指骨（末節骨底の掌側） | †第2～3指 正中神経 第4～5指 尺骨神経 | 第2～5指の屈曲（DIP関節）、手関節掌屈 | |
| | Q-12 虫様筋 | 深指屈筋腱（第2～5指の掌側） | 指伸筋腱膜（第2～5指の背側） | † | 第2～5指の屈曲（MP関節）、DIP・PIP関節の伸展 | |
| | Q-8 背側骨間筋 | 中手骨（背側・側面） | 指骨、指伸筋腱膜（基節骨底） | 尺骨神経 | 第2～5指の外転 | |
| 小指の筋 | Q-9 小指外転筋 | 豆状骨（及び豆鉤靱帯） | 小指（基節骨底の内側） | | 小指の外転と屈曲（MP関節） | |
| | Q-3 短小指屈筋 | 有鉤骨（有鉤骨鉤） | 小指（基節骨の内側） | | 小指の屈曲（MP関節） | |
| | Q-6 小指対立筋 | 有鉤骨（有鉤骨鉤） | 第5中手骨（尺側縁） | | 小指の対立 | |
| 母指 | Q-4 母指内転筋 | 第3中手骨、第2中手骨及び有頭骨、小菱形骨［横頭］［斜頭］ | 母指（基節骨底の内側） | | 母指の内転 | |
| | Q-11 掌側骨間筋 | 中手骨（掌側・側面） | 指骨、指伸筋腱膜（基節骨底） | | 第2、4、5指の内転 | |
| 小指 | Q-2 短掌筋 | 手掌腱膜（中心部の尺側） | 手の尺側の皮膚 | | 手掌内側部の皮膚にしわを寄せる | |

## 手足の筋の比較

母指の運動：屈曲、伸展、内転、対立、外転

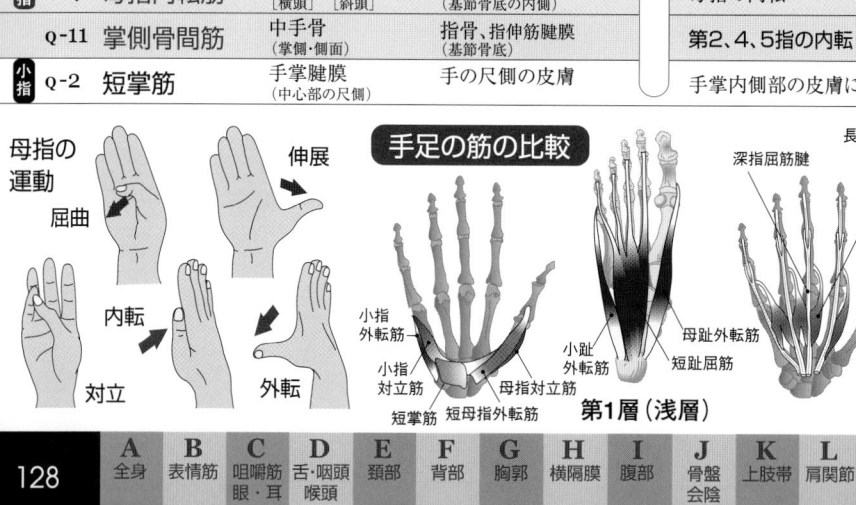

第1層（浅層）：小指外転筋、小指対立筋、短掌筋、短母指外転筋、母指対立筋、小趾外転筋、母趾外転筋、短趾屈筋

第2層：長趾屈筋腱、深指屈筋腱、虫様筋、足底方形筋

| A | B | C | D | E | F | G | H | I | J | K | L | M | N |
|---|---|---|---|---|---|---|---|---|---|---|---|---|---|
| 全身 | 表情筋 | 咀嚼筋 眼・耳 | 舌・咽頭 喉頭 | 頚部 | 背部 | 胸郭 | 横隔膜 | 腹部 | 骨盤 会陰 | 上肢帯 | 肩関節 | 上腕 | 前腕の回旋筋 |

この表において、手足で同名の筋肉がある場合は下地をピンクに、やや似ている名前の場合はグレーにしている。名前が同じとはいっても機能や形状まで全く対応しているわけではない。支配神経ごとに、また機能ごとに（上から伸展→屈曲）分類している。手の筋の機能に関してはp.70～71の表を参照。下段には、層ごとの足の筋と、それに対応する手の筋について並べて比較している。

| | 筋　名 | 起始 赤字は外来筋 黒字は内在筋 | 停止 | 支配神経 | 主　な　機　能 | |
|---|---|---|---|---|---|---|
| v-5 | 長趾伸筋 | 脛骨、腓骨（外側顆）（前縁上方） | 第2～5指（基、中、末節骨底の背面） | 深腓骨神経 | 第2～5趾の伸展 | （MP、PIP、DIP関節も） |
| w-22 | 短趾伸筋 | 踵骨（背面） | 長趾伸筋腱 | | 第2～4趾の伸展 | ※5趾に存在する場合もある。長母趾伸筋をこの筋の一部とみなすこともある。 |
| v-6 | 長母趾伸筋 | 腓骨（及び骨間膜の前面） | 母趾（末節骨底の背面） | | 母趾の伸展（IP関節） | |
| w-23 | 短母趾伸筋 | 踵骨（背面） | 母趾（基節骨底） | | 母趾の伸展（MP関節） | |
| w-15 | 母趾外転筋 | 踵骨（踵骨隆起の内側突起、屈筋支帯、足底腱膜） | 母趾（基節骨内側） | 内側足底神経 | 母趾の外転 | |
| v-9 | 長母趾屈筋 | 腓骨（後面の下部） | 母趾（末節骨底） | 脛骨神経 | 母趾の屈曲（IP関節） | |
| w-1 | 短母趾屈筋 | 立方骨、楔状骨（内側面） | 母趾（基節骨底の両側） | 内側足底神経／外側足底神経も | 母趾の屈曲（MP関節） | |
| w-14 | 短趾屈筋 | 踵骨（内側結節及び足底腱膜） | 第2～5趾骨（中節骨） | | 第2～5趾の屈曲（PIP関節） | |
| w-8 | 長趾屈筋 | 脛骨（後面の中央部） | 第2～5趾骨（末節骨底） | 脛骨神経 | 第2～5趾の屈曲（DIP関節） | |
| w-17 | 足底方形筋 | 踵骨（下面の外側縁、内側縁） | 長趾屈筋腱 | 外側足底神経（内側2趾は、内側足底神経） | 長趾屈筋の補強 | |
| w-16 | 虫様筋 | 長指屈筋腱 | 第2～5指の長指伸筋腱（脛側） | | 第2～5趾の屈曲（MP関節）、DIP・PIP関節の伸展 | |
| w-21 | 背側骨間筋 | 中足骨（側面） | 趾骨（基節骨） | | 第3・第4趾の外転 | |
| w-13 | 小趾外転筋 | 踵骨（踵骨隆起、内側隆起） | 小趾（基節骨外側） | | 小趾の外転と屈曲 | |
| w-2 | 短小趾屈筋 | 小趾の中足骨（骨底及び長腓骨筋鞘） | 小趾（基節骨の外側） | | 小趾の屈曲（MP関節） | |
| w-3 | 母趾内転筋 | [横頭]第2～5指中指関節の関節包、[斜頭]外側楔状骨、第3・第4中足骨 | 母趾（基節骨底の外側） | | 母趾の内転 | |
| w-20 | 底側骨間筋 | 第3～5中足骨（内側） | 第3～5趾骨（基節骨） | | 第3～5趾の内転 | |

※手の背側骨間筋は、指伸筋腱膜に停止するが、足の背側骨間筋は、基節骨に停止している。

**第3層**: 母指内転筋 / 母趾内転筋（横頭）/ （横頭）/ 斜頭 / 短小指屈筋 / 短小趾屈筋 / 短母趾屈筋 / 母趾内転筋（斜頭）/ 短母指屈筋

**第4層（深層）**: 掌側骨間筋 / 底側骨間筋

**背側**: 背側骨間筋 / 小指外転筋 / 短小趾外転筋 / 短母趾伸筋 / 短趾伸筋

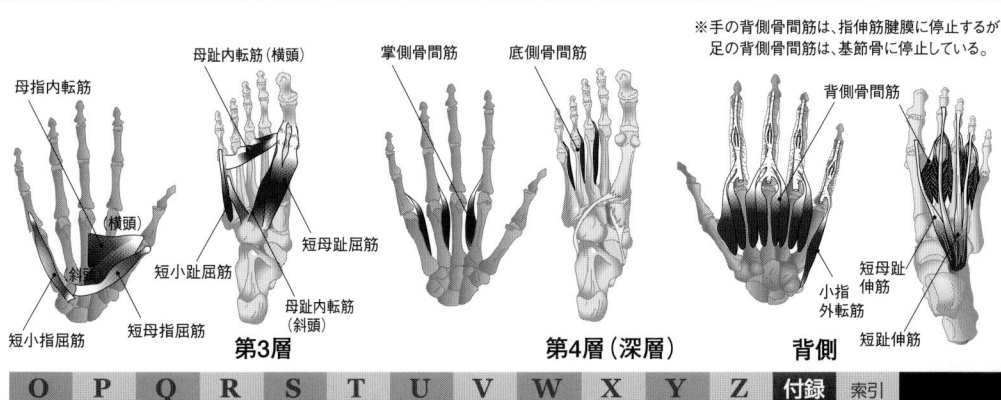

# 付録C　頭頸部の発生と支配神経

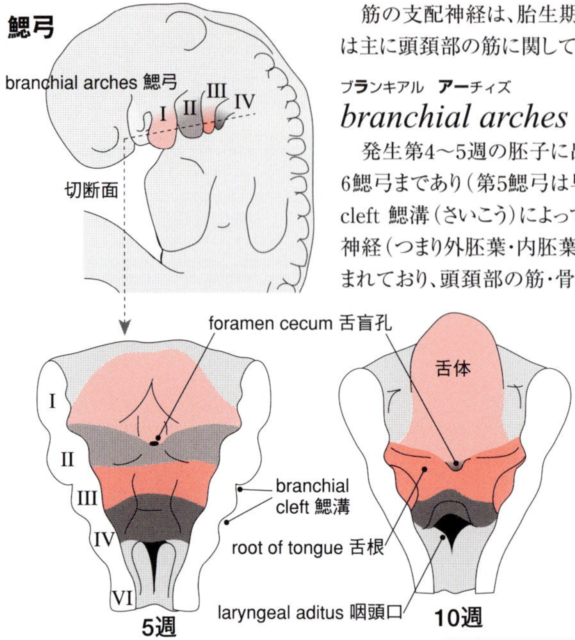

筋の支配神経は、胎生期の発生の過程と密接な関係がある。ここでは主に頭頸部の筋に関してその関係を概説している。

## *branchial arches* 鰓弓（さいきゅう）

発生第4〜5週の胚子に出現する連続したふくらみ。第1鰓弓から第6鰓弓まであり（第5鰓弓は早期に消失する）、各鰓弓は、branchial cleft 鰓溝（さいこう）によって隔てられている。鰓弓には動脈、軟骨、筋、神経（つまり外胚葉・内胚葉・中胚葉のすべての胚葉）が1セットずつ含まれており、頭頸部の筋・骨・口腔等の形成に深く関係している。ヒトの場合は魚類や両生類と異なり、鰓溝は咽頭の内腔と交通しないため、「咽頭弓」もしくは「内臓弓」の方がより厳密な表現ということができる。ちなみに、branchial arch の branchial は、ギリシャ語 βράγχια ブランキア「鰓（えら）、喉（のど）」に由来し、βρόγχος ブロンコス「喉（のど）、気管」や、その派生語である bronchus「気管支」も類語である。

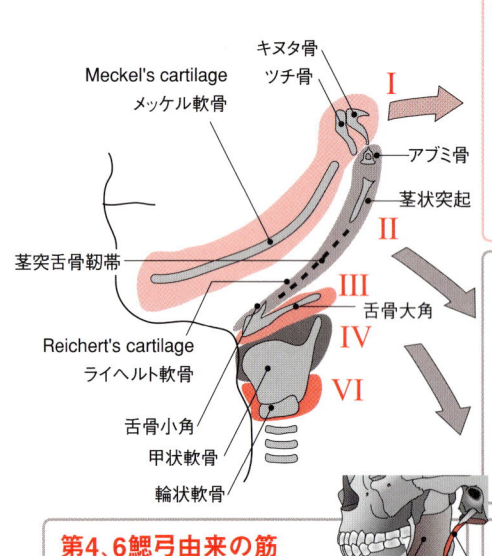

### 第1鰓弓由来の筋
**三叉神経（V）支配**
- 咀嚼筋（側頭筋／咬筋／外側翼突筋／内側翼突筋）
- 鼓膜張筋
- 口蓋帆張筋
- 顎二腹筋前腹

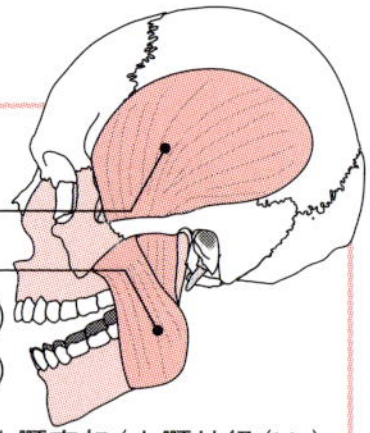

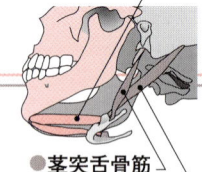

※第1鰓弓は、上顎突起（上顎神経 $V_2$ 支配）と下顎突起（下顎神経 $V_3$ 支配）に分かれ、下顎突起からメッケル軟骨が生じる。

### 第2鰓弓由来の筋
**顔面神経（VII）支配**
- 表情筋（耳介筋／眼輪筋／大頬筋／口輪筋　他）
- 茎突舌骨筋
- 顎二腹筋後腹
- アブミ骨筋

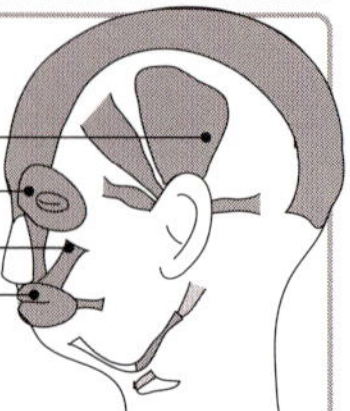

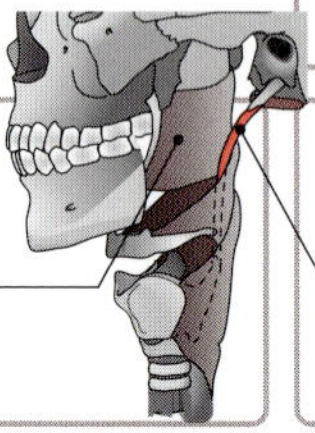

### 第3鰓弓由来の筋
**舌咽神経（IX）支配**
- 茎突咽頭筋

※舌体の一般体性知覚は下顎神経の支配であるが、舌根部は第3鰓弓由来のため、知覚は舌咽神経の支配。
しかし、舌筋は後頭体節の筋板に由来の筋芽細胞が前方に移動してきて舌筋となるため、舌下神経の支配。

### 第4、6鰓弓由来の筋
**迷走神経（X）支配**
- 茎突咽頭筋以外の咽頭筋
- 内喉頭筋
- 口蓋帆挙筋

### Meckel's cartilage メッケル軟骨

別名「下顎軟骨」。第1鰓弓にある軟骨板で、胎児期の一時的な支持体。後に消失し、残存部分からツチ骨とキヌタ骨の原基、また蝶下顎靭帯が生じる。この位置には下顎骨のオトガイ部と関節突起が発生する。この下顎骨や鎖骨がヒトの骨の中で最初につくられる（6週）。メッケルは、発見者であるドイツの解剖学者・発生学者（1781-1833）。

### Reichert's cartilage ライヘルト軟骨

第2鰓弓内部の軟骨。ライヘルトとは、この発見者であるドイツの内科・神経学者・発生学者（1811-1883）。

### pharyngeal pouches 咽頭嚢（いんとうのう）

鰓弓内のくぼみで、やがてここから胸腺や甲状腺が発生してくる。pouchとは「小さな袋」を意味する。

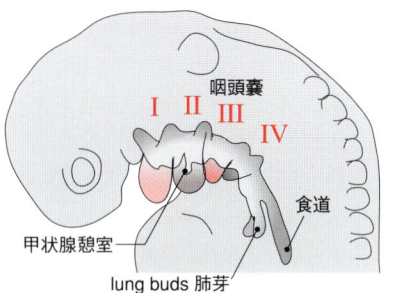

**鰓弓と咽頭嚢**

- 第1咽頭嚢 … 耳管と鼓室
- 第2咽頭嚢 … 口蓋扁桃
- 第3咽頭嚢 … 下上皮小体・胸腺
- 第4咽頭嚢 … 上上皮小体
- 第5咽頭嚢 … 鰓後体（濾胞傍小体）

| 鰓弓 | 神経 | | 骨・軟骨 | 筋肉 | その他 |
|---|---|---|---|---|---|
| 第1鰓弓（顎骨弓） | 三叉神経（V） | 上顎神経（V₂） | 上顎骨、頬骨 | | |
| | | 下顎神経（V₃） | 下顎骨（メッケル軟骨）ツチ骨、キヌタ骨 | 咀嚼筋、顎舌骨筋顎二腹筋前腹鼓膜張筋、口蓋帆張筋 | 蝶下顎靭帯前ツチ骨靭帯 |
| 第2鰓弓（舌骨弓） | 顔面神経（VII） | | （ライヘルト軟骨）アブミ骨、茎状突起、舌骨（小角、体上部） | 表情筋、アブミ骨筋顎二腹筋後腹茎突舌骨筋 | 茎突舌骨靭帯 |
| 第3鰓弓 | 舌咽神経（IX） | | 舌骨（大角、体下部） | 茎突咽頭筋 | 総頚動脈 |
| 第4鰓弓第6鰓弓 | 迷走神経（X） | | 甲状軟骨、輪状軟骨披裂軟骨等 | 茎突咽頭筋以外の咽頭筋内喉頭筋口蓋帆挙筋 | 大動脈弓肺動脈 |

# 参考文献

● 医学英語・ギリシャ語・ラテン語辞典

山形 健三：国際解剖学用語語源辞典、アテネ出版（1998）

大槻 真一郎：科学用語語源辞典 ラテン語篇 6版―独-日-英、同学社（1989）

大槻 真一郎：科学用語語源辞典 ギリシア語篇 新版―独-日-英、同学社（1987）

小川 鼎三：医学用語の起り、東京書籍（1990）

大槻 真一郎：医学・薬学ラテン語［改訂版］、三修社（1997）

岩月 賢一：医語語源便覧、医学図書出版（2000）

宮野 成二：造語方式による医学英和辞典、廣川書店（1986）

宮野 成二：系統的にみた医学・生物学領域の英語術語辞典、廣川書店（1972）

立川 清：類語対照 医語の語源、国書刊行会（1991）

日本解剖学会：解剖学用語、丸善（1987）

英和人体用語編集委員会：人体の臨床用語集、ユリシス・出版部（1989）

長谷川 栄一：医学ユーモア辞典、ミクス（1993）

Merriam Webster：Webster's Medical Desk Dictionary, Merriam-Webster INC., Massachusetts（1996）

● 解剖学・医学

原島 博：岩波科学ライブラリ ― 顔学への招待、岩波書店（1998）

Gerard J. Tortora, Sandra Reynords Grabowski 著、大野 忠雄、黒澤 美枝子、高橋 研一、細谷 安彦訳：トートラ 人体の構造と機能、丸善（2004）

Gerard J. Tortora, Sandra Reynords Grabowski 著、佐伯 由香、黒澤 美枝子、細谷 安彦、高橋 研一：トートラ人体解剖生理学、丸善（2004）

S. Goldberg：臨床解剖学入門、大竹出版（2004）

松村 讓兒：イラスト解剖学、中外医学社（2004）

Blandine Calais-Germain：動きの解剖学 ANATOMY OF MOVEMENT、科学新聞社（1995）

J. Casting & J. J. Santini：図解 関節・運動器の機能解剖（上巻―上肢・脊柱編）（下巻―下肢編）、協同医書出版社（2001）

H. J. Hislop & J. Momtgomery：新・徒手筋力検査法、協同医書出版社（2003）

川上 敬介、磯貝 香：骨格筋の形と触察法、大峰閣（2003）

足立 和隆訳：よくわかる筋の機能解剖、メディカル・サイエンス・インターナショナル（2001）

C.W. Thompson & R.T. Floyd：身体運動の機能解剖 改訂版、医道の日本社（2003）

矢谷 令子、小川 恵子訳：図説 筋の機能解剖、医学書院（1993）

川原 群大：チャートブック 骨格筋の解剖、エンタプライズ（2003）

金子 公宥、松本 迪子訳：目でみる動きの解剖学、大修館書店（1996）

Gerhard Wolf - Heidegger：ヴォルフ-ハイデッガー 人体解剖カラーアトラス〈1〉〈2〉、メディカルサイエンスインターナショナル(2002)

R. M. H. McMinn & R. T. Hutchigs：縮刷版 人体解剖カラーアトラス、南江堂（1995）

越智 淳三訳：分冊 解剖学アトラス1　運動器、文光堂（1995）

Harold Ellis：断層解剖カラーアトラス、南江堂（2003）

森田 茂訳：グラント解剖学図譜、医学書院（1984）

寺田 春水、藤田 恒夫：解剖実習の手びき、南山堂（2004）

伊藤 隆：解剖学講義、南山堂（2001）

金子 丑之助：日本人体解剖学（上巻・下巻）、南山堂（1999）

J. W. ローエン、横地 千侭、E. リュッチェン-ドゥレコール：解剖学カラーアトラス第4版、医学書院（2000）

山田 英智監訳：図解 解剖学事典 第2版、医学書院（1998）

相磯 貞和訳：ネッター解剖学図譜・学生版、丸善（2003）

山内 昭雄監訳：一目でわかる解剖学、メディカル・サイエンス・インターナショナル（1989）

小林 茂夫他編：歯科学生のための解剖学実習、南江堂（1998）

野島 元雄監訳：図解 四肢と脊椎の診かた、医歯薬出版（2000）

J. H. Clay & D. M. Pounds：クリニカルマッサージ ―ひと目でわかる筋解剖学と触診・治療の基本テクニック―、医道の日本社（2004）

フレデリック・ドラヴィエ：目でみる筋力トレーニングの解剖学、大修館書店（2003）

幡井 勉、青山 一夫：DYNAMIC SURFACE ANATOMY 動的表面解剖学、犀書房（1976）

藤原 知：体表解剖学、医歯薬出版（1998）

佐藤 達夫監訳：体表解剖カラーアトラス、南江堂（1989）

水野 祥太郎：ヒトの足―この謎にみちたもの、創元社（1984）

藤田 尚男：人体解剖のルネサンス、平凡社（1989）

スコット・F・ギルバート：発生生物学 ―分子から形態進化まで―、株式会社トッパン（1991）

K-D. Budras、S. Rock、橋本 善春：馬の解剖アトラス 第2版、（財）日本中央競馬会弘済会（2002）

沖谷 明紘：肉の科学、朝倉書店（1996）

H. Gray & F. R. S.: Anatomy Descriptive and Surgical, Courage Books（1901）

● 美術解剖学

飯島 貴志：MY BODY ―CGデザイナーのための「人体のしくみ」―、ワークスコーポレーション（2003）

高橋 彬：入門 美術解剖学、医歯薬出版（2004）

青木 昭：システィーナのミケランジェロ、小学館（1995）

W. reed: The Figure; The Classic Approach to Drawing & Construction, North Light Books, Cincinnati, Ohio（1984）

# 参考文献

●語源・言語

片岡 孝三郎：ロマンス語語源辞典、朝日出版社（1982）

大高 順雄訳：フランス語の形成、白水社（1992）

田中 秀央：羅和辞典、研究社（1966）

木下文夫：和羅小辞典、国際語学社（1994）

浜崎 長寿：ゲルマン語の話、大学書林（1990）

永島 明子：新装版 ザイール・ジャバ州のスワヒリ語、泰流社

妹尾 泰然、山本 篤司編：人名地名独和小辞典、大学書林（1972）

寺澤 芳雄：英語語源辞典、研究社（1997）

梅田 修：英語の語源事典、大修館書店（1990）

小川 芳男：ハンディ語源英和辞典、有精堂（1988）

郡司 利男：英語学習逆引辞典、開文社出版（1976）

平嶋 義宏：学名の話、九州大学出版会（1989）

白川 静：字通、平凡社（1996）

諸橋 轍次：大漢和辞典（全15巻）、大修館書店（1990）

藤堂 明保：漢字源、学研（2002）

真藤 建志郎：「偏旁冠脚」の字典、日本実業出版社（1989）

吉沢 典男、石綿 敏雄：外来語の語源、角川書店（1982）

都築 洋次郎：化学用語の由来、共立出版（2002）

小森 厚：どうぶつ学名散策、東京書籍（1983）

牧 英夫：世界地名ルーツ辞典、創拓社（1990）

平嶋 義宏：蝶の学名—その語源と解説、九州大学出版会（1999）

中村 浩：園芸植物名の由来、東京書籍（2002）

Mariam Webster, Webster's Word Histories（1994）

R.Claoborne：The Roots of English, Times Books（1989）

J. A. Simpson, Edmund S. Weiner： The Oxford English Dictionary, Oxford University Press; 2nd edition（1989）

William Arndt, Frederick W. Danker：A Greek-English Lexicon of the New Testament and Other Early Christian Literature: University of Chicago Press（1979）

Francis Brown, S. Driver, C. Briggs: Brown-Driver-Briggs Hebrew and English Lexicon, Hendrickson Publishers（1996）

R.O. Faulkner：A Concise Dictionary of Middle Egyptian, Griffith Institute, Ashmolean Museum, Oxford（1999）

A. Gardiner：Egyptian Grammar, Griffith Institute, Ashmolean Museum, Oxford（1957）

Theo Bauer：Akkadische Lesestücke, Pontificium Institutum Biblicum, Roma（1953）

# — Index —

# 索引

K-16  
*trapezius*

M-1  
*deltoid*

L-1  
*pectoralis major*

M-6  
*triceps brachii*

M-11  
*biceps brachii*

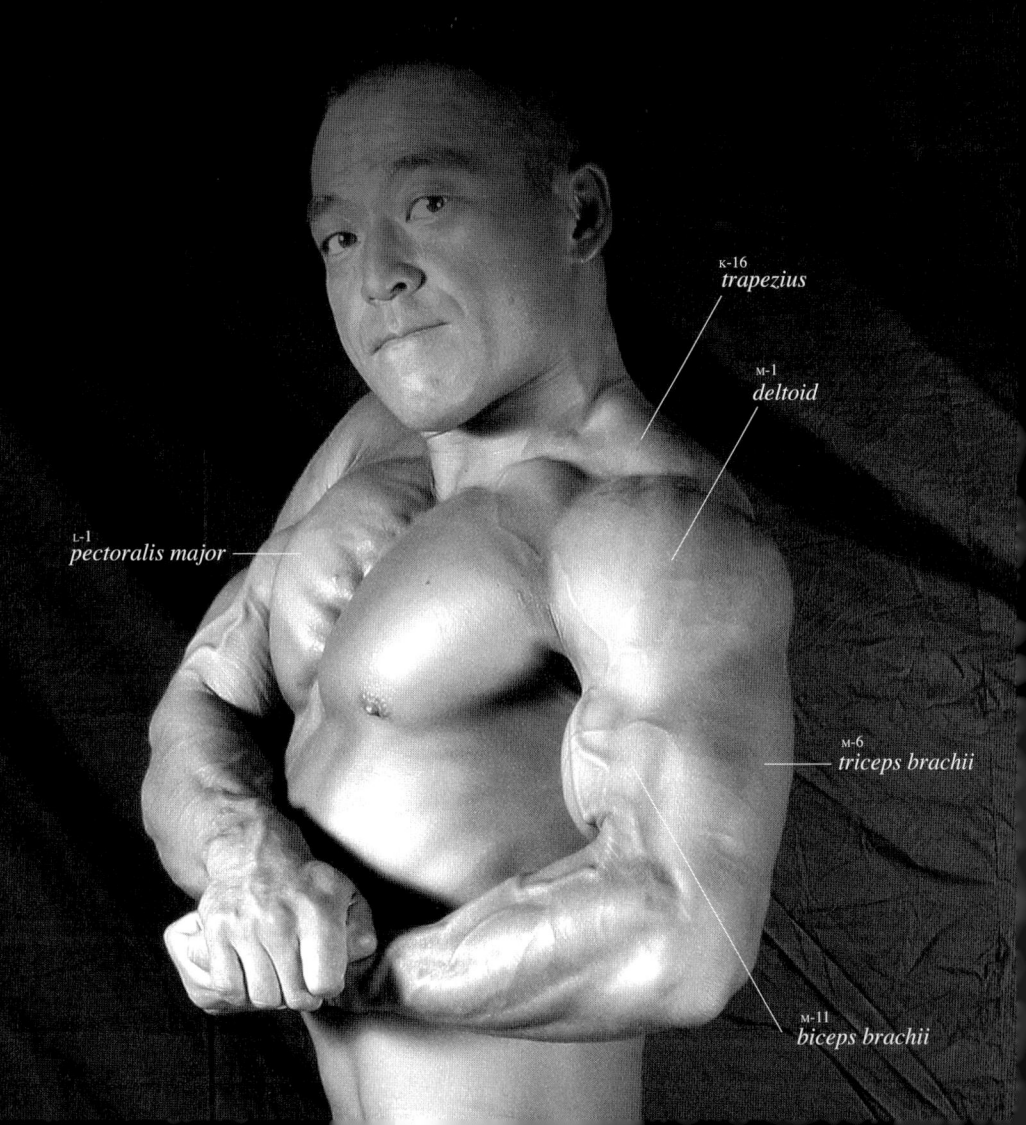

# 筋名英語索引 English Index

ここでは、見出し語となっている筋名、関連用語を取り上げている。

## — A —

A band  Z-24
abduction  A-33
abductor  A-33
abductor digiti minimi(of foot)  W-13
abductor digiti minimi(of hand)  Q-9
abductor hallucis  W-15
abductor pollicis brevis  Q-10
abductor pollicis longus  P-12
acetylcholine  Z-32
Achilles' tendon  U-4
acromioclavicular joint  X-9
acromioclavicular ligament  K-8
actin  Z-28
adduction  A-34
adductor  A-34
adductor brevis  S-2
adductor canal  T-15
adductor hallucis  W-3
adductor hiatus  S-5
adductor longus  A-15, S-1
adductor magnus  S-3
adductor minimus  S-4
adductor pollicis  Q-4
alar ligaments  Y-8
anal triangle  J-18
anatomical snuffbox  P-10
anconeus  M-7
ankle joint  X-24
anococcygeal ligament  J-22
anterior cruciate ligament  U-15
anterior lobe  I-20
anterior longitudinal ligament  Y-15
anticus  D-22
anular ligament of radius  N-11
aortic hiatus  H-6
aortic opening  H-6
apical ligament of dens  Y-7
arcuate line  I-8
articular labrum  L-6
articularis cubiti  M-8
aryepiglottic  D-25
atlantooccipital joint  X-4
auricular cartilage  C-20
auricularis anterior  C-6
auricularis posterior  C-7
auricularis superior  C-5
axilla  L-8
axillary arch(recess)  L-7

## — B —

belly  A-21
biceps  A-29
biceps brachii  A-5, M-11
biceps femoris  T-2
bicipital aponeurosis  M-12
bipennate muscle  A-27
biventer muscle  A-30
brachialis  M-17
brachioradialis  A-9, M-18
buccinator  B-16
bulbospongiosus  J-20
bursa of olecranon  N-13

## — C —

calcaneocuboid joint  X-29
calcaneofibular ligament  W-7
Camper's fascia  H-15
capitular joint  X-7
caput  A-20
cardiac muscle  Z-3
carpal tunnel  O-9
carpometacarpal joint  Q-15
cauda  A-22
caval opening  H-3
chondroglossus  D-6
Chopart joint  X-35
CMC Joint  Q-15
coccygeus muscle  J-10
collateral ligament  Q-18
Colles' fascia  H-17
common tendinous ring  C-17

common tendinous sheath for flexor muscles  Q-7
conoid ligament  K-10
coracoacromial ligament  M-13
coracobrachialis  M-2
coracoclavicular ligament  K-11
coracohumeral ligament  M-14
corrugator supercilii  B-5
costoclavicular ligament  K-7
costotransverse joint  X-8
costotransverse ligament  Y-21
costovertebral joint  X-6
costoxiphoid ligament  Y-27
coxa  X-21
creatine  Z-30
cremaster  J-19
cricothyroid  D-22
cruciform ligament of atlas  Y-9
cubital joint  X-13
cuneocuboid joint  X-27
cuneonavicular joint  X-28

## — D —

deep dorsal sacrococcygeal ligament  Y-33
deep fascia  Z-9
deep infrapatellar bursa  U-22
deep inguinal ring  I-12
deep transverse perineal muscle  J-28
deltoid  A-4, M-1
deltoid ligament  W-6
depressor anguli oris  B-20
depressor labii inferioris  B-23
depressor septi (nasi)  B-10
depressor supercilii  B-7
detrusor  J-5
diaphragm  H-1
digastric  E-7
digastric muscle  A-30
DIP Joint  Q-13
distal interphalangeal joint  Q-13
distal radioulnar joint  X-17

dorsal interossei(of foot)  W-21
dorsal interossei(of hand)  Q-8
dorsal sacroiliac ligaments  Y-31
dorsiflexion  U-7

— E —

elbow joint  X-13
endomysium  Z-14
epimysium  Z-10
erector spinae  F-4
esophageal hiatus  H-5
eversion  U-10
exhalation  H-14
expiration  H-14
extension  A-32
extensor  A-32
extensor carpi radialis brevis  P-2
extensor carpi radialis longus  P-1
extensor carpi ulnaris  P-3
extensor digital expansion  Q-17
extensor digiti minimi  P-7
extensor digitorum brevis  W-22
extensor digitorum longus  V-5
extensor digitorum (communis)  P-6
extensor hallucis brevis  W-23
extensor hallucis longus  V-6
extensor indicis  P-11
extensor pollicis brevis  P-9
extensor pollicis longus  P-8
extensor retinaculum  P-13
external anal sphincter  J-4
external intercostal  G-1
external intercostal membrane  G-2
external oblique  A-11, I-6

— F —

fascia  Z-7
fascia obturatoria  J-15
fascia transversalis  I-17
fascicle  Z-11
femoral ring  T-11
femoral triangle  T-5
fibularis brevis  V-3
fibularis longus  V-2
fibularis tertius  V-4
flexion  A-31

flexor  A-31
flexor carpi radialis  O-1
flexor carpi ulnaris  O-4
flexor digiti minimi brevis(of foot)  W-2
flexor digiti minimi brevis(of hand)  Q-3
flexor digitorum brevis  W-14
flexor digitorum longus  V-8
flexor digitorum profundus  O-7
flexor digitorum superficialis  O-5
flexor hallucis brevis  W-1
flexor hallucis longus  V-9
flexor pollicis brevis  Q-1
flexor pollicis longus  O-6
flexor retinaculum  O-8
flexor retinaculum  W-8
frontalis  B-4
fusiform muscle  A-26

— G —

galea aponeurotica  B-3
gastrocnemius  A-18, U-2
genioglossus  D-5
geniohyoid  E-4
glenohumeral ~  X-10
glenohumeral ligaments  M-15
gluteus maximus  R-7
gluteus medius  A-10, R-8
gluteus minimus  R-9
gracilis  S-7

— H —

H zone  Z-26
Hüter's line  N-14
Hüter's triangle  N-15
hamstring muscles  T-1
hip joint(coxa)  X-21
humeroradial joint  N-7
humeroulnar joint  N-6
hyoglossus  D-4

— I —

I band  Z-25
iliacus  R-3
iliococcygeus  J-11
iliocostalis cervicis  F-5
iliocostalis lumborum  F-7

iliocostalis thoracis  F-6
iliofemoral ligament  R-20
iliolumbar ligament  Y-28
iliopectineal arch  T-8
iliopsoas  R-1
iliotibial tract  R-5
inferior constrictor of pharynx  D-19
inferior extensor retinaculum  W-12
inferior fibular retinaculum  W-11
inferior gemellus  R-17
inferior longitudinal muscle of
                              tongue  D-9
inferior oblique  C-14
inferior rectus  C-15
infrahyoid muscles  E-8
infrapatellar fat-pad  U-21
infrapiriform foramen  R-12
infraspinatus  L-11
inguinal canal  I-13
inguinal falx  I-16
inguinal ligament  I-14
inhalation  H-13
innermost intercostal  G-6
insertion  A-25
inspiration  H-13
intercarpal joints  X-15
intercartilaginous muscles  G-4
interclavicular ligament  K-5
Intercuneiform joint  X-26
intermetacarpal joints  X-14
intermetatarsal joint  X-25
internal anal sphincter  J-3
internal intercostal  G-3
internal intercostal membrane  G-5
internal oblique  I-7
internus  D-29
interosseous membrane of forearm  N-4
interphalangeal joint  X-32
interspinales  F-24
interspinous ligaments  Y-17
intertransversarii  F-25
intertransverse ligament  Y-18
intertubercular tendon sheath  M-16
intra-articular ligament  Y-22
intra-articular sternocostal ligament  Y-25
inversion  U-9

involuntary muscle  Z-2
IP joint  X-32
ischiocavernous  J-21
ischiofemoral ligament  R-21

— J —

joint capsule  L-5, N-9
joint cavity  U-20
joint of head of rib  X-7

— K —

knee joint  X-23

— L —

lactate acid  Z-31
lacunar ligament  T-10
larynx  D-2
lateral arcuate ligament  H-12
lateral atlantoaxial joint  X-3
lateral collateral ligament (of elbow)  N-10
lateral collateral ligament (of knee)  U-18
lateral costotransverse ligament  Y-20
lateral femoral intermuscular septum  T-12
lateral head  M-4
lateral ligament  Y-1
lateral meniscus  U-12
lateral pterygoid  C-4
lateral rectus  C-13
lateralis  D-28
latissimus dorsi  A-7, L-3
left crus  H-8
levator anguli oris  B-17
levator ani  J-1
levator labii superioris  B-12
levator labii superioris alaeque nasi  B-11
levator palpebrae superioris  C-16
levator scapulae  K-12
levator veli palatini  D-11
levatores costarum  G-9
levatores costarum breves  G-10
levatores costarum longi  G-11
ligamenta flava  Y-14
linea alba  I-3
Lisfranc joint  X-34

long head  M-3
long head  M-9
long plantar ligament  W-19
longissimus capitis  F-8
longissimus cervicis  F-9
longissimus thoracis  F-10
longitudinal bands  Y-10
longus capitis  E-15
longus colli  E-14
lumbocostal triangle  H-9
lumbosacral joint  X-18
lumbricals(of foot)  W-16
lumbricals(of hand)  Q-12

— M —

M line  Z-22
masseter  C-1
medial arcuate ligament  H-11
medial collateral ligament (of elbow)  N-12
medial collateral ligament (of knee)  U-17
medial femoral intermuscular septum  T-13
medial head  M-5
medial ligament  Y-3
medial meniscus  U-13
medial pterygoid  C-3
medial rectus  C-12
median arcuate ligament  H-10
median atlantoaxial joint  X-2
mentalis  B-22
metacarpophalangeal joint  Q-16
metatarsophalangeal joint  X-33
middle constrictor of pharynx  D-18
modiolus  B-19
MP joint (of foot)  X-33
MP joint (of hand)  Q-16
multifidus cervicis  F-18
multifidus lumborum  F-20
multifidus thoracis  F-19
muscle fiber  Z-13
muscle spindle  Z-33
muscular lacuna  T-7
musculi dorsi proprii  F-1
mylohyoid  E-5
myofibril  Z-16

myofilament  Z-17
myoglobin  Z-29
myosin  Z-27

— N —

nasalis  B-9
neuromuscular junction  Z-18
nuchal ligament  Y-13

— O —

oblique arytenoid  D-26
oblique cord  N-5
obliquus capitis inferior  E-22
obliquus capitis superior  E-21
obturator externus  R-14
obturator internus  J-2
obturator internus  R-15
occipitalis  B-2
occipitofrontalis  B-1
omohyoid  E-12
opponens digiti minimi (of foot)  W-4
opponens digiti minimi (of hand)  Q-6
opponens pollicis  Q-5
orbicularis oculi  B-6
orbicularis oris  B-18
origin  A-24

— P —

palatoglossus  D-14
palatopharyngeus  D-20
palmar aponeurosis  O-2
palmar interossei  Q-11
palmaris brevis  Q-2
palmaris longus  O-3
patellar ligament  S-10
patellar ligament  U-23
pectineus  S-6
pectoralis major  A-3, L-1
pectoralis minor  K-3
pelvic diaphragm  J-9
pennate muscle  A-27
perimysium  Z-12
perineal body  J-27
perineal membrane  J-25
perineum  J-16
peroneus → fibularis を参照

pes anserinus  S-15
pharynx  D-1
PIP Joint  Q-14
piriformis  R-10
plantar flexion  U-8
plantar interossei  W-20
plantaris  U-5
platysma  E-1
poples  U-11
popliteal fossa  U-11
popliteus  U-6
posterior cricoarytenoid  D-23
posterior cruciate ligament  U-16
posterior femoral intermuscular
　　　　　　　　　　septum  T-14
posterior lobe  I-19
posterior longitudinal ligament  Y-16
posterior talofibular ligament  W-5
posticus  D-23
prevertebral muscles  E-13
procerus  B-8
pronation  A-36
pronator  A-36
pronator quadratus  N-1
pronator teres  N-3
proximal interphalangeal joint  Q-14
proximal radioulnar joint  N-8
psoas major  R-2
psoas minor  R-4
pterygomandibular raphe  D-15
pterygospinous ligament  Y-4
pubic symphysis  X-22
pubococcygeus  J-12
pubofemoral ligament  R-22
puboprostaticus  J-7
puborectalis  J-13
pyramidalis  I-5

— Q —

quadratus femoris  R-19
quadratus lumborum  I-11
quadratus plantae  W-17
quadriceps femoris  S-8

— R —

radal collateral ligament  N-10

radial deviation  P-4
radiate ligament (of head of rib)  Y-24
radiate sternocostal ligaments  Y-26
radiocarpal joint  X-16
rectovesicalis  J-6
rectus abdominis  A-12, I-1
rectus capitis anterior  E-16
rectus capitis lateralis  E-17
rectus capitis posterior major  E-19
rectus capitis posterior minor  E-20
rectus femoris  A-13, S-9
rectus sheath  I-18
rhomboid major  K-14
rhomboid minor  K-13
right crus  H-7
risorius  B-15
rotation  A-35
rotator  A-35
rotator cuff (of shoulder)  L-9
rotatores cervicis  F-21
rotatores lumborum  F-23
rotatores thoracis  F-22

— S —

sacrococcygeal joint  X-20
sacroiliac joint  X-19
sacrospinous ligament  R-13
sacrotuberous ligament  J-23, R-18
salpingopharyngeus  D-21
saphenous opening  T-6
sarcolemma  Z-15
sarcomere  Z-21
sarcoplasm  Z-20
sartorius  A-16, S-14
scalene hiatus  E-26
scalenus anterior  E-23
scalenus medius  E-24
scalenus posterior  E-25
Scarpa's fascia  H-16
Sehnenspiegel  K-17
semilunar line  I-10
semimembranosus  T-3
semipennate muscle  A-28
semispinalis capitis  F-15
semispinalis cervicis  F-16
semispinalis thoracis  F-17

semitendinosus  T-4
serratus anterior  A-8, K-1
serratus posterior inferior  G-13
serratus posterior superior  G-12
short head  M-10
shoulder joint  X-10
skeletal muscle  Z-5
smooth muscle  Z-1
soleus  A-19, U-3
sphenomandibular ligament  Y-5
sphincter muscle of urethra  J-8
spinalis capitis  F-11
spinalis cervicis  F-12
spinalis thoracis  F-13
splenius capitis  F-2
splenius cervicis  F-3
stapedius  C-18
sternalis  L-2
sternoclavicular joint  X-11
sternoclavicular ligament  K-6
sternocleidomastoid(SCM)  A-1,E-2
sternocostal joint  X-12
sternocostal triangle  H-2
sternohyoid  E-10
sternothyroid  E-11
striated muscle  Z-4
styloglossus  D-3
stylohyoid  E-6
stylohyoid ligament  Y-6
stylomandibular ligament  Y-2
stylopharyngeus  D-17
subclavius  K-4
subcostal  G-7
subdeltoid bursa  L-4
suboccipital muscles  E-18
subscapularis  L-13
subtalar joint  X-31
Superficial dorsal sacrococcygeal
　　　　　　　　　　ligament  Y-32
superficial fascia  Z-8
superficial inguinal ring  I-15
superficial transverse perineal muscle  J-26
superior costotransverse ligament  Y-23
superior extensor retinaculum  W-9
superior fibular retinaculum  W-10
superior gemellus  R-16

superior longitudinal muscle of tongue D-8
superior oblique C-11
superior pharyngeal constrictor D-16
superior rectus C-10
supination A-37
supinator(in general) A-37
supinator(of forearm) N-2
suprahyoid muscles E-3
suprapatellar bursa U-19
suprapiriform foramen R-11
supraspinatus L-10
supraspinous ligament Y-19
symphysis X-22

— T —

T tubule Z-19
talocalcaneal ligament W-5
talocalcaneonavicular joint X-30
talocrural joint X-24
tarsometatarsal joint X-34
tectorial membrane Y-12
temporalis C-2
temporomandibular joint(TMJ) X-1
temporoparietalis C-8
tendinous arch of levator ani J-14
tendinous intersection I-2
tendon A-23
tendon of flexor digitorum longus W-18
tensor fasciae latae R-6
tensor tympani C-19
tensor veli palati D-12

teres major L-14
teres minor L-12
thyrohyoid E-9
tibialis anterior A-17, V-1
tibialis posterior V-7
transverse acetabular ligament Y-30
transverse arytenoid D-27
transverse ligament of atlas Y-11
transverse ligament of knee U-14
transverse muscle of tongue D-7
transverse tarsal joint X-35
transversospinales F-14
transversus D-27
transversus abdominis I-9
transversus menti B-21
transversus nuchae K-15
transversus thoracis G-8
trapezius A-2, K-16
trapezoid ligament K-9
trefoil tendon H-4
triceps brachii A-6, M-6
triceps surae U-1
trochlea (of superior oblique) C-9
two-headed muscle A-29

— U —

ulnar deviation P-5
umbilical ring I-4
unipennate muscle A-28
urogenital diaphragm J-24
urogenital triangle J-17
uvularis(muscle of uvula) D-13

— V —

vascular lacuna T-9
vastus intermedius S-11
vastus lateralis A-14, S-12
vastus medialis S-13
vena caval opening H-3
venter A-21
ventral sacroiliac ligaments Y-29
vertical muscle of tongue D-10
vocal ligament D-24
vocalis D-30
voluntary muscle Z-6

— W —

winged scapula K-2
wrist joint X-16

— Y —

yellow ligaments Y-14

— Z —

Z line (band) Z-23
Zinn tendon C-17
zygapophysial(zygapophyseal) joint X-5
zygomaticus major B-14
zygomaticus minor B-13

# 筋名日本語索引 Japanese Index

ここでは、見出し語となっている筋名、関連用語を取り上げている。

## ― アルファベット ―

A帯　Z-24
H帯　Z-26
I帯　Z-25
M線　Z-22
T（細）管　Z-19
Z線　Z-23

## ― あ行 ―

アキレス腱　U-4
アクチン　Z-28
アセチルコリン　Z-32
アブミ骨筋　C-18
咽頭　D-1
右脚　H-7
烏口肩峰靱帯　M-13
烏口鎖骨靱帯　K-11
烏口上腕靱帯　M-14
烏口腕筋　M-2
羽状筋　A-27
内がえし　U-9
会陰　J-16
会陰腱中心　J-27
会陰膜　J-25
腋窩　L-8
腋窩陥凹　L-7
円回内筋　N-3
円錐靱帯　K-10
遠位指節間関節　Q-13
横隔膜　H-1
横筋　D-27
横筋筋膜　I-17
横舌筋　D-7
横足根関節　X-35

横突間筋　F-25
横突間靱帯　Y-18
横突棘筋　F-14
横披裂筋　D-27
横紋筋　Z-4
黄色靱帯　Y-14
オトガイ横筋　B-21
オトガイ筋　B-22
オトガイ舌筋　D-5
オトガイ舌骨筋　E-4

## ― か行 ―

解剖学的嗅ぎタバコ入れ　P-10
回外　A-37
回外筋　A-37
回外筋　N-2
回旋　A-35
回旋筋　A-35
回旋筋腱板　L-9
回内　A-36
回内筋　A-36
外肛門括約筋　J-4
外側環軸関節　X-3
外側弓状靱帯　H-12
外側広筋　A-14, S-12
外側靱帯　Y-1
外側側副靱帯（肘）　N-10
外側側副靱帯（膝）　U-18
外側大腿筋間中隔　T-12
外側直筋　C-13
外側頭（上腕三頭筋の）　M-4
外側頭直筋　E-17
外側半月　U-12
外側翼突筋　C-4
外側輪状披裂筋　D-28

外側肋横突靱帯　Y-20
外転　A-33
外転筋　A-33
外反　U-10
外腹斜筋　A-11, I-6
外閉鎖筋　R-14
外肋間筋　G-1
外肋間膜　G-2
蓋膜　Y-12
顎関節　X-1
顎舌骨筋　E-5
顎二腹筋　E-7
下咽頭収縮筋　D-19
下後鋸筋　G-13
下斜筋　C-14
下唇下制筋　B-23
下伸筋支帯　W-12
下縦舌筋　D-9
下双子筋　R-17
鵞足　S-15
下腿三頭筋　U-1
下直筋　C-15
滑車　C-9
下頭斜筋　E-22
下橈尺関節　X-17
下尿生殖隔膜筋膜　J-25
下腓骨筋支帯　W-11
眼窩下筋　B-12
寛骨臼横靱帯　Y-30
環椎横靱帯　Y-11
環椎後頭関節　X-4
環椎十字靱帯　Y-9
関節腔　U-20
関節上腕靱帯　M-15
関節唇　L-6

| | | |
|---|---|---|
| 関節内胸肋靱帯　Y-25 | 筋原線維　Z-16 | 犬歯　B-17 |
| 関節内肋骨頭靱帯　Y-22 | 筋周膜　Z-12 | 肩関節　X-10 |
| 関節包　L-5, N-9 | 筋鞘、サルコレマ　Z-15 | 肩甲下筋　L-13 |
| カンパー筋膜　H-15 | 筋線維　Z-13 | 肩甲挙筋　K-12 |
| 眼輪筋　B-6 | 筋束　Z-11 | 肩甲舌骨筋　E-12 |
| 起始　A-24 | 筋頭　A-20 | 肩鎖関節　X-9 |
| 球海綿体筋　J-20 | 筋内膜　Z-14 | 肩鎖靱帯　K-8 |
| 吸気　H-13 | 筋尾　A-22 | 腱　A-23 |
| 弓状線　I-8 | 筋フィラメント　Z-17 | 腱画　I-2 |
| 吸息　H-13 | 筋腹　A-21 | 腱鏡　K-17 |
| 胸横筋　G-8 | 筋紡錘　Z-33 | 腱中心　H-4 |
| 胸回旋筋　F-22 | 筋膜　Z-7 | 後葉（腹直筋鞘の）I-19 |
| 胸棘筋　F-13 | 筋裂孔　T-7 | 後距腓靱帯　W-5 |
| 胸骨筋　L-2 | 近位指節間関節　Q-14 | 後筋　D-23 |
| 胸骨甲状筋　E-11 | 屈曲　A-31 | 後脛骨筋　V-7 |
| 胸骨舌骨筋　E-10 | 屈筋　A-31 | 後耳介筋　C-7 |
| 胸最長筋　F-10 | 屈筋支帯（足の）　W-8 | 後斜角筋　E-25 |
| 胸鎖関節　X-11 | 屈筋支帯（手の）　O-8 | 後十字靱帯　U-16 |
| 胸鎖靱帯　K-6 | クレアチン　Z-30 | 後縦靱帯　Y-16 |
| 胸鎖乳突筋　A-1 | 茎突咽頭筋　D-17 | 後仙腸靱帯　Y-31 |
| 胸鎖乳突筋　E-2 | 茎突下顎靱帯　Y-2 | 後大腿筋間中隔　T-14 |
| 胸多裂筋　F-19 | 茎突舌筋　D-3 | 後頭下筋　E-18 |
| 胸腸肋筋　F-6 | 茎突舌骨筋　E-6 | 後頭筋　B-2 |
| 胸半棘筋　F-17 | 茎突舌骨靱帯　Y-6 | 後頭前頭筋　B-1 |
| 胸肋関節　X-12 | 頚回旋筋　F-21 | 後輪状披裂筋　D-23 |
| 胸肋三角　H-2 | 頚棘筋　F-12 | 口蓋咽頭筋　D-20 |
| 頬筋　B-16 | 頚最長筋　F-9 | 口蓋垂筋　D-13 |
| 棘下筋　L-11 | 頚多裂筋　F-18 | 口蓋舌筋　D-14 |
| 棘上筋　L-10 | 頚長筋　E-14 | 口蓋帆挙筋　D-11 |
| 棘上靱帯　Y-19 | 頚腸肋筋　F-5 | 口蓋帆張筋　D-12 |
| 棘間筋　F-24 | 頚半棘筋　F-16 | 口角下制筋　B-20 |
| 棘間靱帯　Y-17 | 頚板状筋　F-3 | 口角挙筋　B-17 |
| 挙睾筋　J-19 | 血管裂孔　T-9 | 口角筋軸　B-19 |
| 距骨下関節　X-31 | 楔間関節　X-26 | 口輪筋　B-18 |
| 距踵舟関節　X-30 | 楔舟関節　X-28 | 喉頭　D-2 |
| 距腿関節　X-24 | 結節間滑液鞘　M-16 | 広頚筋　E-1 |
| 筋外膜　Z-10 | 結合腱　I-16 | 広背筋　A-7 |
| 筋形質　Z-20 | 楔立方関節　X-27 | 広背筋　L-3 |

| | | |
|---|---|---|
| 甲状舌骨筋　E-9 | 趾節間関節　X-32 | 食道裂孔　H-5 |
| 甲状披裂筋　D-29 | 膝窩　U-11 | 踵腓靭帯　W-7 |
| 項横筋　K-15 | 膝窩筋　U-6 | 踵立方関節　X-29 |
| 項靭帯　Y-13 | 膝横靭帯　U-14 | 上咽頭収縮筋　D-16 |
| 咬筋　C-1 | 膝蓋下脂肪体　U-21 | 上眼瞼挙筋　C-16 |
| 肛門挙筋　J-1 | 膝蓋上包　U-19 | 上後鋸筋　G-12 |
| 肛門挙筋腱弓　J-14 | 膝蓋靭帯　S-10, U-23 | 上耳介筋　C-5 |
| 肛門三角　J-18 | 膝関節　X-23 | 上斜筋　C-11 |
| 肛門尾骨靭帯　J-22 | 斜角筋隙　E-26 | 上縦舌筋　D-8 |
| 股関節　X-21 | 斜索　N-5 | 上唇挙筋　B-12 |
| 呼気　H-14 | 斜披裂筋　D-26 | 上伸筋支帯　W-9 |
| 呼息　H-14 | 尺側手根屈筋　O-4 | 上唇鼻翼挙筋　B-11 |
| 骨格筋　Z-5 | 尺側手根伸筋　P-3 | 上双子筋　R-16 |
| 骨盤隔膜　J-9 | 尺側側副靭帯　N-12 | 上直筋　C-10 |
| 鼓膜張筋　C-19 | 尺屈　P-5 | 上頭斜筋　E-21 |
| 固有背筋　F-1 | 手関節　X-16 | 上橈尺関節　N-8 |
| コリース筋膜　H-17 | 手根管　O-9 | 上腓骨筋支帯　W-10 |
| | 手根間関節　X-15 | 上肋横突靭帯　Y-23 |
| ― さ行 ― | 手根中手関節　Q-15 | 上腕筋　M-17 |
| 最内肋間筋　G-6 | 手掌腱膜　O-2 | 上腕三頭筋　A-6, M-6 |
| 臍輪　I-4 | 縦束　Y-10 | 上腕二頭筋　A-5, M-11 |
| 左脚　H-8 | ショパール関節　X-35 | 上腕二頭筋腱滑液鞘　M-16 |
| 鎖骨下筋　K-4 | 小円筋　L-12 | 上腕二頭筋腱膜　M-12 |
| 鎖骨間靭帯　K-5 | 小角舌筋　D-6 | 深会陰横筋　J-28 |
| 坐骨海綿体筋　J-21 | 小胸筋　K-3 | 心筋　Z-3 |
| 坐骨大腿靭帯　R-21 | 小頬骨筋　B-13 | 深筋膜　Z-9 |
| サルコメア、筋節　Z-21 | 小後頭直筋　E-20 | 伸筋　A-32 |
| （内側）三角靭帯　W-6 | 小趾外転筋　W-13 | 伸筋支帯　P-13 |
| 三角筋（肩関節の）　A-4, M-1 | 小指外転筋　Q-9 | 神経筋接合部　Z-18 |
| 三角筋（顔の）　B-20 | 小指伸筋　P-7 | 深後仙尾靭帯　Y-33 |
| 三角筋下包　L-4 | 小指対立筋　Q-6 | 深指屈筋　O-7 |
| 耳管咽頭筋　D-21 | 小趾対立筋　W-4 | 深膝蓋下包　U-22 |
| 耳管軟骨　C-20 | 小殿筋　R-9 | 深鼠径輪　I-12 |
| 指屈筋の総腱鞘　Q-7 | 小内転筋　S-4 | 伸展　A-32 |
| 指伸筋　P-6 | 小腰筋　R-4 | 錐体筋　I-5 |
| 指伸筋腱膜　Q-17 | 小菱形筋　K-13 | 垂直舌筋　D-10 |
| 示指伸筋　P-11 | 掌側骨間筋　Q-11 | 随意筋　Z-6 |
| 歯尖靭帯　Y-7 | 笑筋　B-15 | 皺眉筋　B-5 |

| | | |
|---|---|---|
| スカルパ筋膜　H-16 | 足関節　X-24 | 短母指外転筋　Q-10 |
| スカルパ三角　T-5 | 足底筋　U-5 | 短母指屈筋　Q-1 |
| 正中環軸関節　X-2 | 足底方形筋　W-17 | 短母趾屈筋　W-1 |
| 正中弓状靱帯　H-10 | 鼡径鎌　I-16 | 短母指伸筋　P-9 |
| 精巣挙筋　J-19 | 鼡径管　I-13 | 短母趾伸筋　W-23 |
| 声帯筋　D-30 | 鼡径靱帯　I-14 | 短肋骨挙筋　G-10 |
| 声帯靱帯　D-24 | 側筋　D-28 | 恥骨筋　S-6 |
| 脊柱起立筋　F-4 | 足根中足関節　X-34 | 恥骨結合　X-22 |
| 舌骨下筋　E-8 | 外がえし　U-10 | 恥骨前立腺筋　J-7 |
| 舌骨上筋　E-3 | | 恥骨大腿靱帯　R-22 |
| 舌骨舌筋　D-4 | ― た行 ― | 恥骨直腸筋　J-13 |
| 仙棘靱帯　R-13 | 大円筋　L-14 | 恥骨尾骨筋　J-12 |
| 仙結節靱帯　J-23, R-18 | 大胸筋　A-3, L-1 | 中咽頭収縮筋　D-18 |
| 仙腸関節　X-19 | 大頬骨筋　B-14 | 中間広筋　S-11 |
| 仙尾関節　X-20 | 大後頭直筋　E-19 | 中斜角筋　E-24 |
| 浅会陰横筋　J-26 | 大静脈孔　H-3 | 中手間関節　X-14 |
| 浅筋膜　Z-8 | 大腿筋膜張筋　R-6 | 中手指節関節　Q-16 |
| 浅後仙尾靱帯　Y-32 | 大腿三角　T-5 | 中足間関節　X-25 |
| 浅指屈筋　O-5 | 大腿四頭筋　S-8 | 中足趾節関節　X-33 |
| 浅鼡径輪　I-15 | 大腿直筋　A-13, S-9 | 中殿筋　A-10, R-8 |
| 前葉（腹直筋鞘の）I-20 | 大腿二頭筋　T-2 | 虫様筋（手の）　Q-12 |
| 前鋸筋　A-8, K-1 | 大腿方形筋　R-19 | 虫様筋（足の）　W-16 |
| 前筋　D-22 | 大腿輪　T-11 | 肘関節　X-13 |
| 前脛骨筋　A-17, V-1 | 大殿筋　R-7 | 肘関節筋　M-8 |
| 前耳介筋　C-6 | 大動脈裂孔　H-6 | 肘筋　M-7 |
| 前斜角筋　E-23 | 大内転筋　S-3 | 肘頭皮下包　N-13 |
| 前十字靱帯　U-15 | 大腰筋　R-2 | 長頭（上腕三頭筋の）M-3 |
| 前縦靱帯　Y-15 | 大菱形筋　K-14 | 長頭（上腕二頭筋の）M-9 |
| 前仙腸靱帯　Y-29 | 第三腓骨筋　V-4 | 腸脛靱帯　R-5 |
| 前頭筋　B-4 | 短頭（上腕二頭筋の）M-10 | 腸骨筋　R-3 |
| 前頭直筋　E-16 | 短趾屈筋　W-14 | 腸骨大腿靱帯　R-20 |
| 前腕骨間膜　N-4 | 短趾伸筋　W-22 | 腸骨尾骨筋　J-11 |
| 僧帽筋　A-2, K-16 | 短掌筋　Q-2 | 腸恥筋膜弓　T-8 |
| 総腱輪　C-17 | 短小指屈筋　Q-3 | 腸腰筋　R-1 |
| 総指伸筋　P-6 | 短小趾屈筋　W-2 | 腸腰靱帯　Y-28 |
| 側頭筋　C-2 | 短橈側手根伸筋　P-2 | 蝶下顎靱帯　Y-5 |
| 側頭頭頂筋　C-8 | 短内転筋　S-2 | 長趾屈筋　V-8 |
| 側副靱帯　Q-18 | 短腓骨筋　V-3 | 長趾屈筋腱　W-18 |

長趾伸筋　V-5
長掌筋　O-3
長足底靭帯　W-19
長橈側手根伸筋　P-1
長内転筋　A-15, S-1
長腓骨筋　V-2
長母指外転筋　P-12
長母指屈筋　O-6
長母趾屈筋　V-9
長母指伸筋　P-8
長母趾伸筋　V-6
長肋骨挙筋　G-11
直腸膀胱筋　J-6
椎間関節　X-5
椎前筋　E-13
停止　A-25
底屈　U-8
底側骨間筋　W-20
橈屈　P-4
橈骨手根関節　X-16
橈骨輪状靭帯　N-11
橈側手根屈筋　O-1
橈側側副靭帯　N-10
頭棘筋　F-11
頭最長筋　F-8
頭長筋　E-15
頭半棘筋　F-15
頭板状筋　F-2

― な行 ―

内筋　D-29
内肛門括約筋　J-3
内側弓状靭帯　H-11
内側広筋　S-13
内側靭帯　Y-3
内側側副靭帯（肘）　N-12
内側側副靭帯（膝）　U-17
内側大腿筋間中隔　T-13

内側直筋　C-12
内側頭（上腕三頭筋の）　M-5
内側半月　U-13
内側翼突筋　C-3
内転　A-34
内転筋　A-34
内転筋管　T-15
内転筋腱裂孔　S-5
内反　U-9
内腹斜筋　I-7
内閉鎖筋　J-2, R-15
内肋間筋　G-3
内肋間膜　G-5
二頭筋　A-29
二腹筋　A-30
乳酸　Z-31
尿生殖隔膜　J-24
尿生殖三角　J-17
尿道括約筋　J-8

― は行 ―

排尿筋　J-5
背屈　U-7
背側骨間筋　W-21
背側骨間筋　Q-8
白線　I-3
薄筋　S-7
ハムストリングス　T-1
半羽状筋　A-28
半月線　I-10
半腱様筋　T-4
半膜様筋　T-3
鼻筋　B-9
尾骨筋　J-10
鼻根筋　B-8
左内側脚　H-8
鼻中隔下制筋　B-10
腓腹筋　A-18, U-2

眉毛下制筋　B-7
ヒューター三角　N-15
ヒューター線　N-14
ヒラメ筋　A-19, U-3
披裂喉頭蓋筋　D-25
フィラメント→
　　筋フィラメント（Z-17）
伏在裂孔　T-6
腹横筋　I-9
腹直筋　A-12, I-1
腹直筋鞘　I-18
腹直筋鞘後葉　I-19
腹直筋鞘前葉　I-20
不随意筋　Z-2
平滑筋　Z-1
閉鎖筋膜　J-15
放射状胸肋靭帯　Y-26
放射状肋骨頭靭帯　Y-24
方形回内筋　N-1
縫工筋　A-16, S-14
帽状腱膜　B-3
紡錘状筋　A-26
母趾外転筋　W-15
母指対立筋　Q-5
母指内転筋　Q-4
母趾内転筋　W-3

― ま行 ―

ミオグロビン　Z-29
ミオシン　Z-27
右内側脚　H-7

― や行 ―

腰回旋筋　F-23
腰仙関節　X-18
腰多裂筋　F-20
腰腸肋筋　F-7

腰方形筋　I-11
腰肋三角　H-9
翼棘靱帯　Y-4
翼状肩甲　K-2
翼状靱帯　Y-8
翼突下顎縫線　D-15

― ら行 ―

梨状筋　R-10
梨状筋下孔　R-12
梨状筋上孔　R-11
リスフラン関節　X-34
菱形靱帯　K-9

輪状甲状筋　D-22
裂孔靱帯　T-10
ローテーターカフ　L-9
肋横突関節　X-8
肋横突靱帯　Y-21
肋鎖靱帯　K-7
肋椎関節　X-6
肋軟骨間筋　G-4
肋下筋　G-7
肋剣靱帯　Y-27
肋骨挙筋　G-9
肋骨頭関節　X-7

― わ行 ―

腕尺関節　N-6
腕橈関節　N-7
腕橈骨筋　A-9, M-18

## 肉単（ニクタン） ～語源から覚える解剖学英単語集～

| 発 行 日 | 2004年 9月30日　初版第1刷発行 |
| --- | --- |
| | 2024年10月15日　　第58刷発行 |
| 監　　　修 | 河合　良訓 |
| 本文・イラスト | 原島　広至 |
| 発 行 元 | 株式会社エヌ・ティー・エス |
| 発 売 者 | 矢野　正也 |
| 発 売 元 | 丸善雄松堂株式会社 |
| | 東京都中央区新川1丁目28番23号 |
| | TEL　03（6367）6131 |
| | https://yushodo.maruzen.co.jp/ |
| 印　　　刷 | 株式会社双文社印刷 |

©2004　河合　良訓、原島　広至
ISBN978-4-86043-060-3 C3547

乱丁・落丁本はお取り替えいたします。無断複写・転載を禁じます。
定価はカバーに表示してあります。

# 語源 ギリシャ語 ラテン語 から覚える

## 解剖学英単語集シリーズ 好評発売中!

**イラスト充実!!**
**コラム満載!!**

筋の名称をマスターするならこの一冊

「骨」は医学生が最初に覚える分野!!最初から挫折しないために、この一冊!!

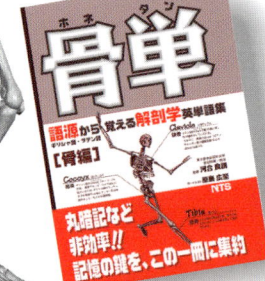

定価 2,860円
(本体2,600円+税10%)

血湧き、肉踊る **第2弾!!**

起始・停止・支配神経表や、手と足の筋の比較表、鰓弓由来の筋の解説等付録も便利!!

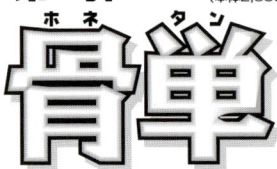

**第1弾!!**
**骨単（ホネタン）**
定価 2,860円
(本体2,600円+税10%)

**第3弾!!**
**肉単（ニクタン）**

**脳単（ノウタン）**

普通の解剖図では、正面から見た図や、真横から見た図がほとんどである。
なぜ「舟」なのか分からない?
舟状骨
舟のような形に見える方向からのイラスト付き!

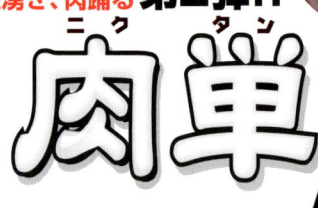

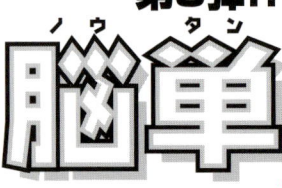

全シリーズ
**便利! 英単語の読みのカタカナ表記!**
**日本語名には全単語ふりがな付き!**

定価 2,860円
(本体2,600円+税10%)

これぞ記憶の神髄 難解な脳神経用語をズバッと解説

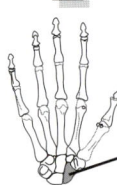